神经内科疾病诊断与治疗

张士亮 孙涛 张鹏 王慧 杨发玲 赵瑞学 主编

U0222004

天津出版传媒集团

天津科学技术出版社

图书在版编目（CIP）数据

神经内科疾病诊断与治疗 / 张士亮等主编. -- 天津：
天津科学技术出版社，2023.7
 ISBN 978-7-5742-1099-8

 Ⅰ．①神… Ⅱ．①张… Ⅲ.①神经系统疾病－诊疗
Ⅳ．①R741

中国国家版本馆CIP数据核字(2023)第068509号

神经内科疾病诊断与治疗
SHENJINGNEIKEJIBINGZHENDUANYUZHILIAO
责任编辑：李　彬
责任印制：兰　毅

出　　版： 天津出版传媒集团
　　　　　　天津科学技术出版社
地　　址：天津市西康路 35 号
邮　　编：300051
电　　话：（022）23332377
网　　址：www.tjkjcbs.com.cn
发　　行：新华书店经销
印　　刷：天津印艺通制版印刷股份有限公司

开本 787×1092 1/16 印张 15 字数 400 000
2023年7月第1版第1次印刷
定价：70.00元

编委会名单

主　编　　张士亮　孙　涛　张　鹏　王　慧　杨发玲　赵瑞学
副主编　　刘延龙　王　蕊　孔德兰　朱思良　王　丽　李连波

张士亮　　枣庄市立医院

孙　涛　　枣庄市立医院

张　鹏　　枣庄市立医院

王　慧　　枣庄市薛城区陶庄镇中心卫生院

杨发玲　　枣庄市峄城区古邵镇中心卫生院

赵瑞学　　枣庄市市中区人民医院

刘延龙　　枣庄市中医医院

王　蕊　　枣庄市中医医院

孔德兰　　枣庄市中医医院

朱思良　　滕州市中心人民医院

王　丽　　枣庄市立医院

李连波　　枣庄市立医院

目 录

第一章 神经系统疾病的常用诊疗技术

第一节 脑脊液检查

脑脊液(cerebrospinalfluid,CSF)位于脑室及蛛网膜下隙内,含有恒定的化学成分,能维持中枢神经系统的渗透压和酸碱平衡,使中枢神经系统保持一个稳定的化学内环境。脑脊液还起着运送营养物质到中枢神经系统及从中枢神经系统运走代谢产物的作用。正常情况下,在血液与脑脊液之间、脑脊液与脑之间存在机械性和渗透性屏障,血液中的各种化学成分只能选择性地进入脑脊液中,这种功能称为血—脑脊液屏障(blood-brainbarrier BBB)。在病理情况下,如脑瘤、脑膜炎时脑脊液的生成可成倍增加,且血—脑脊液屏障破坏和通透性增高可使脑脊液成分发生改变。因此,检查脑脊液是研究神经系统疾病生物化学和代谢状况的重要手段,对诊断神经系统疾病具有重要意义。

采集脑脊液的方法有腰椎穿刺(1umbarpuncture)、小脑延髓池穿刺、颈椎侧方穿刺和侧脑室穿刺,其中临床以腰穿最为常用和安全。

一、腰椎穿刺术

【适应证】

(1)了解脑脊液压力和成分的变化。

(2)需要注入显影剂和空气等进行造影,以观察脊髓蛛网膜下隙、脑蛛网膜下隙和脑室系统情况的疾病,以及需要做脑脊髓液动力学检查者。

(3)需要放脑脊液或鞘内注入药物进行治疗的疾病。

【禁忌证】

(1)颅内压明显升高,怀疑颅后窝肿瘤,有脑疝迹象或危险者。

(2)病情危重,如休克、心力衰竭等原因不能承受腰椎穿刺术者。

(3)穿刺部位局部皮肤、皮下组织或脊柱有感染,穿刺易将感染带入中枢神经系统时。

(4)脊髓压迫症的脊髓功能已处于即将丧失的临界状态者。此时腰穿可加重病情。

(5)严重凝血功能障碍、使用肝素等药物导致出血倾向者。

(6)躁动不安,难以合作及严重脊柱畸形者。

【并发症】最常见的是腰穿后头痛,多为低颅压所致。坐、立位时症状加重,平卧时症状缓解。可持续 2~8d,严重者还可伴有恶心、呕吐和耳鸣。为预防腰穿后头痛,穿刺时尽量选小号穿刺针,进针时针尖斜面应与脊柱轴线平行,以免硬脊膜纤维受损。留取脑脊液不宜过多,一般不要超过 10ml。腰穿后至少去枕平卧 4~6h。为减轻腰穿后头痛,应多饮水,必要时可静脉输入生理盐水。

【方法】成人脊髓大多终止于腰。椎体下缘,少数终止于腰 2 和腰 3 椎间隙,故一般选择腰椎 3~4 间隙进针,相当于两侧髂嵴连线中点。亦可选择下一椎间隙或上一椎间隙。儿童脊髓终止水平较低,不宜在腰椎 2~3 间隙穿刺,以免损伤脊髓。除特殊情况采用坐位外,一般采用侧卧位。患者侧卧于硬板床上,背部与床面垂直,头向胸部俯屈,两膝弯曲至腹部,使椎间隙尽量增宽。选定穿刺部位后,消毒皮肤,戴无菌手套,铺消毒洞巾,用 2% 利多卡因 1~2ml 行局部麻醉。术者一手固定穿刺点周围皮肤,另一手持针,以垂直于背部或稍向头端方向缓慢进针 4~6cm(儿童 2~3cm),当针尖穿过韧带和硬膜时可感到阻力突然消失的"突破感",此时针尖即已进入蛛网膜下隙。缓慢抽出针芯,即可见脑脊液流出。术毕,将针芯插入后再拔出,局部涂以碘酊,覆盖消毒纱布并用胶布固定。术后患者去枕平卧至少 4~6h,以免引起术后低颅压性头痛。并应注意观察病情变化,防止脑疝形成,尤其是有高颅内压者。

二、脑脊液常规检查

1.压力 通常用测压管进行压力测定。包括初压(取脑脊液前)和终压(取脑脊液后)。正常成人侧卧时脑脊液的压力为 $80\sim180mmH_2O$,高于 $200mmH_2O$ 为颅内压增高,低于 $70mmH_2O$ 为颅内压降低。

在脊髓病变疑有椎管梗阻时,应行压颈试验(Queckenstedfs test)。压颈试验前应先做压腹试验,以了解穿刺针头是否在椎管内。压颈试验有指压法和压力计法。前者是用手指压迫颈静脉。后者是将血压计气带轻缚于患者的颈部,测定初压后,迅速充气至 $20mmHg$、$40mmHg$ 和 $60mmHg$,记录脑脊液压力变化直至压力不再上升为止;然后迅速放气,记录脑脊液压力至不再下降为止。正常情况下压颈后脑脊液压力迅速上升 $100\sim200mmH_2O$ 以上,解除压颈后,压力迅速下降至初压水平。如在穿刺部位以上有椎管梗阻,压颈时压力不上升(完全梗阻),或上升、下降缓慢(部分梗阻),称为压颈试验阳性。如压迫一侧颈静脉,脑脊液压力不上升,但压迫对侧上升正常,常指示该侧的横窦闭塞。有颅内压升高或怀疑颅后窝肿瘤者,不应作压颈试验,以免发生脑疝。

2.外观正常脑脊液无色透明。

(1)脑脊液为血性或粉红色:多提示颅内或脊腔内有出血。可用三管连续接取脑脊液,前后各管为均匀一致的血色,或离心后上清液呈淡黄色或黄色,表明为非损伤性出血,如蛛网膜下腔出血;前后各管的颜色依次变淡,提示为穿刺损伤出血;离心后上清液呈无色透明,提示为穿刺损伤或新鲜出血。

(2)脑脊液呈淡黄色或红黄色:提示脑或脊髓有出血,红细胞已破坏,蛋白进入脑脊液。由于炎症、肿瘤,脑脊液循环受阻,脑脊液中蛋白质含量增高而呈黄色,甚至金黄色,其黄变程度与蛋白质含量成正比。当脑脊液蛋白含量极高(多超过 10g/L)时,脑脊液离体后不久自发凝固,称为 Froin 综合征。

(3)脑脊液浑浊呈云雾状,通常是由于白细胞数超过 $300\times10^6/L$ 所致,蛋白质含量增加或含有大量细菌、真菌等也可使脑脊液浑浊;结核性脑膜炎常呈毛玻璃样微浑;而化脓性脑膜炎常呈明显浑浊。

3.细胞数 正常脑脊液不应有红细胞。白细胞数成人为(0~5)×10^6/L,儿童为(0~10)×10^6/L超过 $10×10^6$/L 为异常。白细胞增多常提示中枢神经系统有炎症;红细胞增多提示有出血。急性细菌性感染早期,常出现多核白细胞增多;结核或真菌性脑膜炎时,常出现单核白细胞增多,但在早期也可出现多核白细胞增多。

4.Pandy 试验 为脑脊液蛋白质定性试验。原理是脑脊液中蛋白(主要是球蛋白)与饱和苯酚结合形成不溶性蛋白盐,正常人多为阴性反应,部分正常脑脊液亦可出现极弱阳性结果。Pandy 试验具有所需标本量少,灵敏度高,试剂易得,操作简便和结果易于观察等优点。

三、生化检查

1.糖 脑脊液糖含量取决于血糖的水平。正常脑脊液糖含量为 2.5~4.4 mmol/L(50~75mg/d1),为血糖水平的 50%~70%。通常脑脊液糖低于 2.25 mmol/L(45mg/d1)为降低。糖明显减少见于化脓性脑膜炎,轻至中度减少见于结核性或真菌性脑膜炎以及脑膜癌和转移癌。脑脊液糖含量增加见于糖尿病、静脉注射葡萄糖等血糖增高情况。病毒感染,脑脊液糖含量正常或稍高。

2.氯化物 正常脑脊液氯化物含量为 120~130mmol/L,(700~750mg/d1),较血氯水平高。细菌性和真菌性脑膜炎时,脑脊液氯化物含量减低,尤以结核性脑膜炎明显。剧烈呕吐或肾上腺皮质功能减退时,因血氯下降脑脊液氯含量也下降。

3.蛋白质 脑脊液蛋白质正常值为 0.15~0.45g/L(15~45mg/d1),脑池液为 0.10~0.25g/L(10~25mg/d1),脑室液为 0.05~0.15 g/L(5~15mg/d1)。蛋白质增高见于中枢神经系统感染、脑肿瘤、脑出血、脊髓压迫症等疾病,其中尤以椎管完全梗阻、吉兰-巴雷(Gull-lain-Barre)综合征、听神经瘤增高显著。

四、特殊检查

1.细胞学检查 一般用脑脊液离心沉渣涂片,脑脊液细胞学检查可进行细胞分类和发现肿瘤细胞。正常脑脊液细胞主要是小淋巴细胞,其次是单核样细胞。化脓性脑膜炎可见中性粒细胞增多;病毒性脑炎、脑膜炎表现淋巴细胞增多;结核性脑膜炎呈混合细胞反应;而脑寄生虫病以持续的嗜酸性粒细胞增多为特征;蛛网膜下腔出血呈无菌性炎性反应和吞噬细胞反应,根据吞噬细胞中吞噬的物质,如红细胞、含铁血黄素、胆红素,可帮助推算出血时间及有无再出血。

2.细菌学检查 对各种脑膜炎都应做脑脊液的细菌学检查,包括涂片和培养,还可动物接种以查找病原体。疑有真菌性脑膜炎可做墨汁涂片检查。革兰(Gram)染色可查找革兰阳性球菌。而抗酸染色可查找结核菌。结核性脑膜炎的脑脊液静置 12~24 h 后,可见表面有纤维的网膜形成,取此膜涂片检查结核杆菌,阳性率较高。有时可用新鲜脑脊液直接涂片,快速查找病原体。

3.蛋白电泳　脑脊液蛋白电泳的正常值(滤纸法):前清蛋白 2%~6%,清蛋白 44%~62%,α1 球蛋白 4%~8%,α2 球蛋白 5%~11%,β 球蛋白 8%~13%,γ 球蛋白 7%~18%。电泳带的质和量分析对神经系统疾病的诊断有一定帮助。前清蛋白降低见于神经系统炎症,升高见于脑萎缩、脑积水及中枢神经变性病;α 球蛋白升高主要见于中枢神经系统感染早期;β 球蛋白增高见于肌萎缩侧索硬化和退行性病变;γ 球蛋白增高多见于脱髓鞘疾病和中枢神经系统感染。

4.免疫球蛋白　正常脑脊液免疫球蛋白含量极少,其中 IgG 为 0.01~0.04g/L(1~4mg/dl),IgA 为 0.001~0.006g/l(0.1~0.6mg/dl),IgM 不能测出。

脑脊液 IgG 增高见于多发性硬化等许多神经系统免疫性疾病。脑脊液 IgG 指数一(脑脊液 IgG/血清 IgG)/(脑脊液清蛋白/血清蛋白),正常值≤0.7,如 IgG 指数≥0.7 则为异常,提示脑脊液免疫球蛋白增高来源于中枢神经的合成。24h 脑脊液 IgG 合成率测定及脑脊液寡克隆 IgG 带(oligoclonallgGbands,OB)检测,均是中枢神经系统内自身合成免疫球蛋白的标志,脑脊液髓鞘碱性蛋白的测定已被广泛应用于多发性硬化等疾病的辅助诊断。

脑脊液特异性抗原抗体检测对一些中枢神经系统疾病的诊断有较大的帮助。如脑膜炎球菌、乙型脑炎病毒抗体检测分别有助于流脑和乙脑的早期诊断。脑脊液螺旋体荧光试验对神经梅毒、麻疹病毒抗体效价测定对亚急性硬化性全脑炎,囊虫补体结合试验、酶联免疫吸附试验对脑猪囊尾蚴病等,均有重要的诊断作用。用单克隆抗体技术检测脑脊液中的癌细胞,不仅有助于癌性脑病的早期诊断,而且还可鉴定癌细胞的来源。

5.神经生化物质　脑脊液乙酰胆碱、儿茶酚胺等神经递质的测定,有助于了解中枢神经系统的活动与代谢情况,对老年痴呆、偏头痛等诊断有帮助;对某些药物疗效的观察也起一定的作用。

6.聚合酶链反应(PCR)　用于单纯疱疹病毒性脑炎、结核性脑膜炎的早期诊断。

第二节　计算机体层扫描成像(CT)

计算机体层扫描成像(CT)是断层图像,空间分辨率高,解剖关系清楚,病变显示良好,病变的检出率和诊断准确率均较高。此外,不同正常组织和病变组织的 X 线吸收系数不同,因而可以进行定量分析。

一、基本构成和成像原理

CT 由 X 线发生,X 线检测,图像处理及显示,操作及控制等部分构成。X 线发生部分有高压发生器,X 线球管,扫描框架和冷却器等。X 线检测部分有监测器,监测回路和模数转换器等。主要功能是监测人体对 X 线的吸收量。图像处理及显示部分有电子计算机,图像显示器,磁盘、磁带和宽行打印机。其主要任务是为进行数据处理和图像重建,以及记录、储存和显示有关信息或图像。操作和控制部分为整个 CT 操作或控制的命令部分,通过它进行 X 线曝光条件的选择,控制 X 线源的检测系统工作。

CT 是应用高度准直的 X 线束围绕身体某一部位作一个断面的扫描,扫描过程中由灵敏的、动态量程范围大的检测器记录下大量的衰减信号,再由快速的模数转换器将模拟量转换成数字量,然后输入电子计算机,高速计算出该断面上各点的 X 线衰减数值,由这些数据组成矩阵图像,图像显示器将不同的数据用不同的灰度等级显示出来,这样断面上的诸解剖结构就由电视显示器清楚地显示出来。

二、影响 CT 成像的因素

1.CT 值　CT 检查中,无论是矩阵图像或矩阵数字,都是 CT 值的代表,而 CT 值又是从人体不同组织,器官吸收 X 线后的衰减系数 μ 值换算出来的,CT 值=$[(\mu-\mu W)/\mu W]\times\alpha$,$\mu$ 和 μW 分别为受测物体和水的衰减系数,α 为各厂商所选定的标度因素。正常人体不同组织、器官的 CT 值不尽相同。

2.窗宽和窗位　窗宽(window width)是指屏幕上的图像所包括的 CT 值范围。在此 CT 值范围内的组织结构按其密度高低从白到黑分 16 个灰阶供观察对比。例如,窗宽选定为100Hu,则其分辨的 CT 值为 100/16=6.25,即两种组织 CT 值的差别在 6.25Hu 以上即可分辨出来。因此,窗宽的宽窄直接影响图像的反衬度与清晰度。 窗位(window leVel)是指窗宽上下限的平均数。不同组织的 CT 值不同,要想观察它的细微结构,最好以该组织的 CT 值为中心进行扫描。这个中心就是窗位。

3.噪声和伪影　扫描噪声即光子噪声,为穿透人体后到达检测器的光子数量有限,且在矩阵内各图像点(像素)上的分布不是绝对均匀所造成。为减少噪声必须增加 X 线剂量。伪影(artifacts)为扫描时,患者移动、高密度物质(如术后银夹、枕外隆凸等)、低密度物质周围(如鼻旁窦及空气组织周围)都可能产生扫描实际情况与重建像所带来的一系列假设不符合所造成。另外,机器故障时,可出现环形或同心圆形低密度伪影。

4.部分容积效应(partial voIume phenomena)　矩阵图像中的像素代表的是一个体积,即像素面积×厚度,此体积内可能含有各种组织。因此,每一像素的 CT 值实际上所代表的是单位体积各组织 CT 值的平均数。因而这种 CT 值所代表的组织密度可能实际上并不存在。在高密度区域中间的较小低密度病灶的 CT 值常偏高,而低密度区域中间的较小高密度病灶的 CT 值常偏低。

5. 空间分辨率与密度分辨率　空间分辨率所表示的是影像中能显示的最小细节;而密度分辨率所表示的是能显示的最小密度差别。两者之间有着密切关系。CT 的密度分辨率受噪声和显示物的大小所制约,噪声越小和显示物越大,密度分辨率越佳。CT 图像的空间分辨率不如 X 线照片高,但密度分辨率则比 X 线照片高得多。

三、检查方法

(一)颅脑 CT 检查方法

1.非增强检查　非增强扫描,又称普通扫描或平扫,有横断面扫描和冠状位扫描,以横断面扫描为多用。横断面扫描时,患者仰卧于检查床上,头部伸入扫描架的框孔内。扫描基线多为听眦线或眶耳线(简称 OM 线),即由外眦至外耳道的连线。扫描时,要求包括整个颅脑,一般从基线向上至颅顶进行各层面扫描。根据 CT 装置和需要的不同可选用不同的层厚,0.5 或 1.0cm 层厚,甚至更薄层扫描。颅脑 CT 检查有时需加冠状面扫描,适于大脑深部、大脑凸面、接近颅底的脑内和幕下病变的显示,特别是在上矢状窦前中部、直窦等病变时尤为重要。CT 扫描时,头部摆位十分重要。

2.增强检查 经静脉给水溶性碘造影药后,再行增强扫描,使病变组织与邻近正常颅脑组织间 X 线吸收差别增大,可提高病变的检出率。常用的造影药为水溶性离子型造影药,如 60%~70 %的泛影葡胺或碘他拉酸葡胺 60~100ml,儿童按体重计为 2ml/kg。对于存在高危因素的患者,以采用非离子型造影药为妥,如 Omnipaque、碘海醇(Iohex01)和碘普胺(Iopromide)等。注药时应用高压注射器装置,技术操作简单、规范、效果理想,弥补了人工手推的不足。

(二)螺旋 CT 检查方法

1. 螺旋扫描和参数选择螺旋 CT 采用滑环技术,X 线球管在滑环架上快速旋转、曝光、高效检测器连续采集数据的同时,人体随扫描床按一定速度进动,这种扫描方式对一段人体作连续螺旋式的数据采集,得到的是这段人体三维信息,所以螺旋 CT 扫描又被称为容积扫描 (volume scan)。螺旋扫描主要的扫描参数为螺距 (pitch) 与扫描层厚 (collimation)。螺距指在 X 线管旋转 360°的时间内,床所移动的距离。扫描层厚,即准直器的缝隙宽度,也就是 X 线束的宽度,不是指重建层厚,这在螺旋 CT、是两个不同概念。一般扫描时,采用的螺距值与 X 线束的宽度之比为 1:1,对于同样宽度的 X 线束,上述比值越大,螺距值越大,则扫描同样体积时所需时间越短,工作效率提高,对于运动物体的分辨能力提高。

2.螺旋 CT 在颅脑伤病诊断中的应用

(1)CT 血管造影:CT 血管造影(CT angiography,CTA)是螺旋 CT 的一项特殊应用,是指静脉注射对比剂后,在循环血中及靶血管内对比剂浓度达到最高峰的时间内,进行螺旋 CT 容积扫描,经计算机最终重建成靶血管数字化的立体影像。临床实践表明,合理应用 CTA 能提供与常规血管造影相近似的诊断信息, 且具有扫描时间短, 并发症少等优势。报道显示颈动脉 CTA 和常规血管造影评价颈动脉狭窄的相关系数达 0.82~0.92。CTA 的准确性取决于运用图像技术对钙化斑进行补偿,因为在大多数动脉中钙化斑与狭窄密切相关。颅内动脉的 CTA 能清晰显示 Willis 环及其分支血管。可以用于诊断动脉瘤、血管畸形及烟雾病或血管狭窄。应用螺旋 CT 重建显示脑静脉系统, 称脑 CT 静脉血管造影(CT venography,CTV)。目前,此技术在脑静脉系统病变的诊断上已显示出重要价值。CTA 主要的不足是由于邻近高密度结构的重叠而影响动脉的显示,如颅底骨骼、钙化和海绵窦、静脉、脉络丛的强化等。采用由足侧向头侧扫描及改变投影方向有助于减少这种影响。对颅底的某些动脉分支,三维重建之前应先删除骨结构。

(2)CT 灌注成像:CT 灌注成像(perfusion CT)是结合快速扫描技术及先进的计算机图像处理技术而建立起来的一种成像方法, 能够反映组织的微循环及血流灌注情况,获得血流动力学方面的信息, 属于功能成像的范畴。CT 灌注成像最先应用于短暂性脑缺血、脑梗死的诊断，以后逐渐应用于肝、肾血流灌注及肿瘤的诊断。此外，还可用于移植肾的血流灌注评价，有助于早期了解移植血管的存在情况。

（3）CT 仿真内镜：CT、仿真内镜成像（CT virtual endoscopy，CT VE）是螺旋 CT 容积扫描和计算机仿真技术相结合的产物，它是利用计算机软件功能，将 CT 容积扫描获得的图像数据进行后处理，重建出显示空腔器官表面的立体图像，类似纤维内镜所见。

（4）CT 三维图像重建：三维 CT（three dimensional CT，3DCT）是将螺旋 CT 扫描的容积资料在工作站 3DCT 软件支持下合成三维图像，此图像可 360°实时旋转，以便从不同角度观察病灶，利用减影功能可选择去除某些遮掩病灶的血管和骨骼，方便且更深入地观察及模拟手术过程。临床主要用于头颅、颌面部、膝、骨盆等的检查。

（5）多平面重组（multiple planar reconstruction，MPR）：CT 多平面重组是指在任意平面对容积资料进行多个平面分层重组，重组的平面可有冠状、矢状、斜面及曲面等任意平面，能从多个平面和角度更为细致地分析病变的内部结构及与周围组织的关系，其成像快，操作方便，已在临床上广泛应用。

第三节　磁共振成像（MRI）

一、磁共振成像基本技术及适用范围

（一）基本技术

【主要参数】磁共振成像（MRI）的主要参数是质子密度、质子的弛豫时间常数（T1 和 T2），其中质子密度在人体之间的差异仅 10%，而弛豫时间代表质子的运动特征，可差百分之数百，所以在成像中起主导作用。在 MRI 中，宏观磁矩在射频的作用下吸收能量发生偏转，去除射频脉冲后，自旋系统自发恢复平衡状态的过程称弛豫（relaxation）。复原的时间称弛豫时间。弛豫时间有 T1 弛豫时间和 T2 弛豫时间两种：

1.T1 弛豫时间　宏观磁矩纵向（Z 轴方向）由零恢复到最大的过程称为纵向弛豫（longitudinalrelaxation）。此弛豫曲线为指数递增曲线，当 Z 轴宏观磁矩从零恢复至最大值的 63%时，称 T1 弛豫时间，用 T1 表示。

2.T2 弛豫时间　宏观磁矩在水平方向上（Y 轴方向）由最大趋于零的过程称为横向弛豫（transverse relaxation）。此弛豫曲线为指数递减曲线，Y 轴磁矩由初始最大值衰减至原来值的 37 %所需要的时间，称 T2 弛豫时间，用 T2 表示。

【脉冲序列】

1.自旋回波脉冲序列　自旋回波（spin echo，SE）是现今磁共振扫描最基本、最常见的脉冲序列。自旋回波的特点是具有两个时间参数，即 TE 和 TR。选择不同的时间参数，自旋回波技术可提供 T1 加权像（T1WI）、T2 加权像（T2WI）与质子密度加权像。

2.梯度回波脉冲序列　梯度回波序列（GRE）是目前快速扫描中应用最多的方法，它不仅极大缩短了扫描时间,而且空间分辨力和信噪比均能较好保持。

【增强扫描】磁共振对比增强药包括顺磁性,容积敏感性及其他类型。目前以顺磁性增强药二乙二胺五醋酸钆（Gado1ininum diethylene-triamine pentaacetic acid,Gd-DTPA）应用的最为广泛,在生理和病理情况下,凡X线CT显示对比增强者,在MR增强扫描中也应出现类似增强反应。但在MRI增强时,还主要取决于采用的脉冲序列。在高度T2加权序列上MR对比增强显示的最明显,而在高度T1加权序列上磁共振对比增强显示的最弱。

静脉注射后Gd-DTPA循环于血管与细胞外液中,经肾脏浓缩后原封不动地从尿液中排出,仅少量Gd-DTPA经胃肠道排出。Gd-DTPA不能穿过正常的血-脑脊液屏障,但无血-脑脊液屏障的脑区如脉络丛会明显强化,而其他脑组织则无强化。正常情况下脑灰质浓度比白质高,这是由于灰质血管结构和血供比白质丰富。

Gd-DTPA的作用首先取决于剂量,目前常用0.1~0.2mmol/kg。用药时间及注射后至扫描时间也是重要因素。Gd-DTPA在病灶内的浓度及选择时间参数对增强效果也十分重要。静脉注射Gd-DTPA之前应先作T1、T2及质子密度加权像,而注药后仅作T1WI即足以解决诊断问题。磁共振增强扫描在中枢神经系统已得到广泛应用,包括各种肿瘤、炎性病变以及缺血性病变的诊断和鉴别诊断。Gd-DTPA未见明显的不良反应,迄今未见严重的血液学毒不良反应,是较为安全的造影药。

(二)适用范围

【适应证】中枢神经系统位置固定,不受呼吸、心跳、胃肠蠕动及大血管搏动的影响,运动伪影很少,而磁共振又无骨伪影的干扰,所以MR对脑和脊髓病变的效果最佳。中枢神经系统的器质性病变往往都有相应的磁共振特征,有的表现为形态学改变,有的表现为信号异常,有的形态与信号均有改变,因此均适合于磁共振检查。

磁共振对软组织分辨力优于CT,能直接显示血管结构,能显示铁质等顺磁性物质,能分辨脂质与含水的组织,这是它在体部脏器与骨关节肌肉系统得以推广应用的基本优势。附加呼吸门控与心电门控技术使磁共振可以用于心肺病变的检查,也可提高腹部脏器的分辨力。

【禁忌证】采用高场强扫描成像时,为防止发生意外,下列情况视为禁忌证:带有心脏起搏器及神经刺激器者;曾做过动脉瘤手术颅内带有动脉瘤夹者;曾做过心脏手术带有人工心脏瓣膜者;有眼球内金属异物或内耳植入金属假体者。

下列情况检查应慎重对待:体内有各种金属植入物的患者、妊娠期妇女、需要使用生命保障系统的危重患者、癫痫患者和幽闭恐惧症患者。

二、磁共振特殊成像技术

(一)血管造影

【原理】磁共振血管造影(magnetic resonance angiography,MRA)是显示血管和血流信号特征的一种技术。MRA不但可对血管解剖腔简单描绘,而且可反映血流方式和速度等血管功能方面的信息。因此,人们又将磁共振血管成像称磁共振血流成像(magnetic resonance flow imaging)。血流在 MRI 的信号改变:血流 MR 信号可低(流空效应)、可高(流入性增强)。

1.血流呈低信号的原因

(1)血管垂直(或近于垂直)切层面,不能接受 90°和 180°脉冲激励,不形成回波,不产生信号。

(2)血管平行于切层面,当血流受 90~脉冲激励去相位的质子群,由于血液流动后,去相位的质子群处于一个与原来磁场强度不同的位置,不能被 180°脉冲翻转产生回波,从而 MR 信号减弱。

(3)不均匀的流速引起去相位。血液在血管中以非等速运动,中间快,周边慢,出现层流,流速投影似抛物线。由于质子群相位移动不一致,引起相位弥散,而使信号减弱或者无信号。

(4)湍流可引起附加的相位移动,而形成流空。因流动的血液表现为低信号,当血管腔内有血栓、肿瘤、斑块等,在低信号血管中表现为高信号。

2.血流呈现高信号的原因

(1)流入性增强效应:新流入的质子群已经充分弛豫,能量已完全释放,可充分接受新的 90°脉冲而出现高信号。

(2)舒张期伪门控制动脉高信号:动脉血流速度在心脏收缩期最快,舒张期最慢,使用心电门控时舒张期动脉血流信号强度增高。

(3)偶回波血流呈现高信号:在多回波成像时,平行于切层面的血管偶数回波信号比奇数回波信号强,这种现象称为“偶回波相位回归性”信号增强。

(4)梯度回波序列血液呈现高信号:这是因为在该序列时,流动质子群的相位回归不需要 180°脉冲,如流动质子在表面线圈接收的范围内,即使质子已离开切层面,所有被激励的质子也形成 MR 信号。

【检查方法】

1.时间飞越法(TOF) 流动的血流在某一时间被射频脉冲激发,而其信号在另一时间被检出,在激发和检出之间的血流位置已有改变,故称为 TOF。TOF 法的基础是纵向弛豫的作用。TOF 法有三维成像(3DTOF)及二维成像(2DTOF)。

2.相位对比法(PC) TOF 法的基础是纵向弛豫,而 PC 法的基础是流动质子的相位效应(phase effeet)。当流动质子受到梯度脉冲作用而发生相位移动,如果此时再施以宽度相同极性相反的梯度脉冲,由第一次梯度脉冲引出的相位就会被第二次梯度脉冲全部取消,这一剩余相位变化是 PC 法 MRA 的基础。PC 法 MRA 有 2D、3D 及电影。

3.增强磁共振血管造影(CE MRA) 利用静脉内注射顺磁性对比剂,缩短血液的 T1 值,使血液信号显著增高。

【临床应用】MRA 对颅脑及颈部的大血管显示效果好,这是因为血流量大,没有呼吸运动伪影干扰,MRA 可检出 90%~95% 的颅内动脉瘤,但对<5mm 的动脉瘤易漏诊。MRA 可检出颅脑和颈部血管的硬化表现,但分辨率不及常规血管造影。动静脉畸形(arterial venous malformation,AVM)MRA 显示效果好。MRA 可单独显示颅内静脉,观察静脉瘤及

肿瘤对静脉的侵犯情况，显示静脉窦效果好。胸腹 MRA 以显示大血管效果为佳，夹层动脉瘤 MRI 也能显示，但 MRA 显示更清楚，电影 MRA 动态更能显示血流情况。MRA 还可显示动脉硬化、血栓及肾动脉狭窄等。MRA 不受肠气干扰，对门静脉显示清楚，还可测量门腔静脉分流量。MRA 对四肢较大血管阻塞有一定诊断价值，可用于经皮腔内血管成形术（percutaneous intraluminal angioplasty，PTA）及血管移植后的随访。肢体远端血管因血流慢、管腔小、信号弱，MRA 显示效果差。目前采用 MR 对比剂，对显示中小血管有很大改善。MRA 还可测定血流量。

（二）FLAIR 序列

【原理】液体衰减反转恢复成像（fluid-attenuated inversion recovery，FLAIR）具有抑制在 T2WI 表现为高信号的 CSF 的作用，避免 CSF 产生的部分容积效应及流动伪影的干扰，使脑表面、脑室旁及蛛网膜下隙等部位病灶能够清晰显示，而其他部位脑组织仍保持 T2WI 的特点，而且 FLAIR 使用较常规 T2WI 长得多的 TE，使病变与周围背景组织的反衬度显著提高，因而比 T2WI 显示病灶有更高的敏感性，对小病灶的检出更有效。

【临床应用】广泛应用于颅脑各类疾病包括缺血性病变、外伤、出血、肿瘤、白质病变的诊断。FLAIR 序列根据缺血时间长短有不同表现，早期缺血组织水肿呈高信号，FLAIR 较 T2WI 更为敏感，陈旧性梗死则显示为不均匀的信号强度，伴有因胶质增生变性形成的高信号区及由于软化、囊变形成的低信号区。FLAIR 可鉴别脑缺血的不同时期，并可检出更多病灶，显示病灶范围与 T2WI 相似，但病灶的轮廓更为清晰，内部结构与边缘情况均显示良好，病灶与正常脑组织的反衬度更高。FLAIR 对急性出血性脑梗死也很敏感。在显示脑组织深部皮质下、脑表面、半卵圆区、脑室旁病灶，FLAIR 较 TSE 更具优势，并且前者观察病变周围水肿极好。FLAIR 序列对脑梗死分期、定量、定性诊断均起到很大作用。由于 CSF 波动的影响，FLAIR 会使脑干梗死不能显示，在基底核区、颅后窝等处 FLAIR 亦不如 TSE 敏感。应用 FLAIR 序列还可鉴别腔隙灶与血管周围腔隙，后者为围绕血管壁与蛛网膜下隙相通的腔隙，较小，通常<5mm，且双侧对称，主要位于基底核下 1/3 及半卵圆中心，由于血管周围腔隙所含为 CSF，故 FLAIR 序列表现为低信号，而 T2WI 为高信号，属正常解剖结构。腔隙灶多较大且不对称，主要位于基底核上 2/3，与 CSF 信号不相等。

（三）磁共振弥散加权

【原理】 磁共振弥散加权成像（diffusion weighted imaging，DWI）利用 MRI 的特殊序列，观察活体组织中水分子的微观弥散运动的一种成像方法，是一种对水分子弥散运动敏感的成像技术。目前 DWI 进展到张量成像（diffusion tensor imaging，DTI），显示脑白质各个方向、弥漫性轴索损伤等。弥散快慢可用表观弥散系数图 （apparent diffusion coefficient，ADC）和 DWI 图两种方式表示。ADC 图是直接反映组织弥散快慢的指标，如果弥散速度慢，ADC 值低，图像黑，反之亦然。DWI 图反映弥散信号强弱，如果组织弥散速度慢，其去相位时信号丢失少，信号高，呈白色。

【临床应用】 目前 DWI 多用于脑缺血、脑梗死、特别是急性脑梗死的早期诊断。此外还可以对 N-乙酰天冬氨酸（NAA）、肌醇（MI）、肌酸（Cr）、磷酸肌酸（PCr）等进行成像，即弥散波谱检查。

（四）磁共振灌注加权成像

【原理】磁共振灌注加权成像（perfusion weighted imaging，PWI）是用来反映组织微循环的分布及其血流灌注情况、评估局部组织的活力和功能的磁共振检查技术。PWI 基本原理是静脉内团注入顺磁性对比剂后,立即进行快速 MR 扫描,获得对比剂首次通过兴趣区血管床的图像。由于顺磁性对比剂使脑局部 T2 时间缩短,导致信号降低,信号降低程度与局部对比剂浓度成正比。根据脑组织信号变化过程,可以绘制出信号强度一时间曲线一,根据这个曲线变化可分析脑组织血流灌注情况。PWI 评价指标有:局部血容量（rCBV）是容量指标;局部血流量（rCBF）是流量指标;平均通过时间（MTT）是血流通过组织的速度指标。其三者关系:rCBF=rCBV/MTT。

【临床应用】　目前主要用于脑梗死的早期诊断和心脏、肝脏和肾脏功能灌注及肿瘤良恶性鉴别诊断方面。

（五）磁共振波谱

【原理】磁共振波谱（magnetic resonance spectroscopy，MRS）是利用磁共振现象及其化学位移或自旋耦合作用,进行特定原子核及其化合物分析的一种检测方法。它能提供活体上的定量化学信息,一般以数值或图谱来表达。波谱也可理解为不同频率的波在频率轴上的排列顺序。

【临床应用】　目前原子领域中 MRS 检测常用原子核有:1H、31P、23Na、13C、19F 等,其中以 1H、31P 的应用为多。1HMRS 可用来检测体内许多微量代谢物,如肌酸（Cr）、胆碱（Cho）、γ-氨基丁酸（GABA）、谷氨酸（Glu）、谷氨酰胺（Gln）、乳酸（Lac）和 N-乙酰天冬氨酸（NAA）等,分析组织代谢改变。正常脑的 1H MRS 所显示的最高波峰为 NAA,并常显示相对较低的 Cho 和 Cr 波。临床用于显示脑缺血所产生的细胞代谢变化（早期脑梗死 NAA 降低、Lac 升高）和对颅内肿瘤、癫痫等疾病检测。

（六）脑功能性 MRI 检查

【原理】脑功能性 MRI（functional MRI of the brain，fMRI）是一项 20 世纪 90 年代初才开展的以 MRI 研究活体脑神经细胞活动状态的崭新检查技术。它主要借助快速或超快速 MRI 扫描技术,测量人脑在思维、视、听觉,或肢体活动时,相应脑区脑组织的血容量、血流速度、血氧含量（oxygenation）以及局部灌注状态等的变化,并将这些变化显示于 MRI 图像上。脑 fMRI 检查主要有造影法、血氧水平依赖对比法（blood oxygen level dependent，BOLD）。实验证明,人脑对视觉、听觉的刺激,或局部肢体活动,可使相应脑功能区的血氧成分和血流量增加,静脉血中去氧血红蛋白数量亦增多。顺磁性的去氧血红蛋白可在血管周围产生"不均匀磁场",使局部组织质子"相位分散"加速,可在梯度回波或 EPI 序列 T2W I 或 T2WI 图像上显示局部 MR 信号增强。这就是 BOLD 脑功能 MRI 检查的大致机制。

【临床应用】脑 fMRI 检查目前更多的仍在研究阶段,用以确定脑组织的功能部位。临床已用于脑部手术前计划的制定,如癫痫手术时,通过 fMRI 检查识别并保护功能区;了解卒中偏瘫患者脑的恢复能力的评估,以及精神疾病神经活动的研究等。

第四节 SPECT 显像

放射性核素脑显像是脑的功能性显像,可以探查到脑的血流灌注、代谢、神经受体等功能方面的变化。这些变化常在脑的结构性损伤之前出现,为疾病早期的病理生理异常表现;也可在经过治疗,脑的结构性损伤恢复正常后继续存在,并对后遗症的发生起重要作用;还有些脑病可能不出现脑组织的结构变化,CT、MRI探查不到脑的异常改变,放射性核素脑显像却可提供有价值的信息,所以它对许多脑病的诊断,特别是早期诊断、预后和疗效观察有十分重要的意义。但目前放射性核素脑显像在国内开展尚不普遍,而在美国和其他发达国家则开展得很普遍。例如,在美国由交通事故所致的脑外伤患者很多,其中不少留有终生残疾,造成很大的社会和经济问题。通过用核素脑功能显像的随访研究发现,脑外伤患者经过治疗后CT、MRI已恢复正常,但如果患者病灶部位的脑血流或代谢仍异常,76%以上在数年内可能发生不同程度的后遗症。在有后遗症的患者中,96%复查脑功能显像仍为异常;但如果患者的脑功能显像也恢复正常,则96%在随访中未出现神经学症状。因此,可将脑功能显像作为监测疗效的手段之一。

一、脑的血液供应、流量与代谢

(一)血液供应

脑的血液由颈动脉系统和椎—基底动脉系统供应。颈动脉系统主要通过颈内动脉的分支——大脑前动脉和大脑中动脉向大脑半球前 3/5 部分、基底核和丘脑前半部分供应血液。椎—基底动脉系统包括两侧椎动脉、基底动脉、小脑上动脉、小脑下前动脉、下后动脉和大脑后动脉供应大脑半球后 2/5 部分、丘脑后半部、脑干和小脑的血液。两侧大脑前动脉由短的交通动脉沟通,大脑中动脉和大脑后动脉由后交通动脉互相沟通,在脑底部形成 Willis 环或称脑基底动脉环。

(二)血流量与代谢的关系

正常成人脑血流量平均每分钟为 750~850ml,但其流量随年龄增长而渐减,一生中约减少 20%。脑内灰质的血流量为白质的 3~4 倍,以平均脑重量为 1 500g 计算,健康成人 24h 全脑血流量约为 1 100L。脑组织占整个体重的 2%~3%,而所需的血液供应占心每搏输出量的 15%~20%(静态时);氧耗量占全身组织的 25%;葡萄糖消耗量 24h 约 115g,这与脑组织的较高代谢率相适应。同时,脑灰质组织中氧及葡萄糖的消耗量比脑白质中高。

脑内局部血流量的变化主要受代谢的控制,由脑细胞摄取放射性葡萄糖量所获得的"代谢"分布图和"血流量"分布图是一致的。这是因为任一区域的神经元活动增强,都伴有神经元代谢活动的增强。同时由此释出的代谢产物引起血管的扩张,因而血流量增加。

(三)脑血流的生理变化特点

1. 年龄 10 岁以前的儿童脑血流量和脑氧消耗率为最高。到发育期后很快锐减;至50 岁以后又逐渐减少。

2.脑功能状态

(1)各种感觉性刺激可增加相关脑皮质和皮质下灰质结构的脑血流量。

(2)精神情绪紧张或高度脑力劳动时,可引起整个脑血流量(CBF)或局部脑血流量(rCBF)增加;癫痫发作、致痫药物的应用可使脑血流量显著增加;而脑干损害、巴比妥类药物中毒、低温药物麻醉下脑血流量均降低。

3.脑血流量的调节 脑血流量的调节受很多因素的影响,相互问的关系错综复杂,最主要的因素大致为动脉压、动脉静脉压力差及脑血管阻力。

二、脑显像与血流灌注断层显像

(一)脑显像

【分类】

(1)根据示踪剂的性质可分为普通脑显像(示踪剂不能自由通过完整的血-脑脊液屏障)和脑功能(断层)显像(示踪剂可以自由通过完整的血-脑脊液屏障)。后者又分为SPECT(单光子)和PET(~电子)显像。

(2)根据功能可分为脑代谢、血流或受体显像以及脑肿瘤阳性显像等。

(3)根据显像开始的时间和方法可分为动态和静态显像。

(4) 根据仪器和图像特点可分为平面显像和断层显像, 断层显像又可分为 PET 和SPECT 显像。

【优点】放射性核素脑显像与 CT 的区别是,将放射源(示踪剂)引人体内,用探头在体外探查核素在靶器官内的动态和(或)静态分布状况。这些示踪剂具有一定的生理生化特性,借此可了解脑的功能和生理生化方面的变化。绝大多数脑病在病程早期仅有生理和功能上的改变,有的脑病经治疗后结构上的变化恢复正常,但功能上的损伤仍然存在,此时 CT 和 MRI 常阴性,而放射性核素脑显像却可为疾病的诊断、特别是早期诊断提供重要的信息。功能性显像也称分子显像,它可探查脑内细胞的存活和功能活动。

【缺点】SPECT 的最大缺点是不能定性。它所反应的是各种病理生理和解剖结构变化均可引起的局部血流和代谢的改变,必须结合临床加以分析。正常情况下脑内白质的血流和代谢明显低于灰质,故对于白质内小于 1cm 的轻度损伤常探查不到。

【适应证】广义地讲,各种脑病和脑不同生理状态都可以出现脑功能的不同程度的改变,引起脑功能显像阳性。尽管许多脑病通过非放射性核素的检查方法可得到明确的诊断,但功能性脑显像在中枢神经系统疾病的特征、病情变化和观察治疗反应等方面起着重要作用。其主要适用于中枢神经系统疾病的早期诊断和预测;功能性病灶的探查和定位;伴发于脑组织解剖结构性损伤的探查;治疗方法的选择和疗效观察;病情监测和预后;正常状况和各种脑病的生理、病理、生物化学和受体的研究。

(二)脑血流灌注断层显像

【原理】99mTc-ECD(双半胱乙酯)为非极性、小分子的脂溶性化合物,能自由地穿过正常的血-脑脊液屏障进入脑组织。在脑组织中的聚集量与血流量成正比,一旦进入脑组织后,即在脑内固定分布,在较长时间内无再分布现象。故可用 SPECT 进行数据采集和图像重建,以获得各种不同方向的断层图像,显示大小脑各个部位的局部血流灌注,并可对局部血流量进行定量分析。当脑内发生病变时,病灶部位的局部脑组织血供增加或减少,图像上可出现异常放射性浓聚或减低区,从而为疾病的诊断和治疗提供有价值的信息。

【示踪剂】99mTc-HMPAO 和。99mTc-ECD(双半胱乙酯)的许多特性都很相似,都可作为脑显像的示踪剂。但后者具有以下优点:标记率较高,达 94%;体外稳定性较好,标记后 6h 内使用,对显像结果没有影响;脑吸收快,0.4min 即达峰值,至 10min 仍保持峰值水平。

【检查前准备】临床检查前半小时口服过氯酸钾 400mg,以封闭甲状腺和脉络丛。

【显像方法】静脉注射 99mTc-ECD,剂量一般为 555~925MBq(15~25mCi),注射时患者睁眼,不要谈话,避免各种突然发生的生理或环境刺激。注射后 20min~4h 进行 SPECT 显像。

【负荷试验】通过增加脑负荷量以了解脑血流和代谢的反应性的显像方法,对许多脑病的诊断、治疗方法的选择和疗效观察起重要作用。其中最常用的是乙酰唑胺试验和 CO_2 吸入试验。

三、常见神经疾病及其显像特点

脑局部血流量(rCBF)测定和灌注显像在脑血管病的诊断和治疗中起着很大的作用。主要是由于 rCBF 在 CVD 中有着特别的意义。CVD 是最终累及到脑中的血流的病理过程,累及可发生在那些相对远侧的(颈内动脉)或脑内血管的各个部位。在许多脑血管病中,特别是急性梗死早期(发作后 1~2d 内)、TIA、偏头痛、脑动脉硬化和高血压脑病等,在症状出现前甚或在慢性过程中,脑组织的结构尚未表现出异常时,就先有局部脑血流的异常。Hellman 和 Tikofsky 在论述 SPECT 对 CVD 的作用时概括地指出 SPECT rCBF 显像在 CVD 上的一些潜在的临床应用价值,首先是不完全梗死卒中患者的鉴别;其次是探查常伴发蛛网膜下隙出血的血管痉挛的远期反应;最后,在脑血管缺血后的亚急性期显像中,虽然不能预测短期的恢复,但可以预测 90d 后的恢复。

(一)脑梗死

【临床表现】引起该病的根本原因是供应脑部血液的颅内动脉由于血栓形成、栓子、炎症和损伤等因素发生闭塞病变,而未能获得及时充分的侧支循环,使局部脑组织的代谢需要与可能得到的血液供应之间发生超过一定限度的供不应求现象,导致局部脑组织包括神经细胞、胶质细胞和血管发生恶性缺血而坏死,亦即缺血性卒中或卒中(stroke)。血液供应障碍的原因主要有血管病变、血液成分和血流改变三大方面。多数患者有高血压、糖尿病、心脏病,甚或有短暂性局部缺血性发作或卒中的病史。通常急性起病,在数小时内发展达高峰。一部分患者于睡眠中发病,晨间醒后才发现异常。可有栓塞侧的头痛,但极少以剧烈头痛、呕吐起病。少数在起病 24h 后仍持续恶化,可能是由于病变大动脉内血栓的进行性扩展或栓塞区脑水肿向周围发展。

【显像特点】在脑梗死发生后 SPECT 立即出现异常,表现为局部血流减少,此时 CT

常尚未发生形态改变。但当病变范围<1cm 时,像腔隙梗死,SPECT 常常漏诊,在这方面 CT 比 SPECT 更灵敏。在脑梗死的亚急性期和慢性期,由于梗死灶部位的脑组织多已发生 形态结构上的改变,因而在这一时期,CT、MRI 和 SPECT 显像的阳性率基本上是一样的, 但 SPECT 仍有其独特的优势,不仅探查到的损伤病灶比 CT、MRI 上所见的更多、范围也 更大,而且可对疾病进展过程中的脑血流和代谢变化进行动态监测,观察到像过度灌注 和灌注不足、交叉性小脑失联络现象等 CT、MRI 所观察不到的现象,对诊断、鉴别诊断、 治疗方法的选择、疗效观察和预后起着重要作用。但亚急性期所出现的过度灌注现象可 掩盖其真正的局部缺血病灶,这是必须引起注意的。关于交叉性小脑失联络的发生率,多 数报道为 31.8%~54%,其出现的频率与梗死灶的部位和大小、梗死后的时间及程度有关; 梗死灶以额顶叶和基底核多发,梗死灶面积大、症状严重者更易发生交叉性小脑失联络 现象。小脑梗死不常见,然而一旦发生后果严重。

(二)短暂性脑缺血发作

【临床表现】TIA 是指局部脑功能短暂丧失的发作,为颈动脉或椎—基底动脉的短暂 性血液供应不足所致。可由多种病因引起,以动脉粥样硬化最常见。特点是起病突然,历 时短暂,症状多在 24h 内完全恢复,常呈反复发作。症状持续 24h 以上而经过一定时间消 失者称可逆性缺血性神经功能障碍(reversible ischemic neurologic deficit,RINI))。

有 TIA 的患者,如未经适当治疗,则 1/3 在数年内有发生完全性脑梗死的可能,1/3 经历长期反复的发作而损害脑的功能,也有 1/3 可能出现自然的缓解。因此及早诊断和 正确处理 TIA 已被普遍认为是一个关键性的重要环节。

【显像特点】TIA 多因脑动脉一过性栓塞和(或)脑血管痉挛,引起暂时性的神经损害。 脑组织多无异常改变,因而 CT、MRI 多是正常的,而脑功能和血流灌注显像却常能发现 累及血管的供血区呈现代谢和(或)血流损害的征象。rCBF 显像的阳性率与累及血管的 病变程度及检查的时机有很大的关系。为进一步提高对缺血病变的检出率,在上述定性 检查的基础上加用半定量法,即用右/左的比值计算,使检出率比单纯肉眼分析提高了 18.1%。但半定量法仍不能提供血流变化的量值,将脑血流灌注显像与 CBF、和 rCBF 定量 测定结合起来,可提高疾病诊断率,全面掌握病情和预后,对决定处理方针有重要意义。

乙酰唑胺(Acetazolamide,ACZ),又称醋唑磺胺(Diamox)是一种脑血管扩张药,给药 后可使正常脑组织 rCBF 增长 20%,病变血管的反应不明显,从而使病变区 rCBF 减低表 现更为明显,甚至一部分患者在未用 Diamox 时 rCBF、影像上未见异常,Diamox 负荷后出 现减低区,据此了解脑血流灌注的储备及功能状态。

(三)偏头痛

【临床表现】偏头痛是一类有家族发作倾向的周期性发作疾病。病因不清楚,约 50% 患者有家族史。

【显像特点】脑血流灌注显像对 CT 和 MRI 不能探查的偏头痛有一定的价值。发病时 常见局部放射性减低,有时在发作后 12~24h 可见短暂的血流增多相,而发作间期 rCBF 灌注恢复正常。

（四）癫痫

【临床表现】癫痫是由多种病因引起的脑功能障碍综合征,是脑部兴奋性过高的某些神经元突然过度的高频放电引起的脑功能短暂异常。由于过度放电神经元的部位和放电扩散范围不同,临床表现也不同。据国内外调查显示,患病率约0.5%。

【显像特点】大多数调查研究都发现,癫痫发作时血流增加,间歇期血流减少,其部位就在EEG证实的病灶部位,李小东等认为,全身发作型癫痫的病灶分布特点是颞叶最多,其次分别为额叶、枕叶和顶叶。SPECT rCBF显像与头皮EEG检查结合可使定位的灵敏度和准确性大为提高。据文献结果表明,在发作间期的功能性显像的定位能力上,SPECT和PET之间没有实质区别,而发作时的显像灵敏度仅超过发作间期显像的6%,这就使发作间期SPECT显像成为方便而有效的发作病灶的定位方法。何永生等观察发现,癫痫亚临床发作期显像可明显提高病灶定位阳性率、准确性和灵敏度,安全易行,且能呈现rCBF增加,反映出发作期的显像特征。

（五）痴呆

【临床表现】由于大脑器质性或代谢性病变造成的进行性智能衰退。造成痴呆的疾病包括:

1.以痴呆为突出症状的疾病如弥漫性大脑萎缩症(Alzheimer病)、脑叶萎缩病(Pick病)、老年性痴呆。

2.伴有其他神经系统征象的痴呆综合征如慢性进行性舞蹈病(Huntington舞蹈病)、肝豆状核变性。

3.以及具有痴呆征象的全身性疾病如代谢性和中毒性疾病。早期表现是思维的敏捷性与创造性的轻度减退,以后逐渐出现记忆障碍、思维和判断能力障碍,严重者长期卧床、丧失言语和行动能力,甚至昏睡和昏迷。

【显像特点】

1.Alzheimer病(AD)是由痴呆引起的慢性、渐进性、退化性中枢神经系统疾病。通常在50岁以后发病,女性略高于男性。本病尚无特有的实验室征象,CT和MRI不显示任何特异的结构改变。SPECT显示AD患者多呈颞顶部对称地放射性减低区,当疾病进展时,这种示踪剂摄取减少可延伸到前颞叶和(或)额叶,这种延伸可以是不对称的,即使严重病例,初级感觉和运动皮质、初级视觉皮质、基底核和小脑都不受影响。

2.多发性脑梗死性痴呆(MID)由多次发作的脑梗死所致的脑组织累积性损害,故称为多发性梗死性痴呆(multi-infarct dementia,MID)。多在脑动脉硬化的基础上出现多次反复发生的脑梗死,或一次严重的卒中后发生,男性较多见。其血流灌注显像的典型表现为脑内散在、多发和不规则分布的灌注缺损区。以额叶多见,且比MRI显示的病灶更广泛。

3.Pick病又称额叶型痴呆为一种罕见的原发性退行性痴呆,多于45~60岁发病,女性较多。临床上常以性格改变和行为障碍开始,逐渐导致痴呆。SPECT以额叶血流受损为特点,易与AD、MID相鉴别。

4.锥体外系疾病

(1)震颤麻痹又称帕金森病(Parkingson disease,PD):是发生于中年以上的中枢神经系统变性疾病,主要病变在黑质和纹状体。好发年龄在 50~60 岁之间,男性多于女性,少数有家族史。其功能显像特点是基底核、纹状体和内皮质的灌注异常。当伴有痴呆时,也可出现双侧颞顶部位对称受损的显像类型。

(2)慢性进行性舞蹈病(Huntington's Diseasa,HD):是基底核和大脑皮质变性的一种典型的常染色体显性遗传病,其特征为慢性进行性舞蹈样动作和痴呆。可于 20~50 岁间起病,病程平均 15 年。rCBF 显像所见与 PD 病基本相似,需密切结合临床和其他检查结果考虑。

5.颅脑损伤系头部受到外界暴力所造成的损伤,其发生率占全身各部位损伤总数的 20%,居第 2 位,而病死率却居首位,且并发症、后遗症严重。功能性脑显像可探查到 CT、MRI 探查不到的结构异常范围,这对头部创伤患者及时、恰当和充分的治疗,减少近期并发症、远期后遗症的发生都是特别重要的。综合国内外有关文献资料发现,脑创伤的严重性与 rCBF 异常的程度密切相关,而脑内低灌注的部位和范围又与患者的神经学症状密切相关。

6.颅内肿瘤指生长于颅腔内的新生物,简称脑瘤。分原发性和转移性颅内肿瘤两大类。各年龄组均有发病,以 20~40 岁者最多。原发性肿瘤的病因尚不清楚,临床常因它的占位性引起颅内压增高而发病,也可因它侵犯压迫脑的局部而产生症状。rCBF 显像对脑肿瘤的诊断不能提供决定性意义的信息,但对鉴别脑瘤术后或放疗后是否复发有一定价值。复发性脑瘤多表现为 rCBF、增高,而瘢痕和水肿等则为 rCBF 降低。

7.精神疾病或称精神障碍大多数精神障碍用 CT、MRI 并不能观察到,而 SPECT 脑显像常可显示异常。有人发现精神分裂症患者中,以额叶 rCBF 下降最常见,其次是颞叶,此外还可见基底核代谢活性增高。然而这些变化对本病不是特异的。其他精神障碍也可表现 rcBF 减低,有待进一步研究。

8.颅内感染性疾病指各种病原体所致的脑膜炎、脑炎及脑脓肿等。脑血流灌注显像显示在病毒性脑炎的急性期可呈现病灶性的高摄取,经治疗临床症状缓解后,rCBF 可转为正常或减少,rCBF 转为减少与神经学的损伤相关。

9.其他脑病和全身疾病的脑部表现

(1)神经系统艾滋病:表现为局限性 rCBF 减低,病变定位与体征相符。本法远比其他方法灵敏。可能是早期发现病损的好方法。

(2)脑性瘫痪:包括多种大脑病变所致的非进行性中枢性运动功能缺陷,多表现为自出生起即存在的双侧肌张力功能变化。大多数脑性瘫痪儿童中可见与累及肢体相关的部位的局部脑血流灌注减少。

(3)其他:一氧化碳中毒早期 rCBF 显像见全脑 CBF 减少,迟发痴呆期主要表现额叶皮质 rCBF 减少;脑震荡后出现慢性精神症状的患者中,绝大多数有 rCBF 下降,主要发生在额、颞叶;海马回和岛叶的边缘系统及颞叶、额叶的功能异常与儿童孤独症的发生及表现有关;糖尿病、甲状腺功能减退、肝性脑病、减压病等全身性疾病的脑血流灌注显像也有相应的异常改变。

附:脑池显像

【原理】将某些放射性药物经腰穿引入脊椎蛛网膜下隙后,通过脑脊液循环依次进入各脑室,最后到达大脑凸面时被蛛网膜颗粒吸收而进入血循环。采用不同时相显像,可显示颅内蛛网膜下隙间隙及脑脊液的循环途径,反映脑脊液的动力学变化。

【显像特点】

1.交通性脑积水最适宜做脑池显像,其典型表现为:

(1)放射性示踪剂提前进入侧脑室且潴留长达24~48h。

(2)上矢状窦24~48h未出现放射性。有时交通性脑积水的脑池扫描还可表现为仅脑脊液清除缓慢而无脑室充盈。也有的表现为仅脑室充盈而无脑脊液清除缓慢。

2.脑脊液漏的诊断和定位放射性核素脑脊液显像已被证实是灵敏和准确的脑脊液的检查方法,几乎所有脑脊液漏的患者都可以通过单独或联合使用不同的放射性核素显像技术而被明确诊断。

第五节　正电子发射断层扫描成像

正电子发射计算机断层(positron emission tomography,PET、)是近年来开始在临床应用的一种现代医学影像技术,它是将正电子发射体放射性核素引入人体进行局部或全身断层显像。实现PET显像必须具备两个基本条件:显像设备和显像药物;前者主要是PET扫描仪,后者为各种PET造影药。PET显像中应用的正电子核素主要有11C、13N、15O、18F,其中11C、13N、坫15O的化学和生物学特性与天然C、N、O元素完全相同,而18F与H的性质近似。因此,当它们进入人体后,可参与体内生物分子代谢;同时发射高能 γ 射线,被PET扫描仪探测到并形成影像。正电子核素必须用回旋加速器生产,物理半衰期短(11C 20min、13N 10min、15O2min、18F 110min),安全性能好。

【显像分类】

1.脑葡萄糖代谢显像反映大脑皮质各叶、丘脑、小脑以及基底神经节等脑组织和神经核团的葡萄糖代谢状况, 是最多用的方法, 主要定量指标为全脑和局部葡萄糖代谢率(CMRglc 和 rCMRglc);半定量指标有左/右(或病变/正常)放射性计数比值以及大脑皮质与小脑放射性计数比值。

2.脑蛋白质代谢显像主要用于脑肿瘤氨基酸代谢及增殖率测定。

3.脑血流和血容量显像虽然显像技术复杂,但它不仅能够得到血流影像,更重要的是获得精确定量参数, 包括全脑和局部脑血流量 (CBF 和 rCBF) 以及脑血容量 (CBV 和 rCBV)。主要使用核素为15O,其半衰期甚短,允许多次测定,尤其适合脑功能研究。

4.脑氧代谢显像多采用15O稳定状态持续吸入法检查,反映脑组织氧利用情况。主要定量指标有全脑和局部脑氧代谢率 (CMRO$_2$ 和 rCMRO$_2$) 以及氧提取分数 (OEF 和 rOEF)。

5.神经递质显像利用 MF 等核素标记神经递质(如多巴胺的前体多巴),参与递质合成并显示其功能和代谢。

6.神经受体显像反映脑内神经受体分布、数量(密度)、亲和力(功能)以及对药物的反应,是近年 PET 显像的研究重点。

7．突触前膜转运蛋白显像利用 11C、18F 制备的标记化合物对中枢多巴胺转运蛋白(DAT)进行显像和定量测定,提供 DAT 功能活动信息。此外,5-羟色胺转运蛋白(5-HTT)显像及去甲肾上腺素转运蛋白(NET)显像也都在研究中。

从上述显像类型可以看出,PET 显像的基本性质是代谢显像、功能显像、血流显像以及神经递质和受体显像,称之为功能代谢显像或分子显像;近年来又深入到基因显像及药理学研究。

【显像原理】由于化学合成工艺已经十分成熟并能自动化制备,使得 18F-FDG 成为目前最常用的 PET 造影药,占临床应用 90%以上。它于静脉注射后呈全身分布,以脑、肝脏、心肌摄取最多,在脊椎骨、胃肠道中等聚集,肺脏、纵隔则吸收较少,最后经肾脏和尿路排泄。18F-FDG 是天然葡萄糖的类似物,可被己糖激酶磷酸化变成 6-磷酸氟代脱氧葡萄糖(FDG-6-PO4),因此它参与了葡萄糖代谢。但是,FDG-6-PO4 与 6-磷酸葡萄糖不同,不能转变成为 6-磷酸果糖,故不能继续进行以后的反应;但又不能很快反向通过细胞膜离开,所以会在组织内滞留一段时间。利用 PET 扫描仪探测 18F-FDG 产生的 γ 光子信号并经计算机处理便能获得反映人体葡萄糖代谢状态的放射性示踪分布影像。

【大脑正常影像特征】已知大脑皮质血流量和葡萄糖代谢明显高于白质,两者相差约 4 倍;所以,正常人 18F-FDG 脑显像图的基本特征是脑皮质、基底核、丘脑和小脑的放射性摄取明显高于脑白质,且左右两侧对称。此外,反映脑葡萄糖代谢水平的高低顺序与反映局部脑血流灌注的高低基本匹配。

【临床应用】

1.脑肿瘤

(1)肿瘤复发与放射性坏死:恶性胶质瘤多具有复发倾向,肿瘤复发的原因或为残余肿瘤细胞增殖,或为手术过程中肿瘤细胞种植。放射治疗和动脉内化疗是治疗原发性恶性脑肿瘤的基本方法,可以单独使用或手术后应用以减少复发。这类治疗会造成局部组织坏死,但也可能在坏死组织内仍有肿瘤细胞残存并成为日后复发的隐患。因此,肿瘤复发或残存与放射性坏死的鉴别诊断是临床需要解决的一个实际问题。CT、MRI 对于混杂在水肿坏死组织或手术瘢痕内的肿瘤细胞难以识别。从代谢角度看,一旦出现肿瘤复发,病灶内残余细胞便再度活跃起来,又进入异常高代谢增殖状态。采用 18F-FDG 或 11C-MET PET 显像可以从代谢水平发现肿瘤复发并与放射性坏死相鉴别,其表现是肿瘤复发区呈现局部放射性增高和摄取率增加,提示有异常高代谢;而水肿坏死区或手术瘢痕则为放射性减低,说明处于低代谢状态。

(2)转移瘤原发灶:某些病例以颅内转移瘤为首发表现,此时需要找到肿瘤原发灶。由于没有明确目标,以往多采用 X 线照相、超声、CT 等多种手段对体内重要脏器(如肺、肝、消化道等)进行撒网式逐一检查,这期间需要花费较长时间。18F-FDG PET 全身断层显像为解决此问题提供了一种快捷、无创的新方法,其突出特点是一次显像即可包括胸腔、腹腔、盆腔及脑;加之 18F-FDG 是一种广谱肿瘤造影药,可使体内 20 多种肿瘤显影成像,因此绝大多数患者通过一次检查可以找到肿瘤原发灶,其灵敏度和准确度达 90% 以上。PET 全身显像同时可了解肿瘤播散范围,为临床肿瘤分期提供依据。

2.癫痫 癫痫根据病因分为原发性和继发性两类。针对药物难治性原发性部分发作型癫痫患者,手术切除或 γ 刀损毁癫痫灶是有效的治疗方法,而成功的关键是术前准确定位。这类患者头皮脑电图 (EEG)、CT、MRI 检查约半数以上难以发现明确病灶 18F-FDG PET 研究表明,癫痫发作期病灶部位葡萄糖代谢增高,发作间期则代谢减低。依据此特征对癫痫灶进行定位诊断,尤其对结构显像阴性的颞叶癫痫可做出 60%~90% 的正确判断。病理学观察显示,癫痫灶部位往往存在神经胶质增生、变性或神经细胞发育不良,但范围多小于 PET 所见异常代谢区。近年研究发现,与癫痫发作有关的局灶性脑皮质发育不良在 11 C-MET PET 显像上呈放射性摄取增高。就手术决策而言,当 PET 结果与 EEG 或 MRI 相吻合时可依此进行病灶切除,无须皮质深部电极脑电图(EcoG)检查;若 PET 不能提供明确定位灶,即使 EEG 异常,仍需用 EcoG 进行精确定位。就治疗效果而言,当 PET 所见示踪分布异常区为一个病灶时,手术治疗:往往能够取得满意疗效;若为多个病灶则应对治疗效果进行更充分的评估。

3.痴呆 随着人口老龄化,老年期及阿尔茨海默病的研究、诊断和治疗越来越受到重视,其中老年性痴呆或称 Alzheimer 病(AD)占有重要地位。18F-FDG PET 可用于 AD 早期诊断、鉴别诊断及病情评价。在 AD 早期,普通 CT,或 MRI 检查经常表现为非特异性脑萎缩,而 18F-FDG PET、却能发现具有一定特征的大脑皮质顶叶或颞顶叶放射性减低,且多呈双侧对称分布。

对于临床诊断痴呆的患者,经过 MRI 检查除外脑内出血灶、梗死灶、软化灶等结构损害病灶,而 PET 显像呈现双侧或单侧顶叶或颞顶叶代谢减低就可以确定为 Alzheimer 病。除葡萄糖代谢减低外,已有研究显示 AD 早期中颞叶氧代谢减低,这种损害早于局部血流减低。AD 患者出现代谢减低的原因与病变区葡萄糖磷酸化、葡萄糖转运和氧利用均减少有关。:PET 还可用于不同类型痴呆鉴别诊断:血管性痴呆表现为多发性非对称性代谢减低;Pick 病痴呆以额叶受损为特点;wilson 病痴呆主要受损部位在豆状核;而 Huntington 病痴呆无论早、晚期尾状核代谢始终减低。Parkinson 病伴痴呆(PDD)除颞顶叶代谢减低外,纹状体糖代谢异常,特别是初级视觉皮质 rCMRglc 明显减低,侧枕叶中度减低,中颞叶相对保留。PET 同样可用于痴呆的病情评价。从显像图上分析,随着病程进展,可见脑皮质内低代谢区数目增加,范围扩大。晚期患者,受累脑叶多波及额叶甚至还有小脑损害。痴呆患者的神经功能缺失症状往往与低代谢或低灌注区相吻合。有明显语言功能障碍或出现失语时,可见左额、颞、顶叶以及外侧裂区代谢明显减低;记忆缺失者,双侧中颞叶血流灌注减低且以右侧为著。对于小脑功能正常的患者,可以把小脑作为参照,然后将大脑皮质各叶所摄取的放射性与小脑比较,获得一个半定量参数,这种方法称比值法。研究表明,比值法可以分别将轻度 AD、中度 AD、重度 AD 与正常人区分开,加之此法简便易行,因此可供临床评价痴呆程度使用。

4.帕金森病(PD)主要病理改变是黑质和黑质纹状体通路发生变性,神经细胞功能丧失,导致多巴胺(DA)含量明显减少。PET 显像可从不同角度对 PD 进行研究并用于临床。

18F-dopa 显像发现,PD 患者纹状体放射性摄取明显减少,提示 DA 含量减少。18F-FDOPA 显

像表明壳核放射性摄取与肢体运动减少密切相关,尾状核则与记忆损害相关。当采用定量计算时,PET 结果可以准确评价 PD 进展程度。单侧 PD 早期,患肢对侧豆状核氧代谢和葡萄糖代谢相对增加;双侧 PD 则呈全脑 CMRglc 减低;伴发痴呆者尤以顶枕叶损害更明显。近年采用 18F-FPCIT 行多巴胺转运蛋白显像发现,PD 早期患肢对侧壳核后部示踪摄取减少,中后期成为两侧受损。多巴胺受体显像在 PD 早期多为轻度增加或无明显改变,以后随病情加重而减少,提示调节功能减退。

5.脑血管病

(1)存活脑组织评价:近年来,急性脑梗死早期介入治疗引起重视,但要取得满意疗效必须准确判断梗死区脑组织是否存活。实际上,脑梗死发生后,一些血流低灌注部位,脑细胞因缺血已经死亡,便成为永久性梗死;另一些部位,虽然也表现为低灌注,但仍有脑细胞存活,并能存活数小时,一旦恢复足够的血流供应,这些脑细胞的功能就可以恢复正常。应用:PET 联合做局部脑血流显像(rCBF)、脑氧代谢显像(rCMRO$_2$)和脑葡萄糖代谢显像 (rCMRglc) 并进行定量分析, 可以准确判断有无存活的脑细胞。当 rCBF 和 rCMRO2 呈现不匹配表现,即 rCBF 明显减少而 rCMRO2 保持正常或稍低,说明梗死区脑组织仍然存活。若局部还存在 FDG 摄取,也提示有存活脑组织。如果梗死区 rCBF 低于 12ml/(100g·min),rCMRO$_2$ 低于 65μmol/(100g·min),说明脑细胞死亡已不可避免。

(2)神经功能评价:脑梗死或脑出血时,PET 显像不仅能够显示病灶局部脑细胞功能受损,而且可以发现病灶附近甚至远隔区域脑组织的代谢损害,如伴随基底核梗死、丘脑梗死出现的脑皮质代谢减低,这对于解释某些临床表现以及制定治疗方案、观察治疗效果都有积极意义。另外,采用乙酰唑胺(ACZ)介入 PET 显像获得 CBF、OEF 及通过时间(TT)等功能指标,可用于闭塞性脑血管病外科治疗(如颅外-颅内旁路手术)前后血流动力学变化和储备功能的评价。而 H215O 激发试验脑血流显像可为脑动静脉畸形(AVM)及其他脑外科手术提供帮助,此法能够清晰地显示病灶与正常脑功能区的关系。

6.理化生物因素脑损伤和颅内感染 PET 显像可用于探查一氧化碳中毒、酒精中毒造成的脑部损伤,主要表现是多发性代谢减低区和血流低灌注区,以额、颞、顶皮质和纹状体更明显。与 CT、MRI 比较,:PET 能够更正确地显示与患者临床症状密切相关的病灶所在, 尤其对迟发性脑病和智能障碍。一氧化碳中毒患者经过高压氧等系统治疗后复查 PET, 根据脑内受损病灶的恢复情况可以评价最终疗效。对于电击伤后缺氧性脑病,当 CT、MRI 阴性时,PET 显像可以发现电击伤造成的脑组织代谢功能损害,对于明确诊断和指导治疗具有积极意义。

18F-FDG PET 显像还可用于颅内艾滋病的早期诊断、鉴别诊断、病情评价和疗效观察。PET 发现这类患者脑皮质和皮质下灰质结构代谢异常,此时 MRI 可能阴性,甚至患者也尚未出现临床可见的痴呆症状。当艾滋病患者接受头颅 CT 或 MRI 检查,有时会发现

环形增强的肿块影,进一步需要鉴别的是原发性中枢性淋巴瘤还是艾滋病患者最常见的中枢性感染—弓形虫病,两者的治疗和预后完全不同。以往由于缺乏有效的鉴别手段,临床处理采取抗弓形虫病药物治疗两周,然后根据治疗反应进行活检。近年采用 18F-FDG PET 显像能够对两者进行准确鉴别。与经过治疗的弓形虫病比较,淋巴瘤的脑部病变仍然表现为肉眼可见的放射性摄取增高,半定量分析也显示代谢率明显增高。PET 显像提供了一种非侵入性检查手段,它能够从葡萄糖代谢角度对药物治疗后患者进行分类并决定哪些患者确实需要进一步做活检。在轻度颅内艾滋病患者中,可见基底核和丘脑葡萄糖代谢增加;在更严重的痴呆患者,则有脑皮质葡萄糖代谢减少,且脑代谢的异常部位与临床局灶性神经损害表现相一致,并与尸检发现的病理改变分布相吻合。PET 还可用于 AIDS 痴呆患者的疗效观察,当治疗有效,可见皮质缺损消失或明显减轻,而这种功能代谢改变往往较 CT、MRI 的变化更敏感。

第六节 脑血管造影检查

脑血管造影是将碘造影药注入颈动脉或椎动脉,使脑血管系统显影,以了解脑血管的形态、病变的血供、病变与血管的关系、病变的性质,并对占位病变定位。数字减影血管造影(digital subtraction angiographies,DSA)是指将常规脑血管造影取得的影像学资料,传入计算机并转化为数字形式,经强化与减影处理,减去背景骨骼及其他软组织的数字信息,在还原图像,并单独显示脑血管系统的影像检查方法和技术。

【造影设备】

1.X 线设备要求 X 线机一般为 500mA,150kV,摄影速度不低于 3 帧/s,同时能进行双向摄影,管球焦点一般为 0.6mm,0.3mm 以下焦点可用于放大摄影;同时有透视系统,血管造影床能做各个方向的移动。数字减影血管造影系统还包括影像增强器,磁带录像机,电影立体摄影等观察记录系统及处理图像的计算机系统(图 1—3)。

2.造影器械一般包括穿刺针、导丝、扩张器、导管及血管造影器械包、股动脉导管,全脑血管造影常用 6.5F 猎狗头聚四氯乙烯导管,10 岁以下儿童常用 4F 导管,年龄较大、动脉硬化、主动脉弓纤曲者可用 HSH 或 Simmon 导管,即"大问号"导管;导丝是由动脉内穿刺针过渡到动脉内导管的重要工具,导丝要与导管配。

3.高压注射器和造影药高压注射器可以保证在短时间内快速通过阻力很大的导管,向血管内注射造影药。选择注射压力大小时,应考虑导管与注射血管的耐受能力,注射前还应注意排气,否则可将气体注入血管内,造成脑血管气体栓;进行脑血管造影药具备对比强、毒性小、代谢快和黏度低。常用的造影药有离子型和非离子型造影药两种,前者如 Conrav,后者如 OmiPaque 等。目前,临床上常用的是非离子型造影药。

【适应证】

(1)颅内血管性病变:如动脉瘤、脑血管畸形的诊断和介入神经放射学治疗。

(2)脑内和蛛网膜下腔出血的病因检查。

(3)观察占位病变的血供与邻近血管的关系及某些肿瘤的定性,同时可进行血运丰富肿瘤的介入栓塞治疗。

【禁忌证】

(1)对造影药和麻醉剂过敏者。

(2)有严重出血倾向者。

(3)术前准备:患者术前需做碘过敏试验;穿刺部位备皮;检查患者出凝血时间,向患者解释造影时可能出现的反应,并嘱患者头部不能移动,对不合作患者应全身麻醉、术前还应检查 X 线机的工作状态,尽量避免出现术中故障。

【操作方法】

1.股动脉导管脑血管造影术股动脉导管脑血管造影术比颈部穿刺相对安全,并可进行全脑血管造影。

(1)股动脉穿刺时患者取仰卧位,术侧下肢略外展、外旋,常规消毒双侧下腹部及大腿根部,以备一侧穿刺失败及时穿刺另一侧、股动脉穿刺点选择在股动脉搏动最强点,穿刺点如偏上,出血进入小骨盆不易观察,偏下股动脉位置过深,分支也较多。

(2)在股动脉穿刺点下 1.5~2.0 cm 处先用 1%普鲁卡因做一个 0.5cm 左右的皮丘。然后在股动脉周围注射 4ml 普鲁卡因,可防止股动脉痉挛,便于穿刺。在皮丘上用手术刀尖刺长约 0.5cm 的小口,取穿刺针通过切口。针尖指向患者头侧,与皮肤成 45°~60°,刺入股动脉搏动最强点,穿刺针穿过股动脉后,可感觉进针阻力减少,拔出针芯,再缓慢边转动边拔出针管,直到有鲜血自针管内喷出,则证明针管已进入动脉腔内,否则穿刺失败,拔出穿刺针略微调整进针方向后再次穿刺。针管进入动脉腔后应迅速插入导丝 20~30cm。然后压迫穿刺点,并将穿刺针退出,退针时边退针边将导丝上血液擦净,取扩张器套入导丝尾端,送入并扩张动脉穿刺口,然后拔出扩张器,同时注意要压迫穿刺点止血,并擦净导丝,取造影用导管,套在导丝尾部逐渐顺导丝插到皮肤切口处,因导丝长于导管,当导丝尾端穿过导管暴露出来后,连同导管与导丝一同插入股动脉内,导管进入腹主动脉下端后,拔出导丝,在导管尾端抽回血,证实导管在动脉内,再注射 1:1 000 肝素液 20 ml 冲洗导管,然后在透视下将导管送至主动脉弓。

造影结束导管拔出后,立即重压穿刺点止血 10~15min,术后还应监测足背动脉、穿刺点是否有血肿及双足的温差。一般术后 1h 内每 15min 观察 1 次,以后两小时每 30min 1 次,以后每小时 1 次,观察 6h,患者还应平伸术侧下肢,平躺 12h。

2.经皮穿刺法颈动脉造影由于开展了股动脉导管造影法,经皮穿刺法颈动脉造影应用已经大为减少、穿刺时患者取仰卧位,头过伸,常规消毒皮肤,局麻、选择颈动脉搏动最强点(一般平甲状软骨)进针穿刺,注射造影药后不同时间摄片可获得不同时相的血管像,摄片常在 6s 之内完成。摄片后,湿片观察满意,即可拔出穿刺针,压迫穿刺处数分钟止血,术后患者应严密观察 2h。

3.肱动脉逆行血管造影右肱动脉造影可使右颈总动脉和右椎动脉同时显影,左肱动脉造影,可使左椎动脉显影、造影时患者取仰卧位,上肢外展,常规消毒,经皮直接穿刺肱动脉或从肘内侧部切开暴露肱动脉后穿刺肱动脉、这种方法可能引起正中神经分布区感觉障碍。

4.经腋动脉脑血管造影是股动脉导管法,脑血管造影失败时选择的替代方法之一。患者取仰卧位,术侧上肢外展、略旋后,腋下皮肤常规消毒,于腋动脉搏动最强点穿刺,穿刺入动脉腔内后,再送针约 1cm 经导丝将导管送入动脉腔内,再行左右颈总动脉造影。术后压迫穿刺点 20min,上臂稍上抬约 6h 以防血肿。这种方法最大的缺点是造成臂丛神经损害。

【并发症】

1.局部并发症穿刺部位可有局部血肿、感染、血管损伤、动脉血栓形成和罕见的麻醉药过敏。特大血肿处理不当可产生假性动脉瘤,血管损伤可导致夹层动脉瘤。

2.神经功能损害造影后出现癫痫、失语、抽搐等。可由于造影药毒性刺激和患者特异性体质引起脑血管痉挛、血—脑脊液屏障功能障碍和脑水肿所致,还可能产生脑栓塞、颅内出血。

1.颈动脉造影

(1)颈内动脉:颈内动脉由颈总动脉分出后,沿咽侧壁平行上升至颅底,进入岩骨内颈动脉管后,转为水平向内行,入动脉腔后穿过硬膜外层上行到鞍底后部然后沿鞍底转向前行至前床突下方,此段为海绵窦段。在前床突下穿过硬膜内层,突然折向后上,直达后床突附近并进入蛛网膜下隙,然后转上行一小段后即分为大脑前、中动脉,颈内动脉在鞍旁连续的几个弯曲称为虹吸段,虹吸自上而下被分成颈 1~5 五部分。颈内动脉大分支有眼动脉、脉络膜前动脉、后交通动脉、大脑前动脉和大脑中动脉。

(2)眼动脉:90%可显影,多起自颈 2 前端或颈 2~3 交界处,近端投影于蝶骨平台下,前行 1~2cm 后呈波浪状沿眶顶前行。

(3)脉络膜前动脉:自颈 1 段发出,先向下行约 5mm,后上行呈凹面向上的弯曲,继而又弯向下方,形成一凸面向上的弧线。

(4)后交通动脉:少数可显影,在脉络膜前动脉下方 2~3mm 处发出,常与大脑后动脉共同显影,但其管径较大脑后动脉略细,与大脑后动脉连接处多向上成角。当大脑后动脉粗大时,在其起始部可能发生漏斗状扩张,易被误诊为动脉瘤,如其直径不超过 3mm 应视为正常。

(5)大脑前动脉:可分为水平段和垂直段,水平段为大脑前动脉自颈内动脉发出后呈水平或略弯向下方向内侧行的部分,到达中线后经前交通动脉与对侧同名血管相连,然后转向上行成为垂直部。前后位,可显示水平段向内行至中线,再沿正中矢状面转向上行为垂直段,垂直段下部可见多数小分支跨越中线两旁,上部有许多分支在中线部重叠绕行;侧位可见大脑前动脉上行,先分出眶额动脉和额极动脉,然后围绕胼胝体体部向上向后行,称为膝段,在胼胝体体部附近发出胼缘动脉、胼周动脉。胼缘动脉向后上走行,分出额前、中、后动脉以及旁中央动脉。

(6)大脑中动脉:自颈内动脉分出后,先向外走行即水平段,然后沿外侧裂向上行,在岛叶表面发出数支向上的分支。前后位像可见大脑中动脉水平段向外走行,可略弯曲,发出颞前动脉、眶额动脉和纤细的豆纹动脉,然后转向后上方,转折处称大脑中动脉膝部,膝部以后为大脑外侧裂段,此段大脑中动脉发出数支升支及颞中动脉,最后分成顶后动脉、角回动脉和颞后动脉。升支上行分布到大脑凸面,分成中央沟前动脉、中央动脉和中央沟后动脉。外侧裂段多是四面向外的多支相互重叠的血管,侧位水平段与X线束方向平行,此段显示不清,大脑中动脉侧裂动脉干分成数支,沿外侧裂走行,并在外侧裂发出分支沿岛叶上行形成"侧裂三角",然后弯向下行,绕过岛叶下极到大脑表面,表现为波浪状起伏的小分支。

2.椎动脉造影

(1)动脉期:椎动脉入枕骨大孔后,行向前、内侧,在桥延沟与对侧椎动脉汇合成基底动脉。侧位像椎动脉在枕大孔稍上发出小脑后下动脉,小脑后下动脉先下行,在小脑延髓之间折向上,形成一U形转弯称尾襻,相当于扁桃体下缘,上行至脑桥下极再转向下,形成一个倒U形转弯称头襻,相当于扁桃体上缘,然后分布到小脑的后下面;基底动脉沿斜坡后方上行到鞍背后上方,分成双侧大脑后动脉,大脑后动脉分出后先向后下,然后向后行,分出枕支和颞支,枕支位置较高,颞支位置稍低,以大脑后动脉发出后3~4cm处常可见向上、向前的弧形,为脉络膜后动脉;在大脑后动脉下方5cm处可见小脑上动脉自基底动脉发出。额枕位可见椎动脉行向内上方至中形成基底动脉,再沿中线上行,末端分成两侧大脑后动脉,绕中脑走向两侧然后折向上方,靠内侧为枕支,外侧为颞支,小脑上动脉在大脑后动脉下方外行后折到大脑后动脉内侧上行。

(2)静脉期:可见脑桥中脑前静脉位于鞍背后脑干前缘,可指示脑干前缘的位置;小脑中央前静脉,位于小脑上蚓部前,紧靠第四脑室顶的后方,引流入大脑大静脉;上蚓静脉和下蚓静脉可勾画出蚓部的轮廓,上蚓静脉引流入大脑大静脉,下蚓静脉引流入直窦。

3.颈动脉-基底动脉吻合为少见先天变异,在血管造影时偶然发现。

(1)原始三叉动脉:相对常见,造影时可见粗大的血管起源于颈脉海绵外侧,绕过鞍背在斜坡上缘与基底动脉吻合,吻合远端基底动脉系统充盈良好,吻合近端基底动脉或椎动脉细小。

(2)永存舌下动脉:少见,造影可见颈内动脉在第二颈椎处分叉,前支为颈内动脉走行,后支为永存舌下动脉,上行经髁前孔与基底动脉在斜坡下缘吻合,椎动脉常发育不良或缺如。

(3)永存内听动脉:罕见,永存内听动脉发自颈内动脉岩骨段,向后行经过内听道,连接于基底动脉中段。

4.大脑的静脉

(1)浅静脉

①升静脉(大脑上静脉):引流大脑凸面上部和内侧面血液入上矢状窦,有6~12支,其中央沟静脉也称Trolard静脉、大吻合静脉、上吻合静脉,是最大的浅静脉,并吻合大脑中静脉与大脑上静脉。

②侧裂静脉(大脑中浅静脉Sylvian静脉):主干位于外侧裂内,汇入蝶顶窦或海绵窦。

③降静脉组（大脑下静脉）：引流大脑凸面下方和脑底的血液，最大为颞枕静脉（Labbe 静脉、下吻合静脉）它可与中央沟静脉和侧裂静脉吻合，向后向下汇入横窦。

（2）深静脉：引流大脑深部结构血液，其位置较恒定，可作为定位诊断标志。每侧的隔静脉和丘级静脉汇合成大脑内静脉，两侧大脑内静脉与基底静脉在中线汇合，形成大脑大静脉再注入直窦。

①隔静脉：在透明隔下方呈直线或略弯曲后行，室间孔附近与丘纹静脉汇合，其长度可反映额角大小。

②丘纹静脉：沿侧脑室体底部的下外侧面走行于丘脑和尾状核之间的髓纹内，从后向前行并稍向上凸，在室间孔附近与隔静脉汇合，它反映出丘脑与尾状核的边界，也反映出侧室体部的大小，正位从外上行自内向下至中线，呈牛角形，可反映脑室体部的位置。

③大脑内静脉：起自室间孔后缘，由隔静脉和丘纹静脉汇合而成，两侧大脑内静脉在第 3 脑室脉络丛中近似平行走行，在胼胝体压部下方中线处汇合成大脑大静脉，侧位呈前段微上凸后段微下凹的弧形，正位显示为偏离中线 1cm 左右，因投影重叠，而呈短条状上、下走行。

④基底静脉：又称 Rosenthal 静脉，起于前穿质，由多支小静脉汇合而成，包括大脑前静脉、大脑中静脉、纹状体静脉等，向后上绕过中脑汇入大脑大静脉，正位时此静脉呈"蛙腿"状，自下外向内上走行；止于中线部，侧位基底静脉始于鞍上 1~1.5cm，向后向上注入大脑大静脉。

⑤大脑大静脉：又称 Galen 静脉，绕胼胝体压部，呈凹面向上的弧形，与下矢状窦成直角汇合后，注入直窦，侧位呈凹面向上的弧形，正位呈圆点状居于中线。

（3）静脉角：丘纹静脉在侧脑室体底部向前内行，在室间孔后与隔静脉汇合并成锐角转入大脑内静脉，这个角就是静脉角，其前缘相当于室间孔的后缘，是判断深静脉移位的重要标志。静脉角的测量方法：自鼻根至鞍结节做基线，过静脉角顶至此基线做垂线，静脉角应位于鞍结节后方 10~27mm，基线上方 34~46mm，由鞍结节到大脑大静脉切线作为基线，过静脉角到基线垂线，垂线的垂点应位于基线中点前 6.5mm，后 5mm 之间，静脉角在基线上方 23~40mm。

（4）静脉窦

①上矢状窦：位于脑内中线，起于鸡冠，止于窦汇，沿颅顶呈凸面向上的弧形，其前段较细，后段粗大，可单独延续为右横窦。

②下矢状窦：沿大脑镰下缘弧形上凸后行，注入直窦。

③直窦：由大脑大静脉和下矢状窦汇合而成，呈直线向后下斜行，止于窦汇，也可单独延续为左侧横窦。

④窦汇：直窦与上矢状窦汇合点，流向两侧横窦。

⑤横窦：常两侧不对称，右侧较大，在岩骨的基底部急转向下移行为乙状窦。

⑥乙状窦：最粗大的静脉窦呈 S 形向下流入颈内静脉。

⑦海绵窦：位于蝶鞍的两侧，与眼上、下静脉及大脑中静脉相连，经岩上窦与横窦相

通,经岩下窦与颈内静脉相连。

【异常脑血管造影表现】

1.脑血管病

(1)动脉瘤:1931年,Dott首次在术前诊断动脉瘤,其好发于脑底动脉环血管分叉处。造影可显示动脉瘤的大小、部位、形状。常为边缘清楚的圆形或椭圆形,除有血肿或瘤体体积很大外,一般动脉瘤不引起邻近血管移位,如动脉瘤内血栓形成,有时可不显影或仅部分瘤腔显影。由于动脉瘤内血流较慢,故循环时间延长,称为滞流现象。梭形动脉瘤造影可见动脉管腔梭形扩张。摄片时应注意改变投照角度以显示出动脉瘤蒂。

(2)脑动静脉畸形(AVM):Steinleil最早提出AVM;1938年,Hoffman第一个临床诊断了AVM。动脉期造影可见畸形血管缠绕在一起,一般能见到一支或数支粗大的供血动脉,引流静脉明显增粗迂曲,并可出现动静脉短路,使引流静脉或静脉窦提前显影,这是诊断动静脉畸形的重要依据。除非脑动静脉畸形伴血肿,一般不引起正常脑血管移位。

(3)海绵窦动静脉瘘:造影时造影药在动脉早期就由颈内动脉进入海绵窦,使海绵窦、眼静脉、岩上窦等提前显影,循环时间缩短,并可见上述血管及颜面部静脉扩张,而瘘口远端的动脉则显示不佳。

(4)烟雾病(Moyamoya病):表现为单侧或双侧颈内动脉末端及大脑前、中动脉狭窄或闭塞,闭锁部位出现纤细的异常血管排列杂乱无章,呈烟雾状或网状。颅外血管和根基底动脉系统,向狭窄动脉的分布区供血,形成侧支循环。

(5)脑内血肿:脑内血肿表现为血肿周围血管移位,血肿局部出现无血管区。硬膜下血肿正位片表现为大脑前动脉向对侧移位,大脑中动脉被推向对侧,其小分支远离颅骨内板形成新月形无血管区。而硬膜外血肿则表现为梭形无血管区。

2.颅内占位病变的定位诊断颅内肿瘤的血管造影表现包括:血管移位、血管形态改变、血循环改变、出现病理血管,前两者为定位诊断依据,后两者为定性诊断依据。

(1)额叶占位:正位像大脑前动脉向对侧移位,大脑前、中动脉水平段受压,巨大肿瘤可使大脑前、中动脉距离加大。侧位像虹吸部受压变扁,凸面病变使大脑中动脉主干和外侧裂段向后下移位,额顶升动脉伸直分散。占位在额叶内上方者,使大脑前动脉膝段、水平段下移,变平,分支伸直;额叶内下占位,使大脑前动脉垂直段后移;额极病变使大脑前动脉膝段和垂直段后移。

(2)顶叶占位:正位像大脑前动脉后部向对侧移位,顶内占位使大脑前动脉远端移位明显,顶外占位病变使大脑中动脉凸面分支向下挤,侧位像大脑中动脉主干向前弯曲增大,顶内占位使胼周、胼缘动脉呈弧形下移或受推挤,顶外占位使大脑中动脉侧裂后分支伸直、分开、推挤。大脑后动脉、脉络膜前动脉分支可向下移位。

(3)颞叶占位:正位像大脑前动脉向对侧移位,程度较轻,大脑中动脉主干抬高,略内移;颞前占位使大脑中动脉及侧裂段呈直线向内上移位;颞后占位使侧裂段弧形外凸,脉络膜前动脉、大脑后动脉均向内移位。侧位像大脑中动脉向上移位,主干拉直;颞前占位可使大脑中动脉主干明显上抬,而呈弧形或直线状,额顶升支被推挤向上,大脑中动脉侧段裂上移;颞后占位使侧动脉干远端和颞后、顶后、角回动脉向上移位,而无虹吸弯变形。

（4）枕叶占位：主要累及大脑后动脉和大脑中动脉的末端,正位像可见大脑前动脉向对侧移,但较轻,大脑后动脉向内移位,分支伸直。侧位像可见大脑后动脉分支伸直,向前上方移位、伸长,大脑中动脉凸面血管向前、上略移位。

（5）鞍区占位：病变局限于鞍内不引起血管移位,当向周围生长时即可出现血管改变,主要累及虹吸弯、大脑前、中动脉起始段、后交通动脉。正位像,病变向鞍旁生长时,可见颈内动脉海绵窦段向外移位;鞍上占位使大脑前动脉水平段伴拉直外移。侧位像,鞍内病变向鞍旁生长时,可使虹吸弯开口增大,后交通动脉、脉络膜前动脉向上移位。

（6）颅后窝占位病变

①小脑占位病变：额枕位可见同侧小脑后下动脉伸直和小脑上动脉变直上凸,均可向对侧移位,侧位可见基底动脉前移,小脑后下动脉可因扁桃体下疝而移至枕骨大孔以下。

②脑桥小脑角占位：额枕位示小脑上动脉、大脑后动脉的近端向内、上移位,小脑后下动脉和基底动脉可向对侧移位,侧位像小脑上动脉、大脑后动脉的近端扁平或上移,基底动脉后移。

③脑干占位病变：侧位上基底动脉前移,贴近斜坡,两侧小脑上动脉和大脑后动脉均可上移。

④鞍背斜坡占位：可见基底动脉后移。

3.颅内占位的定性诊断血管造影定性诊断的主要依据是:肿瘤血管的形态及分布范围,肿瘤的循环速度及血供的来源和引流静脉,脑血管的移位和变形。同时还应结合CT、MRI等影像学检查及其他临床检查方法,全面分析。

（1）脑膜瘤：半数以上脑膜瘤的瘤体可出现血管染色,肿瘤的供血血管主要来自颈外动脉系统。造影时供血动脉可提前充盈、纤曲、增粗,并在肿瘤与颅骨内板附着处进入肿瘤,向肿瘤内呈星芒状分布,同时肿瘤周围的颈内动脉系统血管也参与向肿瘤供血,但以颈外动脉系统为主。这种双重血供是脑膜瘤的特点之一。脑膜瘤多为脑外良性肿瘤,质地较硬,常压迫邻近动脉,使其呈弧形绕过肿瘤,并能勾出肿瘤的形态。肿瘤血管排列整齐,粗细均匀,循环时间延长,静脉窦期仍可见肿瘤染色。引流静脉粗大,并在肿瘤周围出现粗大纤曲的静脉,不同部位的脑膜瘤常引起邻近的脑膜血管扩张、增粗。

（2）胶质母细胞瘤：供血血管来自颈内动脉系统或椎动脉系统,仅个别侵及脑膜者偶见颈外动脉系统供血。病理血管较弥散,多无明显边界,血管被牵拉而伸直分开,但移位相对不明显,肿瘤周围无血管包绕。因肿瘤生长迅速,病理血管分化不成熟,表现为大小不一、排列不整、数量可多可少,血管模糊不清,大中血管因肿瘤浸润、包埋而表现为管腔粗细不均,血管轮廓毛糙不清,可呈粟粒状动脉瘤样,似串珠排列。肿瘤生长迅速而又呈破坏性者,常使不同管径的动静脉连接在一起形成窦状血管间隙,使动静脉直接交通,局部循环加速,动脉期即出现引流静脉,如肿瘤囊变或坏死也可出现无血管区。

（3）转移瘤：脑内转移瘤多为颈内动脉系统大脑中动脉供血,供血动脉一般不增大,仅肿瘤附近处略增粗。肿瘤血管呈小圆形,密度均匀的阴影,直径多为1~3cm,常发生于脑动脉分支的末梢处。肿瘤血管也可呈团状,但密度不均,可见许多粗细不一的小血管,中央因肿瘤中心坏死而为透光区。肿瘤附近皮质动脉可呈局限性弧形移位。肿瘤的循环时间也快于或等于脑循环,有些病例局部浅静脉在动脉期内充盈,但增粗不明显。如肿瘤为多发,则更有诊断意义。

(4)脑积水

①前后位:可见大脑前动脉平直地靠近中线,但无侧移位,大脑中动脉亦变平直,侧裂段外移,豆纹动脉也向外扩展。静脉期丘纹静脉变平或呈向下凸的弧形并向外侧伸长。丘纹静脉可反映出侧脑室扩大的程度。

②侧位:大脑前动脉呈圆弧形上移,膝段圆钝,胼周、胼缘动脉上移,呈弧形隆起,大脑中动脉呈直线上抬,侧裂段向前上方聚集。扩大的第3脑室可使虹吸弯开口增大或减少,后交通动脉大脑后动脉和脉络膜前动脉变平或稍向下移位。静脉期大脑内静脉下移变平,大脑大静脉弧度增宽。

第七节　神经系统电生理检查

神经系统电生理检查是评价中枢神经和周围神经功能的主要方法。主要包括:①脑电图:从头皮记录脑内的自发电活动;②肌电图:用于从肌肉记录自发电活动和肌肉随意运动时伴随的电活动;③神经传导速度检查:用于从周围神经和肌肉记录刺激诱发的电活动;④诱发电位:用于从感觉系统记录刺激诱发的电活动。

一、脑电图

脑电图是临床医师用来检查脑功能的一种方法,这种检查安全,患者没有痛苦,适用于各种年龄的患者。

【检查方法】

1.常规脑电图检查按照国际标准 10~20 电极定位系统,将微小的圆盘电极用导电膏贴附在头皮和耳垂上,各小圆盘电极通过导线分别与记录装置(脑电图机)相连,把从头皮记录的脑电活动(波幅通常在 $10~60\mu V$)经过放大 10 万倍,在移动的记录纸上描记出变化的曲线。在常规电极脑电图未发现异常时,应缩小电极距离或放置特殊电极(蝶骨电极、鼻咽电极)以便更好地覆盖病灶发现异常放电。

2.定量脑电图利用计算机将脑电信号经过快速傅立叶转换,将脑电位的时间函数转变为频率函数。以功率谱的形式表现各频段的能量值。再经过成像技术和计算机处理可以绘出等电位分布图(即脑电位分布图,BEAM),经过计算机的统计学处理可绘出脑电的显著性概率。

3.脑电图监测

(1)磁带记录监测,患者在自然活动的情况下,将脑电信号长时间记录在随身携带的磁带记录仪上。可连续记录和重放分析,但观察不到脑电变化时的患者情况。

(2)视频脑电图,用闭路电视脑电图和同步录像监测,在一个屏幕上同时显示脑电图和患者的情况。

【注意事项】

(1)通常患者不需要事先进行准备,但检查前应该避免头发油脂过多或使用发胶和发乳。

(2)由于观察脑电活动需要放大倍数十分高,外界电活动(使用其他电器等)又会同时记录

下来,影响脑电活动的观察和识别,因此要求脑电图机非常敏感、抗干扰性强,同时需要训练有素的技术人员来进行脑电图的检查。

(3)患者头部、躯体、眼球等部位的运动或肌肉的收缩均会产生伪迹,因此检查中需要患者的配合,便于记录出满意的脑电活动。

【正常脑电活动】一般脑电活动由四种频率的脑电活动节律组成:δ波指小于 4 周/s(Hz)的节律,θ波指 4~8 周/s(Hz)的节律,α波指 8~13 周/s(Hz)的节律,β波指大于 13 周/s(Hz)的节律。一般情况下,一份记录出的脑电图有一个最为突出和明显的节律,也叫背景节律,它能反映中枢神经系统兴奋性的高低。

不同年龄的患者以及不同情况下有不同的脑电节律。正常清醒时背景节律:婴儿 4~5 周/s(Hz)的 δ 和 θ 波节律,儿童 5~8 周/s(Hz)的 θ 波节律,成人 8~10 周/s(Hz)的 α 波节律。正常睡眠时的背景节律:浅睡期 5~6 周/s(Hz)的 θ 波节律,深睡期 2~3 周/s(Hz)的 δ 波节律。β 波见于三种正常情况下:①浅睡时呈 14Hz"纺锤"波,突然出现和消失;②患者使用对脑部有抑制作用的药物,如地西泮;③紧张和焦虑的患者。

【异常脑电活动】异常脑电活动常见于频率或波形的异常,有以下几种:

1.慢波异常慢波比正常节律慢,正常人在失眠、嗜睡时可以出现,而成年人清醒放松时出现的脑电活动是 α 节律,不应该出现慢波(δ 波和 θ 波),如果出现,则称之为慢波异常,提示脑细胞受损,是一种非特异性表现,因为任何引起脑细胞受损导致神经元兴奋性降低的病因都可产生慢波。慢波频率越慢、出现越多,其异常程度越大。但慢波的分布,频率以及出现的特点,可能提示某种病因。

2.阵发性波如棘波(或尖波)是突然出现的(阵发性的)电爆发活动,在脑电背景上像一个大钉子。棘波的持续时间短,小于 70ms,尖波持续时间稍长为 70~200ms。棘慢复合波由一个棘波和继之一个慢波组成。这些异常多见于癫痫发作的患者。

3.正常脑电节律被抑制这是脑电图的另一种异常,指正常脑电活动波幅的减低,判断这种异常应该除外因技术上的问题造成的伪差。

【脑电图诱发检查】诱发检查是在脑电图检查时异常脑电活动不能自发出现的时候,用以诱导其表现的方法。常见以下几种:

1.过度换气常用于合作较好的患者,常规让患者深呼吸 3min 后,描记脑电图,正常情况过度换气后背景节律逐渐变慢,儿童出现这种慢波变化比成人大,原因有二个:第 1 个因素是儿童患者执行过度换气时比成人用力,体内的二氧化碳水平降得更低,第 2 个因素是儿童对二氧化碳变化引起血管和代谢的不稳定性比成人明显。只要过度换气后出现

的慢波节律相对对称,均不应该视为异常,除非发现明显的痫性棘慢复合波成分。

2.光刺激是另一种常规采用的诱导方法。用频率 1~30 Hz 的闪光,对患者进行光刺激,常见的异常反应是出现弥散阵发性棘慢复合波,或一侧 a 波波幅降低,一般比较两侧波幅,相差小于 25%属于正常,大于 50%提示可能异常,大于 70%提示异常的可能性很大。

3.睡眠诱发常用的方法是检查前 1d,剥夺患者的睡眠,让患者检查时容易入睡,如仍然不能入睡的患者,经过临床医师认可,可以给予水合氯醛帮助入睡,睡眠后描记脑电活动,有些发作性异常波常常在睡眠描记中容易出现,因此一个疑诊为癫痫的患者,如果一般脑电图检查没有发现异常,不能认为正常,应该进一步检查睡眠脑电图,查明是否有尖波或棘波病灶。

【临床应用】

1.癫痫是一种发作性疾病,虽然病因复杂,但依靠临床病史和脑电图检查,能够确诊癫痫的诊断。据统计 80%的癫痫患者都有肯定的脑电图异常,只有 5%~20 %的癫痫患者脑电图可表现正常,若能给患者重复检查脑电图、使用适当的诱发试验或长时间记录视频脑电图检查,能使癫痫患者诊断的阳性率进一步提高。正常情况下,每个神经元细胞都在有节律地自发放电,但彼此之间放电时间上分散,对神经元群体来说存在非同步性,脑电图上波形钝,波幅低,只有在某种情况下,神经元群体的大多数细胞调整各自的放电节律,在时间上同步化放电,脑电波形变尖,波幅变高,这就是癫痫神经元放电的显著性特点。临床上癫痫性放电的类型有以下几种:散在性棘波、尖波、多棘波群、棘慢波、尖慢波综合、高幅失律和发作性节律波;不同类型的癫痫在脑电图上癫痫性放电形式不同。

(1)大发作:发作时临床分四期

①先兆期:出现散在慢波、棘波和棘慢波。

②强直期:出现广泛的高波幅棘节律,频率 20~50 次/s,随着强直的发展,棘波的频率逐渐变慢,波幅逐渐增高。

③阵挛期:连续性棘波消失,代之于一阵节律性慢波或间歇性电静息,每一阵棘波时临床上有一次肌阵挛性抽搐,每一阵慢波或间歇性电静息则是一次肌肉松弛。

④恢复期:脑电图上表现为电静息的平坦波或低波幅的慢波。发作间期 20%~30%的患者脑电图可恢复正常,大多数患者有不同程度的异常,脑波基本节律不同程度慢化及不规则,也可出现发作性棘波、尖波、棘尖慢波综合或爆发性高波幅慢波发放。

(2)失神发作:又称典型小发作,多见于儿童,是典型的中央脑系统发作。临床表现患者持续数秒至数十秒的短暂精神活动中断、意识丧失,可在工作、活动等任何情况下出现,发作过程患者不能回忆,发作时脑电图上有 3 次/s 的高波幅棘慢波综合,常突发突止,两侧对称性同步出现与消失,发作间期大多数患者脑电图异常,为波幅较低棘慢波节律。

(3)部分性癫痫:是大脑皮质某一部位异常兴奋引起的躯体感觉、运动或精神运动性障碍发作;由于病灶部位不同,临床表现多种多样,发作时意识障碍可保存或部分保存,有时可发展为大发作。发作期脑电图多数出现局限性棘波、尖波和棘尖慢波综合等。

2.中枢神经系统感染大多数脑电图变化的特点是弥漫性慢波为主的电活动,虽然这种变化对疾病来说没有特异性,但对本疾病的诊断非常有价值,全脑弥漫性慢波的出现提示广泛脑实质的受损,慢波的频率越慢,说明脑细胞的损害越重。

(1)脑膜炎:主要是脑膜刺激症状表现突出,脑实质症状轻,故脑电图异常也轻,仅仅有少量至中等量为普遍性 θ 波。治疗后,随着病情的好转,θ 波很快减少,恢复正常脑电活动,如脑电图仍不改善且出现局灶性异常,这提示临床诊断有变化或脑膜炎向脑实质发展引起脑膜脑炎、脑脓肿等情况。

(2)脑炎:不同于脑膜炎,以脑实质损害为重,故脑电图异常较脑膜炎明显,异常出现率极高,90%~100%有改变;脑炎的病因繁多,多为病毒感染所引起;疾病早期出现精神症状和意识障碍,这时临床医师要判断患者精神症状是否有器质性脑实质损害,进行脑电图检查有非常重要的意义;在脑电图上,脑炎呈非特异性异常改变,病变急性期,逐渐 α 波减少,出现广泛慢波节律,随着病情发展,慢波频率越来越慢,波幅逐渐降低,恢复期,δ 波波幅逐渐增高,频率逐渐变快,数量逐渐减少,θ 波增加,α 波开始出现并逐渐增加。最后,部分患者症状完全消失,脑电图可以恢复正常,或临床症状未完全恢复患者脑电图遗留部分异常。此外有些特殊脑炎,脑电图在非特异性异常改变的基础上,可以有一些特异性改变,如单纯疱疹性脑炎,病后 2~15d,在低波幅慢波上重叠有短周期性尖波或高波幅慢波发放,间隔期 1~5s。亚急性硬化性全脑炎 SSPE 患者,在肌阵挛抽搐同时,出现刻板样周期性复合波,其波形多种多样,如棘波、慢波、棘-慢波复合等,持续 0.5~3s,间隔期 4~15s。CJD 随疾病进展出现普遍的、两侧同步的周期性尖波和尖三相波,间隔 0.5~1s。

3.中毒、代谢性疾病大多数中毒、代谢性疾病患者脑电图上通常存在严重程度不同的广泛性慢波,这种改变没有明显的特征,改变程度与意识障碍程度有平行关系,随意识障碍的恢复,脑电图的慢波可逐渐减少。肝性脑病可出现三相波;巴比妥类药物轻度中毒时,出现高波幅快波改变,随着药物麻醉加深,逐渐出现正常睡眠脑电图表现。

二、肌电图与神经传导速度检查

人体肌肉细胞受外周神经的支配,肌肉细胞和外周神经的电活动,肌电图能够通过电极记录出其电活动,并经过一个放大系统,示波器和扬声器,从视觉和听觉上来反映这种电活动的正常或异常改变。因此说肌电图机是肌肉疾病、神经肌肉接头和周围神经病的重要实验室检查工具,检查内容包括肌电图和神经传导速度检查。

(一)肌电图

肌电图通常是利用同心圆针式电极直接插入肌肉中,在细胞外记录肌肉纤维的自发电位或自主运动时产生的运动电位。

【正常肌电图】

1.插入电位和电静息

(1)插入电位:当针电极插入肌肉或移动电极时,可见短暂的肌纤维的电活动,一般不超过 100ms,片刻即消失,扩声器可听到清脆的声音。

(2)静息:在肌肉完全放松状态下的电活动,正常应无自发电位出现,肌电图示波器上呈一条直线。

2.动作电位同一部位肌肉在轻微收缩状态下,发放出的多个单个运动单位动作电位;

其波形、数目、大小、节律不同,为了精确的描述运动单位电位,常常需要测量 20 个以上的运动单位电位的时限、电压的平均值,根据电位偏离基线的次数,把运动单位电位分为单相、双相、三相、四相和多相。

3.相互重叠正常肌肉最大用力时,高频率的发放出大量的运动单位电位,相互重叠形成干扰像。

【异常肌电图】

1.插入电位异常延长和减少当插入电位延长,提示肌膜不稳定,易激惹,常见于失神经支配的肌纤维,肌强直和肌炎的患者;而插入电位异常减少或缺如,常见于周期性瘫痪的发作期,严重肌萎缩或肌纤维化。

2.肌强直电位与肌强直样电位前者是一种特殊的插入电位,呈长时间的持续发放,发放电位有波幅和频率的变化,逐渐增大或逐渐减小,示波扬声器发出一种类轰炸机俯冲样声音,也有人认为像摩托车起动或熄火的声音。肌强直样电位不同于肌强直电位,没有波幅和频率的变化,是一组肌纤维的同步重复放电,突然开始,突然消失图,扬声器发出机关枪声音。

3.异常自发电位包括纤颤电位、正锐波和束颤电位。纤颤电位的时限 1~5ms,波幅 200μV,发放频率 1~30 次/s,正锐波初始为正相,后伴随一个低波幅的负相电位。纤颤电位和正锐波往往是同时出现,正常肌肉偶尔在终板外也可出现纤颤电位或正锐波,但同一块肌肉出现两处以上,应该考虑为病理性异常,见于下运动神经损害,神经源性和肌源性损害均可出现。束颤电位是一组运动单位电位全部或部分肌纤维自发放电,有时肉眼可以看见,但肌肉深部的束颤电位只有通过肌电图才能发现,束颤本身不能确定为异常,但同时有纤颤电位、正锐波就有肯定的临床病理意义,多见于前角细胞病变时出现,但周围神经病变时也可出现。

4.运动单位电位的波形、数目、大小、节律异常肌源性异常时,平均运动单位电位时限缩短、波幅减小。神经源性异常时,运动单位电位减少,存活的运动单位通过芽生形成大的运动单位电位,时限增宽、波幅增大。

5.异常募集现象正常肌肉最大用力收缩正常情况下发放出大量相互干扰不易辨认的运动单位电位,募集在一起形成干扰相电位。肌源性损害时运动单位电位的数目不减少,时限缩短、波幅减小,出现低波幅的病理性干扰相电位,神经源性损害时,运动单位电位的数目减少大于 25% 时,最大用力时募集出现高波幅的混合像或单纯像。

【注意事项】

(1)首先肌电图检查没有一个常规,医师必须详细地询问病史,认真地查体根据患者肌肉受累的情况,制定检查内容,这样得出的结论才能很好地解释临床问题。

(2)肌电图测试通常让患者在舒适平卧位下进行,插入针电极到肌肉,逐步进针到一定的深度。

(3)肌电检查过的部位近期不能进行肌肉活检,以免针刺损伤肌纤维造成临床解释上的困难。

(4)过多进针检查肌肉会造成肌纤维的损伤引起肌酶的增高。

(5)有出血倾向的患者,应避免检查。

(6)乙型肝炎患者或携带者应使用一次性同心圆针,避免交叉传染。

(二)神经传导速度检查

【检查方法】神经传导速度检查是一种能够客观评价周围神经病的诊断方法,无论运动神经还是感觉神经传导速度检查方法均简便易行,常见方法有以下。

1.运动神经传导测定方法刺激电极放在要刺激的神经表面,常规取两个刺激点,记录电极放在神经支配的肌肉上,每个刺激点单次超强电刺激,记录电极能够得到一个稳定的最大的复合肌肉动作电位(CMAP,简称 M 波)。潜伏期是指刺激点到 CMAP 的起点的时间,波幅测量标准采用峰值。运动神经传导速度(m/s)计算为两刺激点的距离(mm)除以近端刺激的潜伏期减去远端刺激的潜伏期(ms)。

2.感觉神经传导测定方法刺激电极放在手指或足指的末梢神经,顺向性地在近端收集感觉运动电位,或刺激神经干逆向性在神经末梢手指或足指上收集感觉运动电位。潜伏期是刺激点到感觉运动电位起始的时间,波幅测量标准采用峰值。

3.F 波与 H-反射检查均是电刺激周围神经所诱发的反应在常规运动神经传导速度检查时,如进一步加大刺激强度,冲动沿运动神经逆向传入,兴奋前角细胞引起放电,再沿运动神经传出,引起另一迟发的复合肌肉动作电位即 F 波。H-反射不同于 F 波,是在低于诱发 M 波的刺激强度下,冲动沿 IA 感觉神经传入脊髓,再通过多突触联系兴奋前角细胞,从运动神经传出到肌肉的反应波,是一种反射性反应,类似腱反射。

【传导速度异常】感觉运动神经传导速度异常有三种情况:

(1)波幅明显下降而潜伏期和传导速度正常或轻度减慢。

(2)波幅正常而潜伏期延长和传导速度明显减慢。

(3)无反应。不同的神经传导速度异常提示周围神经的病理学改变不同。

【临床意义】

(1)波幅明显下降而潜伏期和传导速度正常或轻度减慢,甚至无反应,常见于神经轴索变性。

(2)波幅正常而潜伏期延长和传导速度明显减慢常见于神经髓鞘脱失。

【临床应用】以上神经传导速度的检查临床上常用于吉兰一巴雷综合征、酒精性(尿毒症、糖尿病)多发性周围神经病,常规感觉运动神经传导速度异常反应神经远端的病变,F 波与 H-反射检查能反映神经远、近端的病变,常常结合临床用于近端神经根病变的检查。例如,吉兰-巴雷综合征的早期,感觉运动神经传导速度检查正常,F 波与 H-反射异常可能是早期唯一的异常所见。

三、脑诱发电位检查

人的神经系统接受内、外界各种刺激均会产生的反应性生物电活动。在日常生活中,人类虽然接受外界各种不同的刺激,由于刺激的性质、强度、数量及涉及的时空关系不恒定,所产生的诱发电位难以记录出来。通常情况下,单个刺激诱发电活动波幅很小,常常被淹没在自发脑电活动中。现在计算机技术,能够把反复、有固定锁时关系特定的刺激

(声、光、电)所诱发的瞬时电位进行叠加和平均处理,从而在大脑皮质相应区记录到显著增强、波形清晰、重复性好的脑诱发电位。

【分类】脑诱发电位的分类复杂,目前无公认统一的分类,但命名目前大多数是根据诱发电位的极性和潜伏期来命名,国际大多数实验室将向上的波定为负波(negative,N),向下的波定为正波(positive,P),如视觉刺激后潜伏期 100ms 左右出现的向下的波为P100。

【检查方法】

1.视觉诱发电位(visual evoked potential,VEP)临床上,常用闭路电视呈现的黑白棋盘格翻转刺激视网膜,通过传人途径:视网膜感受器→视神经→视交叉→视束→外侧膝状体→视放射和枕叶视区,在头皮记录到 VEP。如果患者不能配合或不愿意配合模式翻转光刺激检查,可以采用闪光刺激视网膜,诱发产生电位变化,正常视觉诱发电位为一个由N75、P100、N145 组成的 NPN 复合波,P100 潜伏期最稳定且波幅最高,是最可靠的临床指标。VEP 检查主要用于以下疾病的检查:

(1)多发性硬化(MS):VEP 检查对.MS 诊断最具有临床实用价值,可发现亚临床病灶,在确诊的 MS 患者中异常率可达到 90%,即使患者无视力障碍,也可发现 VEP 异常。主要异常是 P100 潜伏期延长,波幅下降或正常 NPN 复合波消失;其中潜伏期延长最具有诊断价值,一般情况下,P100 潜伏期超出正常均值 10ms 提示可能 MS,潜伏期延长常常伴有波幅的下降,正常人 VEP 波幅变异较大,检查结果单纯波幅卜降临床意义较小。

(2)视神经炎和球后视神经炎:大量研究发现 VEP 对视神经脱髓鞘敏感,患者临床症状出现几天即可发现 VEP 异常,异常率达 90%以上,最主要是 P100 潜伏期延长,重者NPN 复合波各波消失。随着病情的好转,患者视力恢复,VEP 波幅逐渐平行恢复,可恢复至接近正常,但 P100 潜伏期延长可持续多年。

(3)前视路占位性病变:如鞍区的垂体瘤、脑膜瘤及颅咽管瘤侵犯视神经,可引起VEP 的异常,最特征的异常是 VEP 的波形畸形和波幅下降,VEP 潜伏期延长较前两者少见,临床观察占位性病变术前、术后 VEP 的改变,发现 VEP 的恢复与视力的恢复有平行关系。

2.脑干听觉诱发电位(brainstem auditory evoked potential,BAEP)能客观地反映脑干的生理功能,不受麻醉或患者意识等因素的影响。检查时给予短声刺激,在头皮可记录到由听觉通路产生的电位活动,通常有 7 个波,常用罗马数字Ⅰ~Ⅶ来表示,其Ⅰ~Ⅴ波形稳定,重复性好,分别来源于听神经远端、听神经近端或耳蜗核、上橄榄核、外侧丘系和外侧丘系核、下丘;Ⅴ波是最大和稳定的波,其后Ⅵ、Ⅶ波不稳定,分别代表内侧膝状体、听放射和颞叶的电活动。

(1)脑干听觉诱发电位异常标准与临床的关系

①各波潜伏期及峰间期延长均属异常,其中Ⅰ、Ⅱ波提示听神经周围性病变,Ⅲ~Ⅴ波提示听神经通路中枢性异常。

②Ⅲ~Ⅴ波间期大于Ⅰ~Ⅲ波间期,与Ⅲ~Ⅴ波间期延长意义一样,听神经通路中枢性异常。

③V波潜伏期两侧之差大于0.2~0.4ms,提示一侧V波相对延长,为听神经通路中枢性异常。

④V波/I波波幅比小于0.5,提示V波波幅下降,为听神经通路中枢性异常。

⑤V波波幅明显低于Ⅲ波,提示V波波幅下降,为听神经通路中枢性异常。

⑥双侧BAEP各波消失,提示两耳全聋和脑干功能全部丧失。

(2)脑干听觉诱发电位的临床应用

①颅凹肿瘤(如听神经瘤、脑干肿瘤):因为肿瘤直接或间接对听通路传导造成损害,因此BAEP异常率高,高达75%~100%。临床上,有时CT尚未发现听神经瘤病灶时,BAEP即为异常,说明BAEP能够协助临床早期诊断。

②死亡的临床判断:脑死亡患者的BAEP各波均消失,极少数患者仅有Ⅰ、Ⅱ波,结合EEG脑波消失可判断脑死亡。

③鉴别昏迷患者和判断昏迷患者的预后:BAEP检查很少受药物中毒和代谢异常影响,BAEP异常可除外药物中毒和代谢性脑病,提示脑干有器质性损害;BAEP检查V波消失提示昏迷患者预后不好。

④眩晕患者检测能够确定是周围或中枢性病变。

⑤协助对苯妥英钠中毒的观察。

3.体感诱发电位(somatosensory evoked potential,SEP)是刺激外周躯体神经所诱发的外周神经、脊髓到大脑皮质的一系列电位变化;按潜伏期长短不同分:短潜伏期SEP(如刺激上肢正中神经潜伏期<25ms,刺激下肢胫神经潜伏期<45ms),中潜伏期SEP(潜伏期25~120ms),长潜伏期SEP(潜伏期120~500ms),中、长潜伏期SEP易受意识状态的影响,限制了它的临床应用,而短潜伏期体感诱发电位 (short latency somatosensorv evoked potential。SLSEP)几乎不受意识状态的影响,各电位的神经发生源明确,波形稳定,故临床应用广泛。

(1)正常短潜伏期体感诱发电位

①刺激上肢正中神经,Erb点记录的电位称N9,来源于臂丛神经远端;颈髓记录的N11-N13,来源于颈髓的后柱或后角;皮质记录的电位P15来源于脑干的电活动,N20为到达皮质的第1个电位。

②刺激下肢胫神经,在腘窝处纪录的电位称PF,来源于周围神经,胸。棘突上记录电位称腰髓电位 (LP)来源于腰髓后角,头顶正中记录到的电位为皮质电位(:N45、P60、N75),其中P40的神经发生源研究明确,来源于刺激对侧中央后回。

(2)异常SLSEP的判断标准:各波的潜伏期延长;某一波成分消失、波形异常或相对波幅下降(较对侧波幅下降50%以上)。

(3)SEF的临床应用

①周围神经受损:神经根、神经丛和神经干病变如影响到感觉神经传入均可引起体感诱发电位的异常。完全性损伤的病变(周围神经外伤严重时),SLSEP检查的周围和中枢性电位均消失;部分性损害周围神经病(GBS、遗传性周围神经病)SLSEP检查周围电位和中枢电位均可有潜伏期延长、波幅下降和波形异常,但周围和中枢性电位间的波间期

(N13-N20 和 LP-P40)正常,提示中枢性传导正常。

②颈椎病:SLSEP 最常见的异常是 P9-N13 波间期的延长,提示臂丛到颈髓的传导减慢。

③多发性硬化:常见 SLSEP 异常为 N20、P40 和 N45 的异常,N13-N20 和 LP-P40 延长也很有价值提示中枢传导时间延长,但 N9 和 LP 异常者罕见,说明多发性硬化患者周围神经损害少见。

④脊髓病变:常见疾病有脊髓空洞症、脊髓肿瘤、脊髓炎和脊髓外伤,SLSEP 检查能了解脊髓的功能,用于外科手术中脊髓功能的监测。完全横贯性脊髓损害时,病变水平以下刺激,SLSEP 皮质电位消失;部分脊髓损伤时,1/2 患者出现皮质电位,但波形异常或波幅下降,N13-N20 和 LP-P40 波间期延长。

第八节　超声检查

超声波检查作为一项无创性检测技术已广泛应用于临床医疗的各个领域特别是对干脑血管病变产生的颅内、外血流动力学的变化颈动脉彩色多普勒影像(colorDoppler flow imaging,CDFI)超声和经颅多普勒超声(transcranial Doppler,TCD)已作为常规的检查筛选手段。

颈动脉超声是近 20 年来发展起来的一项检测评价颈动脉病变的无创性技术手段。在 20 世纪 90 年代初期 Craven(1990)和 Salonen(1991)先后发表了应用 CDFI 对颈动脉缺血性病变的检测文献,目前主要应用于由颈动脉病变造成的缺血性脑血管病。

颈动脉超声检测的血管包括双侧颈总动脉、颈内动脉、颈外动脉、锁骨下动脉、椎动脉(颈段、椎间隙段和枕段)。通过对检测血管(包括管径和血管内膜、中膜及外壁)的解剖结构及局部血流动力学的评价对颈动脉病变作出判断。常见颈动脉病变检测包括颈动脉硬化早期病理改变即内膜增厚、颈动脉硬化斑块的形成、血管狭窄或闭塞以及颈动脉周围病变导致的形态学和血流动力学的改变。

经颅多普勒超声 (TCD) 是 20 世纪 80 年代初开展的无创性检测颅底动脉环(willis 环)血流动力学的技术。TCD 与脑血管造影、CT、磁共振成像技术不同,它可以提供这些影像学检查所不能得到的重要血流动力学资料。它们之间不能互相取代,而是互补结合以达到病变检测的更高的准确性。近年来,TcD 技术已广泛应用于神经外科、神经内科、手术室麻醉科、重症监护室、心血管外科等。(此处删除了与后面"临床应用重复的内容")

一、颅脑多普勒超声

TCD 是应用超声多普勒原理实现其检测功能的。多普勒超声起源于多普勒效应。1943 年奥地利物理学家 Ch.I)oppler 的研究发现,当声源与接收器存在相对运动时发射出的声波的频率与接收到的物体反射回的频率不同,两者之间产生了频率改变称之为频移即声源与接收器之间存在相对运动(彼此靠近)则频率增加,反之则下降(相背运动),

这一物理学现象被称之为多普勒效应。

【基本原理】多普勒原理阐述了声波与运动物体之间的相互关系。利用这一物理学原理人们对血管内流动的血细胞进行了流体动力学的重要研究，从而获得了不同部位动、静脉血管内红细胞(血液中主要的血细胞为红细胞)运动速度,对血流速度有了量化分析结果。

Fd 频移值(发射频率与接收到频率的差值)

Fo 超声波原始发射频率

V 血流速度

C 超声波在人体内的传播速度

cosθ 超声波与血流之间夹角的余弦值

应用这一公式可以直接获得血流速度测值。但流速的高低与声波和血流之间的夹角直接相关,cos0°值等于 1 为最大,COS 90°值为 0。角度越大流速越低。了解这一基本的原理对于检测血流的准确性非常重要,特别是 TCD 的检测为盲探过程,对每一支动脉的检测更应多角度多方向探测,以获得最佳的血流动力学参数。

【检测功能】

1.TCD 常规检测功能

(1)检测深度(depth):是指探头从体表与取样容积所在血管部位之间的距离。它是通过脉冲多普勒的深度聚焦功能完成的,可根据颅内血管的解剖位置决定血管的正常检测深度范围。

(2)血流方向(direction of flow):TCD 仪器具备鉴别血流方向的功能。以基线作为血流方向的分布分类,对血细胞朝向探头运动所获得的血流频谱确定为正向,位于基线上方,反之背向探头运动为负向血流频谱位于基线下方。当血流方向改变时往往提示颅内或颅外动脉病变的存在。例如,一侧颈内动脉颅外段狭窄或闭塞,可导致同侧大脑前动脉血流方向逆转,说明颅内侧支循环开放的血流动力学变化。

(3) 血流速度 (velocity of flow):它包括峰值流速 (peak velocity,VP)、均值流速(meanvelocity,VM)、舒张期末流速(end of diastolic velocity,EDV)。VP 是心脏收缩期脑动脉达到的最高血流速度。EDV 是心脏舒张末期的最低血流速度。VM 是对血流频谱的 VP 与 EDV 作几何面积法所获得的血流均值，它可通过较为简便的公式计算:Vm=(VP−EDV/3)+EDV。VM 较 VP 和 EDV 是相对稳定的血流参数。

血流速度的高低变化是反应检测血管功能的重要指标。不同年龄组血管功能状态不同,血流速度不同。不同机型、不同操作者所测结果均有一定的差异。

(4)血管搏动指数(pulsatility index,PI)和阻力指数(resistance index,RI):

当血管收缩阻力增加时,PI 和 RI 均升高，并且心率和心脏节律的变化也可引起 PI 和 RI 的改变。Lindergard 等(1985)对 A、B 两组受试者 MCA 的 PI 值的检测结果分别为 0.7l±0.10 和 0.94±0.14。分析结果发现 B 组受试者心率明显低于 A 组,说明心率对 PI 值的影响。在无病理生理改变时,双侧半球动脉的 PI 值、不同的时间所测的 PI 值、不同性别间 PI 值不存在明显的差异。但是随着年龄的增加血管顺应性下降,周围血管阻力升高,PI

值相对增高。正常 PI 值为 0.65~1.10。正常 RI 值为 0.55~0.85。当 PI 或 RI 值明显升高时，提示脑血管阻力增加，脑灌注压下降，脑血流量减低等脑血管病理生理改变。当血管阻力减低，动静脉之间短路形成，脑血流出现高容量改变时，以及脑血管病变引起过度灌注等病理改变时，PI 值或 RI 值相对降低。

2.TCD 的监测功能这些功能包括脑自动调节、脑血管舒缩功能的监测、血管外科手术中脑血流及微栓子信号的监测、蛛网膜下隙出血血管痉挛的发生、发展、缓解过程的监测、重症脑血管病变或其他脑部病变致颅内压升高脑血流的监测等，TCD 的监测功能对于临床医疗起到非常重要的作用。

3.TCD 检测血管在临床上，TCD 检测血管包括：

（1）颈部血管：颈总动脉（common carotid artery，CCA）、颈外动脉（external carotid artery，ECA）、颈内动脉颅外段（internal carotid artery，ICA）。

（2）颈内动脉虹吸部（carotid siphon，CS）各段，包括海绵窦段或称水平段（parasellar portion 或颈 4 段）、膝部（genu portion 或颈 3 段）、床突上段（supraclinoid portion 或 C2 段），眼动脉（ophthalmic artery，OA）。

（3）大脑半球血管有：大脑中动脉（middle cerebral artery，MCA）、大脑前动脉交通前段（anterior cerebral artery，ACA）、大脑后动脉的交通前、后段（posterioricerebra1 artery，PCA）、颈内动脉终末段（ICA1）、前、后交通动脉（AcoA、PcoA）。

（4）椎－基底动脉系血管：双侧椎动脉（vertebral artery，VA）、小脑后下动脉（posterior inferior cerebellar artery，PICA）、基底动脉（basilar artery，BA）。

（5）颅内深静脉和窦内血流：大脑深中静脉（deep middle cerebral venous，DMCV）、基底静脉（BVR）、直窦（SS）。

【检测方法】

1.检测声窗 TCD 是通过人类颅骨相对薄弱的部位—声窗，完成对脑血管的血流动力学检测。根据检测的部位分为颞窗、眼窗、枕窗和下颌下窗。

（1）颞窗：颞窗位于颞骨鳞部颧弓的上方外耳道的前方。此处颅骨较薄，骨质密度低易于声波穿透。通过颞窗可以检测双侧半球的 MCA、ACA、PCA、ICA1、BA 的末端（双侧 PCA 分支处）、DMCV、BVR。

（2）眼窗：是超声波通过前额颅骨较薄的眼眶骨板视神经管穿透到达颅内，从而检测到颈内动脉虹吸弯各段和 oA 的血流信号。

（3）枕窗：是通过人类枕部的自然开放的枕骨大孔完成对颅内段 VA、BA、PICA 和 SS 血流检测。VA 从锁骨下动脉分出后经颈椎横突孔、枕骨大孔进入颅内，TCD 所检测的 VA 血流信号是颅内段 VA，通过颅内段 VA 的血流频谱形态和血流指数，分析评价颅外段 VA 可能存在的病变。

（4）下颌下声窗：采用脉冲波或连续波多普勒探头检测 CCA、颅外段 ICA 和 ECA 的血流。这里需要指出的是，通过脉冲波探头的深度聚焦功能（多普勒探头的取样容积的位置可随检测深度的改变或加深或变浅）可检测 ICA 颅外段全程的血流动力学变化。

2.血流频谱分析

（1）正常血流频谱：正常颅内动脉血流频谱为近似直角三角形特征,以心脏收缩后产生的流速最高并形成频谱的收缩峰,也称之为 S1 峰。继心脏收缩之后血流由左心室进入主动脉对血管产生一定压力致动脉反应性收缩搏动改变形成血管搏动波,即 S2 峰。随着左心室压力的减低,血流速度逐渐下降,但在心脏舒张早期动脉内压力较高,因而频谱中可观察到舒张早期波峰,我们称之 D 峰。血流速度从收缩开始到达到最高峰所需的时间,称之为收缩峰时或称血流加速度时间。正常血流加速度时间为 0.10 ± 0.02（首都医科大学宣武医院,1996）。

（2）异常血流频谱：血流频谱形态的异常是反应血流动力学改变的重要标志之一。常见的异常血流频谱包括：

①峰时延长型频谱改变：多见于血管顺应性降低,血液黏性增加,广泛脑动脉硬化,大动脉炎,近端血管狭窄或闭塞、远端供血障碍,颅内血管阻力增加血管弹性减低等病变。这些病变均可直接影响血流加速度,导致血流达到最高峰值的时间延长,频谱形态表现为峰形圆钝,加速度时间延长,通常大于 0.12s。

②高阻力型频谱改变：常见于颅内小动脉广泛性硬化导致的血管阻力增加、颅内压升高、各种原因引起的脑灌注压下降等原因,导致脑血流速度减低,特别是舒张期流速的减低产生颅内动脉广泛性 PI 值或 RI 值增加,出现收缩与舒张期血流不对称的血流频谱即高阻力型血流频谱,峰型可为尖锐型或峰时延长型。

③低阻力型血流频谱：有高阻力型就有低阻力型频谱。其原因不同于高阻力型血流动力学改变,通常由于动脉、静脉之间的直接短路,动脉阻力下降,血流频谱表现为舒张期流速明显升高,PI 和 RI 明显减低。

④振荡型血流频谱：为双向单峰脉冲波型血流频谱。收缩期血流位于基线上方,舒张期血流位于基线下方,可见于头臂动脉硬化引起的颅内盗血,也可见于脑循环停止脑死亡血流改变,但两者有其不同的特征及脑血管病理基础,可参考锁骨下动脉盗血和脑死亡病变的 TCD 检测特征。

⑤涡流和湍流频谱：正常脑血流为层流。当流动形式发生改变时可导致涡流出现。根据涡流的出现部位及延续时间的长短可分为生理性和病理性二种。生理性涡流多见于主干血管的分支水平,其特征是血流速度正常,涡流信号出现在频谱收缩早期,为低振幅持续时间短,无粗糙血流声频,分布于基线水平的多普勒血流信号。此种血流改变如同流动的主干河流在其分为支流时形成的漩涡一样,无病理意义。当血管内膜损害造成血管内径狭窄时,狭窄前后血管内压力的变化,使血细胞通过狭窄管径时产生加速度,正常层流状态部分破坏,使血细胞流动曲线改变,形成紊乱的血流即病理性涡流。其特征为血流速度异常升高,涡流出现在频谱的收缩期并可延续至舒张早期,为宽带型对称分布于基线上下方的低频率高强度伴粗糙血流声频的多普勒信号。

当血管狭窄进一步加重时,血流通过狭窄处,流体被明显压缩形成高速运动,加上病理性涡流的存在,此种流体运动即为湍流。其特征为较涡流频谱频率及强度更高,仅分布于收缩期,声频粗糙非对称性分布于基线水平,与主频血流一致的多普勒血流信号。

3.血流声频分析正常脑动脉具有清晰柔和的多普勒声频。当正常的流体动力学因各种病因发生改变时,不但频谱形态异常,血流声频也发生变化。例如动脉内出现涡流或湍流时,多普勒声频表现为紊乱伴低钝粗糙的音频信号,甚至出现哮鸣音样血管杂音,通常称之为"乐性血管杂音"(Music Murmurs)。此类病理性血流声频多见于重度脑动脉硬化、脑血管痉挛等病因造成的重度脑血管狭窄,其特征为血流速度异常升高,在频谱收缩期对称分布于基线上下方的线条样高强度多普勒信号。

4.TCD 对颅内动脉鉴别的方法 TCD 在临床医疗中的作用检测结果的准确性,很大程度上取决于操作者的手法及对脑血管解剖、脑血流动力学的正确分析,在此我们总结如下几方面判断血管的综合性分析方法

(1)检测声窗的不同:不同的动脉采用不同的检测声窗。例如颞窗常规探测双侧半球动脉血流,眼窗通常检测 OA 和颈内动脉虹吸弯各段血流信号,枕窗是检测 VA、PICA 和 BA 的唯一声窗。声窗的位置是鉴别血管的基本要素。

(2) 检测血管的深度:颅内动脉的解剖位置不同,TCD 检测到各个动脉的深度也不同,因此检测深度是判断不同检测动脉的重要标志。

(3)血流方向:颅内动脉的解剖走向不同,决定了不同动脉与探头之间产生的多普勒频移不同,血流的方向也不同。当血流方向发生改变时,往往提示颅内血流动力学的异常。例如 ACA 的血流方向由负向逆转为正向,通常提示颈内动脉颅外段狭窄或闭塞,导致前交通动脉的开放,是颅内侧支循环建立的标志。另外,ACA 血流方向的逆转,同时伴随同侧 MCA 的异常高流速和低搏动性血流动力学改变,往往说明额顶部的巨大动静脉畸形产生的颅内盗血征。

(4)血流速度的对称性:正常脑血液供应系统分为颈内动脉系和椎-基底动脉系两部分,前者供血量占脑血流量70%,后者占30%。双侧同名动脉的血流速度应该是对称的,双侧相差不大于20%~30%。颈内动脉和椎-基底动脉血流速度的高低排列顺序为:MCA>ACA>PCA≥BA>VA≥PICA,MCA≥ICA1。

(5)动脉之间的解剖结构关系:利用动脉分支特征对检测血管加以鉴别。如 ICA1 是分出 ACA 与 MCA 解剖标志。当沿 MCA 主干向纵深检测时出现双向血流频谱,即可判定此处为 ICA1 其反向的血流信号即为 ACA,正向的血流信号为 MCA 起始段。当调整探头角度使 ACA 血流信号基本消失时,检测到的正向血流信号为 ICA1。

(6)CCA 压迫试验:通过同侧或对侧 CCA 压迫试验,对双侧半球动脉血流信号及侧支循环功能状态进行评价。例如检测右侧半球血流压迫右侧 CCA 时,MCA 流速明显减低,PCA 血流不变或代偿性升高,ACA 血流方向逆转,由此说明检测血管的准确性及前、后交通支功能的存在。CCA 压迫试验不仅是用来识别正常的检测动脉的方法,同时也是鉴别颅内血流动力学异常的重要手段。

(7)特殊功能试验:颅内各动脉所供血的部位不同,血流动力学特征也不同。如 PCA 支配视觉中枢,通过光觉刺激可以观察到 PCA 血流改变,从而来确定 PCA 检测的准确性。

【临床应用】

1.脑动脉粥样硬化脑动脉硬化是全身动脉硬化的一部分。包括粥样硬化和原发性高

血压性动脉硬化,两者的发病原因不甚相同,动脉硬化的病理及产生的血流动力学改变各有不同,TCD检测到多普勒血流频谱及相关参数也各有不同。

(1)早期动脉硬化的TCD检测特征:在脑动脉硬化早期阶段,血管腔无明显狭窄,但由于动脉血管内膜不均匀性增厚,血管弹性减低,可造成血流加速度时间较正常相对延迟,即血流速度达到最高峰所需时间延长,因而出现频谱峰形改变,峰钝频窗显示相对减小,但仍可分辨出层流的血流特征。血流速度可基本正常或与同年龄组比较相对减低。此类血流动力学改变的原因,通常与患者的血脂、血液黏稠性升高、血压升高等因素相关,通过对症治疗后一部分患者可以恢复正常血流频谱形态。

(2)颅内动脉狭窄或闭塞:各种原因致动脉硬化的病理改变加重,造成血管内径减小,血流通过受阻,甚至造成血流信号的消失,即形成了颅内血管的狭窄或闭塞。

①颅内动脉狭窄血流速度变化:颅内动脉狭窄的表现首先是血流速度的增加,因为管腔截面积减小,为保证脑血流量的相对稳定,必然产生加速度。根据血流速度的高低,可以对血管狭窄的程度作出判断。当血管造影显示血管内径减小在20%~30%(或<50%)时,TCD检测特征表现为血流速度相对升高,平均流速在(Vm)90~120cm/s,或双侧同名动脉流速不对称>30%(必须除外检测手法产生的误差或生理变异产生的不对称性血流改变)。对于较长的动脉(MCA、BA、VA及颅外段ICA)可通过探测深度的增加,探察发现阶段性血流速度改变。当血管内径进一步减小在50%~69%时为中度狭窄,当管径减小>70%时为重度狭窄。动脉狭窄达到中、重度时,病变血管的血流速度明显升高。中度狭窄时Vm达120~150cm/s,重度狭窄Vm>150cm/s,峰值流速>200cm/s,出现阶段性血流速度改变,即狭窄段流速明显升高,狭窄近、远端流速减低,特别是狭窄远端血流减低伴相对低搏动性特征改变(PI减低)。采用不同的血流速度标准,TCD检测颅内动脉狭窄的准确性不同。Felberg等(2002)通过TCD对颅内动脉狭窄检测研究指出,采用不同平均流速标准评价>50%的颅内动脉狭窄与DSA结果比较准确性和敏感性不同。通过对136例TIA和卒中的患者颅内动脉血流检测观察,TCD发现40例狭窄(假阳性9例),96例正常(2例假阴性),TCD的敏感性为93.9%,特异性91.2%,PPV77.5%,NPV97.9%。以MCA的平均流速为限定范围,不同的流速标准获得MCA狭窄病变≥50%的准确率如下:MCA的MFV≥80cm/s,敏感性为100%,特异性96.9%,PPV84%,NPV100%。MCA的MFV≥100cm/s,敏感性100%,特异性97.9%,PPV88.8%,NPV94.9%。MCA的MFV≥120cm/s,敏感性为68.7%,特异性100%,PPV100%,NPV94.9%。假阳性的原因通常见于ICA近段血管狭窄后颅内侧支循环形成,造成血流速度的代偿性升高,对于此类血流动力学的变化可以采用狭窄段流速与狭窄近段流速比值>2:1的附加条件达到诊断的准确性。

②颅内动脉狭窄血流频谱和声频的变化:轻度血管狭窄时流速升高的同时不一定伴随血流频谱形态的改变。中、重度血管狭窄时,血流速度明显升高的同时,频谱形态均改变,峰时延长,收缩期频谱内部出现宽带的涡流或高振幅的湍流血流信号。声频粗糙甚至出现高调的血管杂音伴随索条状高频血流信号,分布在频谱内部的基线上下方。

③大脑中动脉闭塞血流动力学改变:MCA是颅内动脉硬化血栓形成或栓子脱落栓塞的好发部位。当MCA主干闭塞时,在颞部声窗穿透良好的前提下,TCD检测到的血流动

力学改变包括:a.MCA 主干血流信号消失。沿 MCA 主干深度 45~60mm,个别双顶径较大的患者深度达 65mm 未探测到血流信号。同时要通过对侧颞窗探测深度达 80~100mm 也未获得 MCA 血流信号。需要进一步强调的问题是,对于 MCA 血流信号消失必须除外声窗的不穿透和透声不良、角度过大的影响,同时应结合患者的临床症状和体征综合分析。b.病变侧 ACA、PCA 血流特征变化。病变同侧 ACA、PCA.血流信号良好,流速较健侧相对升高(20%~30 %)。c.MCA(M2)水平闭塞。在 MCA 近端(ACA/MCA 分叉)可测得微弱信号,呈短小尖峰型,无舒张期血流。这是由于远端血管闭塞近端阻力升高所致。

某些 MCA 的闭塞是由于栓塞引起。经过治疗后血栓吸收 MCA 可再通。TCD 对 MCA 栓塞后再通血流检测具有很好特异性。Scot Burgin 等(2000)利用 TCD 对 MCA 系统的急性缺血性脑血管病经静脉纤溶药物治疗后,MCA 再通血流特征与脑血管造影结果对比分析,提出.a.MCA 完全闭塞的特征为病变侧 MCA 血流信号消失(一个或多个深度探测);b.MCA 部分闭塞的特征为一种圆钝型血流信号, 收缩期加速度时间延长 (≥0.2s),Vm~30cm/s,另一种为衰减型血流信号,具有正常加速度的搏动性血流信号,但 Vm 较对侧(iE 常侧)减低>30%,舒张末流速尚存在;c.再通血流特征为部分再通时局限性流速升高伴远段低阻型血流特征(阶段性血管狭窄表现),有时可表现为过度充血型血流改变(舒张期流速相对升高);完全再通时 MCA 血流表现为血管阻力稍低,与正常侧血流速度比较无明显不同。

④大脑前动脉闭塞血流动力学改变:TCD 对 ACA 闭塞的诊断有一定的局限性,特别是 ACA。闭塞时且 ACoA 功能完善,出现一侧 ACA1 血流信号消失,对侧 ACA1 较 MCA、PCA 流速相对升高,此种情况下无法与一侧 ACA1 发育不全一生理性变异相鉴别。只有在 ACA 整支动脉闭塞,血流信号消失,健侧 ACA 血流速度高于 MCA 流速 30%以上,同时经眼窗检测,对侧 ACA 也未获得血流信号时,结合患者临床出现的 ACA 闭塞综合征的特征,可以确定 ACA 闭塞的 TCD 检测结果的准确性。

⑤颈内动脉终末段闭塞血流动力学改变: 当 ICA1 闭塞时可影响同侧的 ACA、MCA 供血。通常 ICA1 闭塞往往由 ICA 颅外段闭塞的血栓形成并向上蔓延所致。其闭塞部位在 ACA/MCA 水平时则 ACA 和 MCA 血流信号均消失(颞窗穿透良好的情况下),经健侧颞窗向患侧交叉检测均未探测到病变侧 MCA、ACA 血流信号。病变侧 PCA 流速明显升高并高于对侧的 MCA、ACA。健侧 MCA、ACA 流速相对升高(代偿)。

(3)颅外段颈动脉狭窄或闭塞血流动力学改变:对于颈动脉狭窄性病变,特别是狭窄≥70%的颈动脉病变的早期诊断,为临床选择手术或介入治疗,提供客观的血流动力学依据具有重要的临床意义。此处主要介绍颈动脉狭窄≥70%或闭塞时 TCD 检测到的血流动力学特征。

①血流速度的变化:颈动脉狭窄时,颅外段动脉血流速度明显升高,可探测到阶段血流速度改变的特征。双侧半球血流速度不对称, 患侧半球 MCA、ACA、ICA1 流速明显减低,患侧 PCA、健侧 ACA 流速相对升高。

②血流频谱的变化:双侧半球频谱形态不同,患侧 MCA、ICA1、ACA 的峰时延长,峰形圆钝。健侧 MCA、ACA、ICA1、患侧 PCA 的血流频谱内部出现涡流特征(侧支循环开放

形成的血流加速度效应）。

③血管搏动指数的变化:双侧半球的同名动脉的 PI 值不对称。患侧动脉的 PI 值较健侧减低,形成低搏动性血流特征。

④前交通支开放的特征:a.患侧 ACA 血流方向逆转(由负向转为正向);b.健侧 ACA 血流速度代偿性升高.c.检查患侧 MCA 或 ACA 的同时,压迫健侧的 CCA,患侧 MCA 或 ACA 血流速度明显减低, 说明患侧血流来自于健侧颈内动脉系;3 种特征血流的检出可以判断前交通支开放的血流动力学变化。

⑤后交通支开放的特征:a.患侧 PCA 流速升高(与患侧 MCA、ACA 和 ICA1 比较);b.患侧 PCA 的 PI 值高于同侧 MCA、ACA,但较健侧的 PCA 相对减低.c.压迫健侧的 CCA,患侧 PCA 的流速相对升高,进一步说明后循环开放的代偿能力。

⑥颈内、外侧支循环开放的特征:颈内动脉颅外病变时,通过颈外动脉分支与眼动脉分支之间的吻合,向颈内动脉远端供血。判断颈内、外侧支开放的特征包括:a.患侧眼动脉血流变化。患侧眼动脉流速升高,血管搏动指数明显减低,血流频谱形态为低阻力型改变;b.患侧眼动脉血流方向逆转,由正向转变为负向;c.颈外动脉流速升高,PI 值较健侧相对减低。

2.椎-基底动脉供血不足(VBI)VBI 是临床上引起脑缺血病变的常见原因之一,TCD 对诊断有一定的意义。

(1)颈椎病型

①血流速度变化:当颈椎间隙因骨质增生或其他原因造成狭窄时,对 VA 产生机械性压迫,致 VA 血流相对受阻。TCD 结果显示双侧颅内段 VA 和 BA 流速减低。若双侧病变程度不同往往血流为不对称性改变,与双侧 VA 管径发育不对称型引起的血流异常鉴别困难;此时采用颈部旋转试验是有效的鉴别方法。

②血流频谱形态:通常颈椎病引起的 VBI,血管的顺应性(弹性)基本无改变,血流频谱形态尚正常。

③旋颈试验:旋颈试验是 TCD 鉴别颈椎病型 VBI 的重要手段。当颈椎病变椎间隙狭窄时,左右旋颈试验可观察到 BA 血流信号减低,流速下降。

(2)动脉硬化型

①血流速度减低:VA 和 BA 流速均低于正常,频谱形态改变,峰形圆钝,声频信号低顿。此类血流改变的原因多见于 VA、BA 粥样硬化,另外 VA 颅外段狭窄时也可造成颅内段 VA 流速减低,但是患侧 VA 呈现明显的低搏动性改变。

②血流速度升高：当 VA 或 BA 因动脉粥样硬化引起血管狭窄时, 可以检测到 VA、BA 的流速异常升高,并出现阶段性血流速度改变,同时伴随血流频谱形态和声频异常。

(3)锁骨下动脉盗血型:由于锁骨下动脉病变或无名动脉病变引起的 VBI 综合征,称之为锁骨下动脉盗血综合征。

①病变侧 vA 血流异常:无论左侧或右侧锁骨下动脉病变导致 VA 供血障碍,则患侧的 VA 通过双侧 VA 汇合为 BA 的交界处,由健侧分流部分血液向患侧供血,因而出现双侧 VA 的血流方向不同,健侧 VA 为负向血流(正常血流方向),患侧 VA 为正向血流(血

流方向逆转)。

由于锁骨下动脉病变的程度不同,患侧 VA 血流逆转的形式可分为隐匿型、部分逆转和完全逆转型,也可以将锁骨下动脉盗血的程度分为:a.隐匿型:锁骨下动脉狭窄程度较轻(通常<50%),临床症状不典型。TCD 检测发现,患侧 VA 流速相对减低,收缩早期可探及非常尖锐的小切迹波形,活动患侧上肢时,切迹加深甚至出现短时尖锐的逆转血流信号。b.部分盗血型:当锁骨下动脉狭窄>50%未达到闭塞时,患侧 VA 出现部分血流逆转的特征。TCD 检测出双向"振荡型"血流特征,表现为收缩期(正向)逆转血流信号为主,舒张期(负向)血流为辅的血流的改变。c.完全盗血型:当锁骨下动脉完全闭塞时,患侧 VA 出现血流方向完全逆转的单峰脉冲形血流信号,舒张期流速为零。

②患侧桡动脉血流异常:当锁骨下动脉狭窄或闭塞时,患侧上肢的血流途径是通过健侧的 VA 到达患侧 VA,经狭窄或闭塞病变的远端锁骨下动脉再向患侧上肢供血。因而患侧桡动脉的血流失去正常外周阻力型血管的血流特征,出现低搏动性低流速改变(与颅内动脉血流频谱相似)。

③BA 和健侧 VA 的血流变化:当健侧 VA 血流代偿良好,则 BA 的血流影响较小,患者 VBI 临床症状不明显。反之 BA 的血流下降,临床症状重,药物治疗效果不理想,最好实施外科手术或介入治疗。

3.脑动静脉畸形 AVM 是颅内形成的异常血管团,血流动力学的病理基础在于病变处出现动、静脉之间形成短路,动脉血流未经毛细血管直接进入静脉循环,因而出现高血流量低搏动性改变的血流动力学变化。

(1)血流速度异常:AVM 的病理改变为动静脉的直接相通,血管阻力减低,因而单位时间内通过畸形血管团的血流量明显增加,血循环加速,供血动脉血流速度异常升高,通常高于正常的 2 倍、3 倍或更多。收缩期与舒张期流速均增加,为非对称性升高,即舒张期血流增加与收缩期不成比例,收缩期与舒张期流速比值小于 2:1(正常为 2~2.4:1)。

(2)血管搏动指数异常:由于 AVM 的血管阻力非常低,血流速度出现非对称升高,舒张期流速的增加,使平均流速也增加,PI 值相对减低(PI=Vp—Vd/Vm)。正常动脉的 PI 值为 0.65~1.10,AVM 供血动脉的 PI 通常<0.65。

(3)血流频谱分布异常:正常类似直角三角形的 TCD 血流频谱形态消失。出现频谱增宽(因舒张期流速升高),舒张期血流下降无平滑线形下降的特征,呈"毛刺样"改变。

(4)血流声频异常:由于 AVM 为动静脉混合血流,流速的异常升高,涡流、湍流的出现,因而血流声频紊乱粗糙,收缩、舒张分期不明显,伴随高调的血管杂音,AVM 的血流声频如同"机器房样"混乱嘈杂。

(5)颅内动脉盗血征:随 AvM 体积不断扩大,供血量不断增加,不仅同侧半球的动脉均参与供血, 对侧半球经开放的 AcoA 也参与 AVM 供血,ACA1 血流方向逆转导致正常额叶脑组织的缺血,另外 AVM 阻力的下降,血流量不断增加,早期周围脑组织为维持有效的灌注,通过自动调节功能也会出现血管扩张,导致灌注压下降,长此以往引起脑组织缺血,这些均可形成颅内盗血征。

(6)自动调节功能减退或消失:正常状态下,血压在一定范围内变化,脑血管通过自动调节功能可以维持正常的脑血流。AVM 导致血管扩张、血管壁变薄失去正常血管弹性,血流随血压的微弱改变就出现升降明显波动。通过 TCD)检测,采用同侧 CCA 压迫试验前后 MCA 血流速度的变化,可以观察 AVM 供血动脉的自动调节功能状态。正常脑动脉在 CCA 压迫前后流速变化在 20%~30 %或更高,但是 AVM 的供血动脉于 CCA 压迫前后无明显的血流速度变化,从而证实 AVM 供血动脉的自动调节功能的减退后消失。

(7)AVM 供血动脉的血管舒缩功能异常:正常脑动脉的另一调节功能–血管舒缩功能,是受血液中二氧化碳浓度的影响。血液二氧化碳浓度在一定范围内升高,可使脑血管扩张,脑血流量增加,血流速度升高。由于 AVM 血管团内动、静脉血液混流,局部血管内二氧化碳浓度为高水平状态,加上血管壁舒缩能力的减退或消失,再增加血中二氧化碳浓度,脑血流无明显改变。TCD 检测时可观察到患者屏气(增加二氧化碳浓度)、过度换气(减低二氧化碳浓度)的方法观察试验前后供血动脉的血流速度无明显改变,从而提示 AVM 供血动脉的血管舒缩功能异常。

4.蛛网膜下腔出血(subarachnoid hemorrhage,SAH)是一种临床上常见的出血性脑血管病。SAH 后继发脑血管痉挛是颅内动脉瘤破裂后产生的最常见的并发症。TCD 可动态观察脑血管痉挛的发生、发展过程。

(1)脑血管痉挛的 TCD)监测:由于 SAH 后血管痉挛随时间的延长出现动态血流变化过程,TCD 监测可采用连续性或间断性血流监测法。前者适用于危重患者,血流变化不稳定,意识不清,探头可固定的患者。后者用于清醒的患者,血流变化相对稳定,探头不易长时间固定,可采用每日 1 或 2 次,检测相对固定在同一时间内进行,可根据病情及前次结果适当增加检测的次数,目的就是要注意有无脑血流的动态改变。

(2)监测动脉的确立:Aaslid 等在 1984 年、1986 年先后发表了对 TCD 对 SAH 后血管痉挛的脑血流监测。检测血管以双侧 MCA 为最佳选择。因为.MCA 是 ICA 的最大的终末分支,无明显交通支构成的侧支循环,不同于 ACA、PCA(后两者存在管径大小变异,双侧发育不对称等情况),并且 MCA 通常走行较平直,主干较长,利用探测角度的调整和检测深度的选择。颅外血管要对 ICA 近段血流检测,计算 MCA 与 ICA 的比值,是评价血管痉挛的重要标准之一。另外在我们的实际工作中也发现,不同部位的动脉瘤破裂,颅内动脉血流速度的变化也不同。因此单纯 MCA 的流速变化不能完全说明血管痉挛的程度,我们主张应双侧半球血流综合分析,才能获得相对准确的血管痉挛程度的评价指标。

(3)SAH 后血管痉挛的血流速度变化的时间过程:TCD 血流速度的升高与血管痉挛导致管腔狭窄呈负相关关系。因此,血流速度升高的时间过程与血管造影显示的血管痉挛发生的时限是一致的。血管造影显示血管痉挛发生在 SAH 后 4~12d。SAH 术前、术后血管痉挛的发生、发展的时间过程有一定的区别。我们从 1993~1995 年对 46 例动脉瘤破裂出血手术治疗的患者,进行了术前、术后脑血流的动态监测。研究发现术前血管痉挛时间过程与国内外文献报道基本一致,70%的患者在 SAH 后 4~8d 内,TCD 显示广泛的脑血流速度升高,通常血管痉挛流速增加的高峰期持续 1~2 周,3~4 周内血流逐渐恢复。判断术后痉挛的发生:无论术前血管痉挛是否缓解,均应在术前 1d 检测双侧半球血流指数(流速、PI 值、MCA/IcA 颅外段比值),作为基础测值用以术后与术前血流速度比较的客观依据。若术后流速较术前升高 20%~30%以上,MCA:ICA≥3:1 就可判断血管痉挛的发生,并通过流速升高的幅度评价血管痉挛的程度。

5.颅内压增高和脑死亡说颅内压的生理调节主要依靠脑脊液、脑血流量、脑血管的自动调节功能等。当各种原因导致 ICP 升高时,脑灌注压(CCP)相对减低,脑血流下降将导致脑缺血发生。传统检测颅内压的方法是通过腰椎穿刺、脑室内或硬膜下插管测压或监测脑脊液的压力,鉴于这些检测手段的有创性,同时在 ICP 升高的情况下,腰椎穿刺可能导致脑疝的危险,不可能反复检测。采用一种无创性监测 ICP 的动态变化,在临床上具有重要的意义。

1982 年 Aaslid 等首先报道了采用 TCD 技术监测颅内压的方法,并从理论上评价了多普勒频谱形态和血流动力学指数与 CCP 之间的相关关系。Klingelh6er 等(1991)采用 TCD 对 13 例可疑颅内压升高处于昏睡状态的患者的脑血流检测发现,RI 指数与 ICP 的变化密切相关,ICP 升高 RI 指数增加。1992 年 Chan 等通过临床研究 PI 与 CCP 的关系,指出 PI 指数的变化较 RI 指数的变化更能反应 PP 的异常改变。当 CCP 降低至 70mmHg 后,PI 值呈进行性增加。Homburg 等(1993)观察到 PI 与 ICP 呈正相关关系,即 ICP 随 PI 值的增加而升高。Hidemasa 等(1997)通过动物模型研究发现,ICP 增加,CBF(脑血流量)减低,PI 值升高。当 PI>3.0 时,CBF、<20%,当 PI>4.0 时,CBF<10%。

(1)颅内高压的 TCD 特征:①血流速度的变化:ICP 的增加可导致颅内动脉血流速度的减低。在 ICP 升高早期,以舒张末流速下降为主,平均流速相对减低,随着 ICP 的不断增加,收缩期流速也下降;②血管搏动指数的变化:随 ICP 的升高,PI 值进行性增加;③血流频谱的变化:TCD 血流频谱的变化是 ICP 增加时可直接观察到的典型特征。从典型的"三峰形"频谱到收缩峰高尖 S1 和 S2 峰融合,舒张期前切迹加深,搏动性增加。当颅内压与舒张压接近时,舒张期血流信号消失。

(2)脑死亡的 TCD 特征:随着 ICP 的持续升高,并高于 CCP 时,脑血管内无有效血流灌注,则进入脑死亡阶段,TCD 频谱形态可分为 4~5 个阶段:①当 ICP 等于平均动脉血压时,TCD 显示为单一收缩期出现的脉冲尖锐峰波形。②当 ICP 高于平均动脉血压,血流频谱呈收缩期尖锐形低振幅,舒张期折返于基线下方,形成震荡型血流频谱。③正负血流信号比值(DFI=1-R/F)<0.8。R 为负向血流速度值,F 为正向血流速度值。④负向血流信号消失,呈单一微弱的尖锐波——钉子波。⑤血流信号完全消失。

6.颅内静脉与静脉窦血栓形成 1991 年 Aaslid 和 Newell 等首先报道了通过 TCD 获得直窦血流信号的检测方法。1994 年 Joanna 等、1995 年 ValdLlezfl 等先后报道了 1 例和 3 例静脉窦血栓形成的 TCD 脑静脉血流检测特征,从而揭示了 TCD 评价脑静脉和静脉窦血流的临床应用价值。1996 年首都医科大学宣武医院 TCD 技术人员首先在检测技术上进行了尝试,并于 1998 年首先发表了对 160 例健康志愿者及无神经系统疾病的就诊者,大脑中深静脉、基底静脉和直窦血流的正常检测结果分析。

(1)正常静脉血流检测:①大脑中深静脉(DMCV):该静脉主干与 MCA 走行接近,正常 DMCV 流速在 j~8(9.1±2.9)cm/s;②基底静脉(BVR):正常 BVR 流速为 4~19(9.2±2.7)cm/s;③直窦(SS):正常流速为 6~35cm/s。

（2）静脉窦血栓的 TCD 检测：以矢状窦血栓为例，由于血栓的形成，使回流入矢状窦的静脉血流受阻，通过静脉之间的侧支循环经 DMCV 注入 BVR，因而造成双侧 DMCV 和 BVR 的血流量增加，DMCV、BVR 流速升高。由于 TCD 对静脉窦血栓形成的脑静脉血流检测还处于探索阶段，未形成系统的研究结果。因此，相关的脑静脉和静脉窦血流特征有待进一步探讨。

7.TCD 对微栓子的检测随着 TCD 技术在临床应用的推广，特别是对于缺血性脑血管病患者颅外段血管病变的深入研究发现，很多脑缺血患者的病因与颈动脉硬化性斑块脱落形成的栓子有关。因为，颈动脉狭窄粥样硬化斑块表面不光滑、溃疡、斑块内出血等病变，随时有可能形成新的血栓凝集，随血流的冲击脱落形成微栓子进入颅内。通过患侧 MCA 的监测

（1~2h）可以获得微栓子的发生率。Spencer（1997）对 500 例 CEA 患者术前 TCD 监测结果分析，5min 内发现 1 或 2 个微栓子的占 16%，持续 5min 以上发现率在 19%。其中颈动脉狭窄造成缺血性脑血管病变组 20 例微栓子发生频率为 0.043 个/min，未造成脑血管病变 423 例微栓子发生频率为 0.029 个/min，两组结果说明了颈动脉狭窄性斑块与颅内动脉产生的微栓子的数量相关性。

（1）微栓子的 TCD 检测特征：对于微栓子的监测，可以采用单通道或双通道多深度 TCD 监护仪。单通道仅观察一侧半球，双通道可以对双侧半球脑血流同步监测，对于微栓子的判断标准如下：①短暂性高强度连续或间断出现的，分布于频谱内部的多普勒信号，持续时间不超过 300ms；②微栓子信号的声频强度高于频谱背景信号 3db 以上，与主频多普勒血流方向一致；为单向性频谱信号，随心动周期分布；③声频信号高尖，似"鸟鸣音"、"吱吱声"或"哨鸣音"。

（2）TcD 监测微栓子的意义：在国外医学领域 TCD 已广泛应用于研究颈动脉病变患者的微栓子发生与缺血性卒中的危险性之间的相关性。通过对微栓子数量的评价，研究微栓子与颅内动脉栓塞的关系，特别是进展型卒中患者的微栓子监测，对于临床治疗和患者的预后具有重要临床意义。

微栓子的发生不仅见于颅外段颈动脉狭窄性病变，颅内动脉的狭窄同样可引起微栓子的形成。Droste（2002）等通过 TCD 发现 33 例颅内动脉狭窄患者，有 5 例 8d 内出现脑缺血症状，并且狭窄段的流速均≥210cm/s，微栓子的发生率为 3~25 个/h，CT 和 MRI 结果提示脑栓塞的特征。他们的研究还发现，无症状的颅内动脉狭窄的患者峰值流速>160cm/s 但<210cm/s。新近发生的症状型颅内动脉狭窄，若峰值流速≥210cm/s 者抗凝治疗不能完全抑制微栓子的形成。

二、颈动脉超声检查

【正常颈部动脉特点】正常颈动脉超声检测包括血管壁结构（内膜层、中膜平滑肌层和外膜纤维结缔组织层）、血管内径和血流动力学指数。检测的动脉有双侧 CCA、ICA、ECA、VA 和 SA。

1.颈总动脉正常 CCA 的检测包括 IMT 和血管内径。测量的位置通常位于颈总动脉远

端颈内外动脉分叉水平下方 1.0~1.5cm 范围内。内膜厚度是指动脉后壁内一中之间的厚度,管腔内径是动脉前壁内膜下缘与动脉后壁内膜上缘之间的垂直距离,双侧 CCA 管径应基本对称,正常为 0.6~0.8cm,随年龄增加相对增宽,但不应超过 1.1cm。若管径>1.1cm时,双侧管径不对称相差 3.0mm 以上,应视为动脉扩张。CCA 内膜厚度是评价颈动脉硬化早期改变的重要指标,正常 CCA 的内膜厚度<1.0mm。

2.颈内动脉通常 ICA 颅外段检测范围应达到 4.0~6.0cm。测量包括球部管径和 IMT,颈内、外分叉上方 1.0~1.5cm 范围内相对平直的 ICA 管径和 IMT。正常 ICA 管径为 0.45~0.65cm。IMT<1.0mm。

3.颈外动脉正常 ECA 从 CCA 分支后在颈部向前内侧上行向颜面部组织供血,与颅内的血流动力学关系不大,只有在 ICA 病变时,ECA 作为侧支开放的供血动脉,ECA 的血管结构和血流动力学的变化才具有临床意义。

4.椎动脉双侧椎动脉的检测,是颈动脉超声检测的重要组成部分。正常椎动脉检测应包括椎动脉的颈段、椎间隙段和枕段。正常椎动脉的解剖内径为 0.3~0.35cm。双侧椎动脉管径并非完全对称。正常人群有 43% 为管径不对称型,双侧椎动脉血流量也不对称。因此观察椎动脉是否存在病理性血管狭窄,不能单纯观察椎间隙段管径或流速,应以椎动脉颅外段全程(颈段、椎间隙段、枕段)观察结果综合判断。当一侧椎动脉全程管径和流速均匀性低于对侧椎动脉,血管壁回声正常,无内膜增厚,应视为双侧椎动脉发育不对称型,并非病理性血管狭窄。椎动脉是颅内供血动脉,具有低阻力血流特征,血流频谱与 ICA 接近,但流速明显低于 ICA。

5.锁骨下动脉双侧锁骨下动脉既是上肢动脉也是双侧椎动脉的供血动脉。锁骨下动脉病变不仅引起上肢血流异常,同时可导致椎—基底动脉供血障碍,诱发缺血性脑血管病的发生。正常锁骨下动脉血流频谱为外周血管型,由于外周血管阻力的影响,可表现为窄带型,频谱内部无充填的三相波形或四相波形。当流速升高、频谱充填、波形改变时,意味着锁骨下动脉病变的存在。

【颈部动脉病变特点】颈动脉超声检测的常见病变包括动脉粥样硬化引起的内膜增厚、斑块形成、动脉狭窄或闭塞,先天性颈内动脉肌纤维发育不良,非特异性动脉内膜炎,颈动脉周围病变,颈动脉夹层等。

1.颈动脉内膜增厚近年来,有许多文献报道 IMT、增加,是评价动脉粥样硬化内膜损害的重要标志。目前判断 IMT 增厚的标准国内外标准不一。Bond 等 (1989) 认为正常IMT<1.2mm,若 IMT>1.3mm 为增厚。日本人 Toshifumi 等(1997)通过研究无症状型颈动脉硬化患者的内膜厚度与心血管病危险因素之间的相关性指出,IMT>1.1mm 为异常。意大利学者 Patrizio 对正常人群动脉硬化的流行病学研究表明,IMT≥1.0mm 具有病理学意义,是早期动脉硬化的表现。我们通过多年的临床实践并与临床症状、血液生化指标及术中结果分析确定 1.0mm≤IMT<1.5 mm,说明存在内膜增厚动脉硬化的早期改变。IMT 厚度不同,病变范围不同,声波特征不同。

(1)早期内膜损害:表现为动脉内膜回声不均,线形回声基本存在,或出现阶段性内膜增厚和阶段性回声异常。

（2）弥漫性内膜增厚：颈动脉 IMT 广泛增加，内—中膜融合，正常中层平滑肌的暗带回声消失，但是增厚的 IMT%1.5mm，突向管腔不明显。

2.动脉硬化斑块形成对于动脉硬化斑块形成的判断标准是：动脉内膜局限性增厚≥1.5mm，并突出于管腔，内膜表面不光滑，与周围的内膜连续性中断。动脉硬化斑块与内膜增厚的概念不同，但斑块是在 IMT 的基础上发展的病理改变。

临床研究表明症状性和非症状性颈动脉硬化斑块的病理结构是不同的。症状性斑块表面的纤维帽较薄，容易破裂。Sitzer 等（1995）研究表明，斑块组织结构与 TCD 在大脑中动脉检测到异常栓子信号的频率密切相关，指出纤维帽不完整的斑块容易破裂出血，形成溃疡并且形成新鲜的血栓脱落后进入颅内，因此，大脑中动脉微栓子信号的检出率明显增加，从而说明斑块破裂是缺血性卒中发生的重要病理基础。

（1）斑块的形态学分类：根据斑块表面纤维帽的完整性、表面光滑性等形态学特征将硬化斑块区分为：①规则型。以扁平型多见，表面光滑呈弧线形突出于管腔。表面纤维帽呈细线状中等水平回声；②不规则型：斑块形态不规则，表面不光滑，纤维帽不完整，表面内膜回声不连续；③溃疡型：斑块表面纤维帽破裂，局部组织缺损，出现"火山口"样，彩色血流影像表现为血流向斑块内灌注的特征。

（2）斑块的声学特征分类：根据斑块对声波吸收和反射所表现出的声学特征进行分类。①均质回声型：斑块内部回声均匀，表现为均匀的低回声、中等水平回声或强回声。其中低回声斑块，内部脂质成分较多，为不稳定性斑块。②不均质回声型：斑块内部是不同水平回声相间，或称混合性回声斑块。此类斑块的不稳定性突出，当出现不规则性不均回声斑块造成血管严重狭窄时，斑块表面受血流切应力的作用，容易脱落形成微栓子造成颅内动脉的栓塞。

3.颈动脉狭窄或闭塞颈动脉狭窄或闭塞是颈动脉硬化病变发展的严重阶段。颈动脉超声检测的目的在于早期发现筛选出颈动脉病变的患者，使其得到及时有效的治疗，减少颈动脉缺血性脑血管病的发病率。

（1）颈动脉狭窄的超声特征：颈动脉狭窄包括 CCA、ICA 和 ECA。CCA 或 ICA 狭窄>50%将有可能造成颅内血流动力学的变化，若狭窄>70%将发生颅内动脉缺血性病变。因此，狭窄程度不同超声检测特征不同：

①当血管狭窄<50%，灰阶图像显示局部斑块形成，管径相对减小血流速度无明显变化。

②中度狭窄（狭窄率 50%~69%）时管腔内径明显减小，通过彩色或能量多普勒影像，可以观察到狭窄处残余管腔，狭窄段血流出现加速度，狭窄段病理性涡流形成。

③重度狭窄（狭窄率 70%~99%）时，通常残余管径<1.5mm，狭窄段流速进一步升高，狭窄近段流速相对减低，狭窄以远段出现涡流和湍流混杂的血流信号，狭窄后末段动脉血流速度明显减低，并呈低搏动性多普勒频谱特征改变。ECA 管腔扩张，流速代偿性升高。若狭窄病变位于颈内、外动脉分支下方的 CCA，则 CCA 狭窄处出现血流加速度，但 ICA、ECA 血流速度均明显减低，并出现低阻力型多普勒血流动力学特征。血管狭窄的程度，可通过超声波显示的血管长、短轴切面采用残余管径和残余面积法进行计算，同时结合血流加速度测量，综合判断出准确的血管狭窄率。

(2)颈动脉闭塞：当颈动脉狭窄进一步加重造成血流信号消失，患侧颈动脉向颅内动脉供血阻断时，即形成颈动脉闭塞。根据病变的部位不同，产生的声像图和血流动力学改变也不同。

①颈总动脉闭塞：颈总动脉管腔内充填血栓或动脉硬化斑块，彩色或能量多普勒影像显示血流信号消失。若 CCA 闭塞是由近心端向远端缓慢形成，ICA 和 ECA 管腔尚通畅，可出现血流从颅内向颅外端逆流的特征。若病变累及 ECA 和 ICA，则病变侧 CCA、ICA 和 ECA 血流信号均消失管腔内可探测到均质或不均质回声的斑块。

②颈内动脉闭塞：各种原因造成颈内动脉管腔内无血流通过，即为颈内动脉闭塞。超声特征表现有.a.颈内动脉管腔内斑块或血栓充填：灰阶图像显示颈内动脉，从球部水平向上至少观察到 1.0cm 范围的管腔内充填均质或不均质回声斑块或血栓，但血管壁、管腔结构显示清晰.b.彩色和能量多普勒影像异常：无论纵断或横断切面，颈内动脉管腔内无血流信号，颈总动脉远端出现血流信号折返现象；c.多普勒频谱异常：颈内动脉管腔内无多普勒频谱，而颈总动脉远端或球部可探测到高阻力型收缩与舒张期血流信号不连续的双向单峰频谱特征；d.颈外动脉扩张代偿特征：这是由于颈内、外动脉侧支开放后的继发性血流动力学改变产生的颈外动脉管腔结构的变化，同时颈外动脉血流速度相对升高；e.椎动脉管径和流速的变化：由于颈内动脉的闭塞，颅内动脉侧支开放（后交通支开放）的需要，促使椎动脉扩张血流速度升高。

4.颈内动脉肌纤维发育不良颈内病变的原因除动脉硬化外，肌纤维发育不良也可造成脑供血异常，本病以青壮年多发。

(1)一侧或双侧的颈内动脉动脉管径不均匀性缩窄，动脉内膜一中膜结构显示不清，无正常中膜平滑肌特有的低回声暗带。

(2)彩色血流显示无正常动脉血流之中心层流所形成的亮带特征。虽然血管狭窄，但是由

于动脉中层弹力纤维结构异常，因此无典型节段性血流加速度改变，多表现为低流速高阻力血流频谱特征。

(3)采用低频率凸阵探头选择能量多普勒影像功能，显示出病变侧颈内动脉颅外段全程管腔内血流充盈不均呈"串珠样"改变，远段血流信号低弱。

5.颈动脉瘤根据动脉瘤形成的病理基础及结构特征可分为：

(1)真性动脉瘤：动脉瘤是由局部管腔扩张形成，动脉瘤壁结构完整。局部管腔内径>1.6cm。

(2)假性动脉瘤：动脉瘤是由于动脉壁内膜、中膜或内一中膜或外膜均损伤后血液进入中膜下或周围组织形成。瘤壁由动脉血管外膜或周围结缔组织构成。瘤体内有新鲜的凝血也可能存在混合性血栓。瘤腔与供血动脉相通。

(3)夹层动脉瘤：各种原因引起动脉内膜或中膜撕裂后，血流冲击使中膜层分离，血液注入形成积血。内膜远端出现破裂口时，血液可通过夹层假腔返回到真正的动脉管腔内。

6.大动脉炎颈动脉超声检测可以发现颈动脉大动脉炎性病变的存在。颈动脉内膜相对均匀性增厚，呈"被褥状"样，血管壁明显增厚，动脉内一中膜结构融合，外膜回声

也明显增强,动脉内径均匀性缩小,血流速度异常可以表现为加速度型或缓慢型,取决于病变造成管腔狭窄的程度。

7.颈内动脉周围病变颈内动脉周围病变的压迫可引起颈内动脉管腔受压,血流受阻,影响颅内动脉供血。常见的原因有颈动脉体瘤、颈部肿瘤等。其中颈动脉体瘤是发生于颈内外动脉分叉处,血管夹壁之间的软组织肿瘤,以海绵状血管瘤、神经血管瘤多见。彩色多普勒超声可以观察到颈内外动脉分叉距离加大,血管外壁之间可检测到实性肿物,伴有丰富的网状血流影像,边界清楚。颈动脉体瘤性病变在颈动脉超声检测中不多见,当发现颈内外动脉分叉增宽,应注意观察有无颈内动脉周围病变—颈动脉体瘤的可能,但并非颈内外动脉分叉增宽就一定有病变的出现。另外颈部肿瘤或肿大淋巴结的压迫可能造成血管腔受压,出现血管狭窄的表现,应注意与颈部软组织的超声检测加以区别。

8.锁骨下动脉盗血可导致脑缺血的发作,在临床上并非罕见。

(1)锁骨下动脉狭窄:通过灰阶或彩色血流影像可以观察到患侧锁骨下动脉起始段管腔狭窄或充填(斑块)。前者表现为局部流速异常升高,后者为近段血流信号中断,远段可探测到从椎动脉逆流的低阻力型血流信号。

(2)患侧椎动脉血流方向异常:患侧椎动脉血流颜色与同侧的颈总动脉相反。正常椎动脉与颈总动脉的血流方向一致颜色相同。当锁骨下动脉狭窄或闭塞时,患侧的椎动脉血流来自对侧的椎动脉,因此,血流方向发生改变,颜色与颈总动脉不一致,即 CCA 为蓝色,椎动脉为红色血流影像——典型的锁骨下动脉盗血的超声特征。

(3)患侧上肢动脉血流检测异常:由于锁骨下动脉病变,患侧上肢的血液来自颅内椎动脉因而通过对桡动脉的检测可以发现双侧桡动脉血流速度和多普勒频谱形态的不同,患侧桡动脉呈现低流速低搏动性颅内动脉血流特征。

第九节 神经心理学检查

神经心理学是神经科学与心理学结合产生的一门交叉学科,系统研究脑与行为的关系。神经心理学以人为研究对象,重点研究大脑高级功能患者的诊断、分型、鉴别诊断、病因诊断、预后和治疗,服务于I临床即为1临床神经心理学。通过神经心理学检查评定患者认知、知觉、记忆、思维、注意、情绪、个性等方面的心理能力,能对损害部位的确定提供有价值的线索,使高级神经功能障碍的定位诊断更精确,从而为神经科医师提供更精确的疾病定位、定性诊断依据。虽然神经心理学检查和临床神经病学家的传统的行为评价的目的是相同的,都涉及患者的行为,但其应用的方法不同于临床评价,它比一般的神经病学对行为评价的检查更为精确,检查的范围更大。

随着中国人口的老龄化,老年期痴呆患病率越来越高。国内的流行病学显示在 60 岁以上的老年人中,痴呆患病率为 0.75%~4.69%,临床表现以智能损害为主。要对其症状进行客观的检查和评定,就要借助神经心理量表检查。神经心理量表检查具有规范化和数量化的特点,顺应循证医学的发展趋势,在国内外发展迅速,且已成为认知障碍领域不可或缺的重要辅助检查,受到了广泛重视。

【检查目的】

1.提供大脑损伤的定位诊断依据在神经影像学尚未充分发展以前,神经心理学检查的主要作用是人脑病变的定位。近年来,由于神经影像技术的发展,其在诊断和定位中的作用有所减弱。

2.提供病因诊断和鉴别诊断依据特别是在不同类型、不同程度认知障碍的鉴别诊断、在老年患者中抑郁和痴呆的鉴别中,神经心理学检查能提供重要的依据。

3.提供疾病严重程度的依据运用相应神经心理量表,可以对疾病严重程度进行量化分级。

4.提供疗效判定和预后评定标准神经心理学测验较为精确,有可能较敏感地测出脑损害患者心理功能的变化,可作为外科或药物治疗提供疗效评定。神经心理检查还能对退行性病变患者心理功能减退程度和质量等预测。

5.提供制定康复治疗程序和康复措施的依据只有通过神经心理学评定,准确把握脑损害患者心理受损的性质和程度,才可能有的放矢地制定康复程序,采取康复措施,以提高疗效。

6.其他测查方法本身也是一种康复训练作业。

【信度和效度】神经心理检查主要使用心理测验的方法。心理测验是一种心理学技术,用于对人的带有个体差异的心理与行为进行客观的标准化测定。进行心理测验的时候必须注意选择合适的测验材料,且要在信度和效度两方面达到一定的要求。所谓信度(reliability)是指测验多次重复时,所测量的结果是否一致,即该测验的稳定性如何。重复性大说明此测验的性能稳定,可靠性大。所谓效度(validity)是指该测验是否准确测量了准备要测验的东西,测验所得结果是否符合测验的目的。例如,测验的目的是测查智力,那么,测验所得的结果一定是要代表智力,而不是其他,这时才认为此测验的效度是高的。

测验必须标准化。所谓标准化是指经过大量取样和提炼后获得的比较可靠和可用的测验过程。标准化的测验一定要有固定的实施方法,标准的指导语,标准的答案,统一的记分方法,还要有一个常模。常模是用来比较的标准,以此标准来解释测验的结果,因此,制定常模时所用的被试者必须是大量的和有代表性的。

【选择原则】用于检查不同认知功能的量表有数百种之多,而且每年还不断有新的测量方法发表并用于实践。为了在众多的测验中选择适当的测验,必须对不同的测验有一个大概的了解,并遵循一定的原则进行选择。量表有很多种,有专门为神经心理学研究而设定的成套测验,也有专门为测量某一种或几种心理功能而设计的。从实践的角度,可分为两大类:一类是简要的量表,可以很容易地在诊室或床边应用,也不需要特别的设备或训练;另一类更精细的量表,需要购买测验材料,操作者预先需要接受一定训练。

1.量表选择可以根据病史、神经病学检查和神经心理学知识来选择恰当的量表。选择原则是:选用那些能最大限度地暴露大脑损伤患者的脑功能缺陷,又能够提供有助于探讨大脑认知的研究和疾病诊断的可靠信息的量表。

2.选择途径有两个途径:一种先进行能全面检查脑损害患者心理功能的测验,必要时根据检查结果再选择适当的单项测验进行进一步检查。其优点是全面性,可防止遗漏一些重要心理功能损害;缺点是操作费时,容易使患者疲乏而影响测验结果。另一种途径是根据患者病变的性质和部位选择适当的测验。其优点是可避免与诊断无关的检查项目,可节约时间,减轻患者负担,并可在相对较短的时间内较深入地测量某一方面心理功能障碍的情况;缺点是根据神经心理学家经验选择量表难免会遗漏一些应该测量的功能,在解释结果时也容易发生一些偏见。

【注意事项】若检查的目的是获得对大脑功能的总体了解,可选择韦氏成人智力量表(wechsler adult intelligence scale,WAIS)、韦氏记忆量表(Wechsler memory scale,WMS)和国内学者编制的临床记忆量表。若为得到有关定位信息,可根据两侧大脑半球和不同脑区的功能选择不同量表。如使用各种类型的言语测验和语文作业考察左侧大脑半球的功能;应用各种与空间知觉和定向有关的测验,及与非言语材料的感知和记忆有关测验如无意义图形再认、触摸操作测验等考察右侧大脑半球功能。又如使用威斯康星卡片分类测验、言语流畅性测验、伦敦塔测验测查额叶功能。

【对量表的评价】神经心理学检查由于其在反映认知损害方面的不可替代作用,已在神经科得到广泛应用,并成为测查痴呆的有力工具。它除了简便、易行、省时、易推广等优点外,还有规范化和数量化两个最大优点。由于严格要求规范化,使测试结果更精确,有利于资料的交流和比较,对于临床教学和研究都是很有用的工具。量表的数量化,不但可以做出患者有无或是否痴呆的定性诊断,还可以做出定量诊断,有助于诊断痴呆的严重程度,并可做治疗前后的疗效判断。

神经心理学检查量表虽有很多优点,但应用起来也有其局限性,需要注意和克服。目前还没有也不可能有敏感性和特异性均达100%的量表。另外,单一某项检查只能侧重于智能的某一方面或某几方面,如言语性或操作性,认知功能或社会生活功能,都不能反映智能的全貌。至今任何神经心理检查都不能全面满足痴呆诊断的要求。因此,需要根据临床或研究的不同目的来选择不同的量表,或两个或多个量表配合使用,如言语性与操作性智能测验结合使用最好。如患者已不能接受检查,则使用知情人的观察测评类量表;如需鉴别AD抑或多发脑梗死性痴呆(MID),则应使用Haehinski缺血积分表等。

神经心理检查会受到受试者年龄、教育、性别的影响,躯体状况不佳、情绪障碍、意识不清、受试者不配合等都可以影响检查结果,在分析结果时要综合考虑。另外,需要注意的是,神经心理量表和其他辅助检查一样,绝不能代替临床思维。要以临床为核心,同时参照脑影像学、电生理学、生化学检查结果,综合判断量表检查结果的意义。

【常用量表及其检查方法】目前,用于检查不同认知功能的量表有数百种之多,而且每年还不断有新的测量方法发表,归纳起来可分为认知功能检查量表、生活能力检查量表、程度和分级量表和情感人格行为症状量表四类。另外,尚有主要用于鉴别诊断的量表等。西方国家最广泛使用的认知测验有简易精神状态量表(MMSE)、Mattis痴呆评定量表(DRS)、阿尔茨海默病评估量表(ADAS)和阿尔茨海默病登记建立协议(CERAD)成套神经心理测验等四种。

1.认知功能检查量表

(1)简明精神状态量表(MlMSE):MMSE 一直是国内外最普及、最常用的痴呆筛查量表。它包括时间与地点定向、语言、心算、即刻与短时听觉词语记忆、结构模仿等项目,满分 30 分,费时 5~10min。它的时间重测信度为 0.80~0.99,评定者重测信度 0.95~1.00,筛查的敏感性大多在 80%~90%,特异性大多在 70%~80%。它作为筛查痴呆的工具,具有短小、敏感性好的特点。但是毕竟过于简单,对于筛查后的诊断、纵向评价病情、观察药物疗效等几个方面存在明显缺点:①容易受到受试者教育程度影响,对文化程度较高的老人有可能出现假阴性,而对低教育者有可能出现假阳性;②注意、记忆、结构模仿等项目并不足以反映相应的认知领域表现,代表性比较差;③此量表强调语言功能,夸大了左半球病变所致认知功能缺陷,而对右半球病变所引起的认知功能障碍不够敏感;④记忆检查缺乏再认项目,命名项目过于简单;⑤对皮质性功能紊乱比对皮质下功能紊乱更敏感;⑥作为认知功能减退的随访工具不够敏感。故深入研究认知损害往往采用多个更特异的测验工具搭配使用。虽然 MMSE 量表存在着上述缺点,但是由于此量表简单、易操作,在痴呆的临床和科研工作中仍得到广泛应用。

(2)常识—记忆—注意测验(IMCT):IMCT 是 1968 年由 Blessed 等编制的,是一种常用的筛查认知功能缺损的短小工具,主要检查近时记忆、远时记忆和注意力,这些能力在痴呆早期即常受累,因此,测验的敏感度较好。IMCT 原来是三个单独的量表,综合成一个测验以后形成测查项目多,查得透彻的特点,减少了仅用一个问题即对某方面能力进行判断,从而发生错误判断的可能性。本测验总分 36 分,国内于 1994 年修订。常识部分包括本人姓名,时间定向;记忆包括个人经历,其他常识,即刻记忆;注意用倒背一句话和正数和倒数数字考察。

(3)扩充的痴呆量表(ESD):ESD 是由 Herseh 于 1979 年在 Mattis 痴呆量表的基础上修改、扩充而成,目的是用于鉴别痴呆与非痴呆、评定病情严重程度和病程进展。它测验的内容包括学习、注意、记忆、定向计算、抽象思维、语言能力和空间结构等 8 个方面,每个方面含有多个题目,可以计算 8 个分测验分数。全套测验 23 个题目,总分为 250 分。国内修订版的界限值按照文盲至大学,分别为 154、192、208、217 分。ESD 分半信度系数达 0.9,内部一致性系数 0.69~0.78,患者的正确划分率 97%。ESI)得分在轻、中、重三组患者中明显不同。ESI)对轻度痴呆较其他量表敏感性要高,与临床诊断的符合程度达 85.4%。测验成绩能反映痴呆病情发展变化,但是在老年性痴呆和血管性痴呆等不同病因组之间无明显差别。它可作为全面评价智能状况的工具,而对病因鉴别的帮助不大。

(4)长谷川痴呆量表(HDS):HDS 由 Hasegawa 于 1974 年编制,1991 年修订。它包含时间和地点定向、命名、心算、即刻和短时听觉词语记忆,与 MMSE 相似,但是无复述、理解指令、结构模仿 3 项,增加了倒背数字、类聚流畅性、实物回忆 3 项,满分 30 分。在类聚流畅性测验,从语义类别中列举例子比从词形、语音类别中列举例子更困难。由于汉语的音、形、义分离,同音字较多,方言繁杂,文盲和低教育老人较难完成听觉词语记忆,HDS 中文修订版采用视觉实物记忆更易为国内受试者接受、更少受教育程度影响,但是缺点是不能作记忆策略和机制分析。它的优点是适合于东方人使用,敏感性和特异性比较高,但是 MMSE 的上述缺点 HDS 也同样存在。

(5)韦氏智力量表(WAIS)和韦氏记忆量表(WMS):中国修订成人韦氏智力量表(WAIS)由龚耀先于 1982 年主持修订。包含 11 个分测验,分为文字和非文字两部分。总分以离差智商表示,可以计算言语智商、操作智商和总智商。它有中国人群的常模,各个分量表也可以单独应用。它是检查多种能力的综合智力测验,痴呆研究中应用更多的是韦氏记忆量表(WMS)。它是国际上常用的成套记忆量表,原来的版本包含 7 个分测验,1987 年修订后增加了 6 个测验。中文版在 7 项版本的基础上增加了 3 项分测验修订而成,包括:常识、定向力、精神控制能力、逻辑记忆、数字记忆、视觉记忆、成对联想学习、图形记忆、图形再认和触摸记忆,它的评分最后换算成记忆商,方法和智商相似。WMS 对阿尔茨海默病的早期诊断和鉴别诊断相当敏感。

(6)剑桥认知功能检查(CAMCOG):剑桥老年人精神疾病检查法(CAMDEX)由英国人 Roth 等于 1986 年编制,其目的是提供一个标准化的诊断工具。将临床诊断过程中的所有资料表格化和量表化,它包括现病史、查体等 8 个部分,剑桥认知功能检查(CAMCOG)是其中的认知功能检查部分。CAMCOG 包括 MMSE 所有题目,并对测验的能力和测验的详细程度有所增加。它测定的功能有定向、言语、记忆、运用、注意、抽象和感知能力。CAMCOG 对早期痴呆患者的认知损害比较敏感,不易产生天花板效应。此量表信度和效度均较高,可以将轻度认知功能障碍与正常人区别开来,其包含的认知领域更为广泛;但其在一定程度上仍受年龄、教育文化程度的影响,其侧重点仍是 AD 及皮质功能等。目前很多研究者已将其应用于卒中后认知功能障碍的筛查及早期诊断。证明 CAMCOG 较 MMSE 敏感性和特异性均高,着重于局部认知功能障碍的评价,用于评价血管性痴呆是可行的。

(7)七分钟测验:Solomon 在众多认知功能检查项目中筛选出 4 个敏感的测验组成一个简短量表,包括:提示回忆试验、定向力测验、语言流畅性测验、画钟测验。它的平均检查时间为 7min42s,由此得名"七分钟测验"。其优点包括:①敏感性和特异性高,分别达到 92% 和 96%;②重测信度好,时间重测信度 0.91,评定员重测信度 0.92;③不受年龄、性别、教育水平影响;④对极轻、轻度、中度患者有很高的敏感性和特异性。它需要较少的培训和临床经验,占用时间短,是简洁、有效的早期痴呆筛查工具。

(8)认知能力筛查量表(CASI):由美国加州大学李眉教授编制,包括定向、注意、心算、远时记忆、新近记忆、结构模仿、语言、类聚流畅性和概念判断等 9 个因子,共 20 题,检查时间 15~20min。cASI 总分 100 分,得分可换算为 MMSE、HDS 的分数。有中、英、日、西班牙等不同语言版本,可用于不同文化背景的比较,已在美国、日本和我国香港、台湾、上海等地得到应用。结果显示,该测验在评定员之间的 Kappa 一致性为 0.86,信度系数 cronbachs=0.90。测验总分与简易智能速检量表的相关系数为 0.87,与痴呆简易筛查量表的相关系数为 0.89。作者将时间定向、类聚流畅性、即刻与短时听觉词语记忆组成 CASI 简式,其敏感性和特异性高于 MMSE 和 HDS。CASI 具有良好的信度与效度,通用性强,值得在临床及流行病学调查中推广应用。

2.生活能力检查量表

(1)日常生活活动能力量表(ADL):ADL 是国外常用的评定躯体功能状况的指标。特别是对认知障碍痴呆患者进行 ADL 评定具有实际意义和可行性。首先,大脑功能障碍以致造成生活能力下降是痴呆诊断标准之一;其次,痴呆的进展多以生活能力的逐步下降为特征,而生活能力的恢复与改善可以作为治疗与干预手段的效果观察的指标;最后,极重度的痴呆患者任何认知测验均不能完成时,只有以 ADL 的评定才能反映病变的严重程度。ADL 可分为基本生活能力(ADL)和操作性能力(IADL)两组不同功能。ADL 的评定简单易行,无须受试者的配合,可由亲属、照料者等知情人提供信息,特别适用于被检者因躯体健康原因难于配合的情况。ADL 的评定条目有吃饭、穿衣、洗漱、上下床、室内走动、上厕所、大小便控制和洗澡。IADL 的评定条目包括购物、做饭、一般轻家务、较重家务、洗衣服、剪脚指甲、服药、管理个人钱财、使用电话、乘公共汽车、去住地附近活动、独自在家。评定方法是每项活动分为完全自理(0 分)、有困难需帮助(1 分)和需人完全照顾(2 分)三个等级。

(2)社会功能活动调查(FAQ):FAQ 评定的主要是一些需要比较复杂的认知能力参与的社会性功能,因此,与认知功能的水平相关较好。FAQ 的评定项目有:①每月平衡收支的能力,算账的能力;②工作能力,能否写出简单记录;③能否到商店买衣服,杂货和家庭用品;④有无爱好,会不会下棋和打扑克;⑤会不会做简单的家务,如点炉子、泡茶、准备饭菜;⑥能否了解发生的近事,并参加讨论和了解电视、书、杂志;⑦能否记住约会时间、家庭节日、吃药等;⑧能否拜访邻居,自己乘公共汽车等。评分标准与 ADL 类似,为 0~2 分的三级评定,总分最高 30 分。

3.程度和分级量表

(1)临床痴呆评定量表(CDR):CDR 于 1982 年由 Hughes 等首先发表。1993 年,Momris 等进一步规范了其评分方法。其编制目的是为临床提供一个简便的工具,从与患者和亲属交谈中获得信息,完成对痴呆易受损功能的完好程度做出评估,继而快速评定病情严重程度。CDR 一般由医师完成,评定的领域包括记忆,定向能力,判断与解决问题的能力,工作和社会交往能力,家庭生活和个人业余爱好,独立生活自理能力。以上六项功能的每一方面分别做出从无损害到重度损害五级评估,但每项功能的得分不叠加,而是根据总的评分标准将六项能力的评定综合成一个总分,其结果以 0,0.5,1,2,3 分表示,分别判定为正常、可疑、轻、中、重等五级。CDR 的评分与患者的死亡、预后高度相关,表明 CDR 的效度亦较高,是目前西方使用较多的对痴呆程度进行评定的量表。

(2)全面衰退量表(GDS):GDS 利用临床分期体系评估认知损害严重程度,GDS 共分 7 期,时期越高,诊断越差。第 1 期为无认知衰退,第 7 期为极重度认知衰退。GDS 分期与 MMSE 的结果相关,处于 GDS 第 4 期的患者,MMSE 积分在 16~23 分;GDS 时期越高,相应地 MMSE 积分越低。因此,GDS 对认知障碍疾病的预后具有重要价值。

(3)Mattis 痴呆程度量表(Mattis DRS):内容由注意、启动与保持、概念形成、结构、记忆等 5 个因子构成。有 37 道题目,费时 15~30min,总分 144 分。其优点为题量较大但每组题目由难到易排列,能完成较难的就不再做该项目中较易的题目,这样可以节约测试时间,故健康老人只要 15min 即可完成;其次,有 5 个因子分,可用于绘制个体认知轮廓图;

另外,有的题目非常简单,很少"地板效应",故常用来判断痴呆患者认知损害的严重度,且对额叶和额叶—皮质下功能失调敏感。缺点为对临床前痴呆或 MCI 的检测敏感性和特异性并未改善。

4.情感人格行为症状量表

(1)神经精神调查量表(NPI):对痴呆患者的评价,除认知功能检查以外,还包括对非认知功能即精神和行为症状的评价。研究者们注意到痴呆患者常常伴随躁动、不合作等症状,就逐渐发展了定量评价方法。NPI 评价 10 个方面的行为障碍,其特点除了相对简易之外,还对症状的频率和严重程度分别进行评价,有助于对不同原因痴呆之间的鉴别;具有良好的信度和效度,是 AD 临床研究或疗法试验推荐用于疗效观察的量表。每个测定大项为 4 分。频率、严重程度、总合(频率×严重程度)及照料者的负担。最大总合为 144(如最大频率 4×严重程度 3×12 个领域)。本表与改变有关,通常以测试前 4 周情况为准。

(2)阿尔茨海默病行为症状量表(BAHAVE-AD):BAHAVE-AD 是为评价 AD 患者的行为障碍而设计的临床量表。分为两部分,一为症状学,包括偏执和错觉思维、幻觉、活动障碍、攻击性、节律紊乱、情感障碍、焦虑和恐惧症表现七方面;二为总体评价,即根据症状程度评价上述症状有无对照量者构成烦扰或对患者本人造成危险及其程度。估计耗时 20min。

5.鉴别诊断量表因为痴呆鉴别诊断需要综合参考患者所有的临床资料,单纯凭神经心理检查鉴别痴呆类型,其能力有限。所以目前鉴别诊断量表非常少,主要用于鉴别 AD 和 VD。这类量表是以长期大量的临床观察为基础,根据不同病因痴呆的临床特点编制而成。

(1)Hachinski 缺血记分法(HIS):HIS 是由 Hachinski 于 1975 年编制的,目的是鉴别多发脑梗死性痴呆和 AD。包括起病及病程、高血压史、卒中史、动脉硬化的证据、局灶神经系统症状和体征。评分越高,多发脑梗死性痴呆可能性越大。总分≥7 分为多发脑梗死性痴呆,5~6 分为混合性痴呆,≤4 分为 AD。Rosen 研究显示,它鉴别多发脑梗死性痴呆与阿尔茨海默病的敏感性和特异性均>70%。但是对其他病因所致的痴呆难以鉴别。它不能区分血管性痴呆的主要亚型,特别是不能区别没有梗死灶的慢性缺血所致的痴呆。

(2)阿尔茨海默型痴呆临床特征调查表(IDCF-DAT):IDCF-DAT 由 Cummings 于 1986 年设计,目的是为了区分 AD 和其他原因导致的痴呆。他认为,典型的 AD 有明显的遗忘、失语、认知、视空间和人格障碍,晚期才出现运动障碍,以这一理论为基础编制了 IDCF-DAT。该调查表含有 10 个项目,5 个测定智力,5 个测定运动功能,每项评定为 0、1、2 分。评分越高说明越具有典型 AD 的特征,评分越低与 AD 偏离越大。以 14 分为分界值,可以识别 100%的 AD 患者和 94%的非 AD 患者。此表适于已确定有中度痴呆,对原因尚不明确者可作鉴别诊断用,对不典型的 AD 和混合性痴呆有局限性。上述量表对于确定痴呆的病因方面作用有限。以后应该深入研究不同类型痴呆各自的神经心理学特点,以便设计出更为有效的鉴别诊断量表。

第二章 血管性疾病

第一节 短暂性脑缺血发作

短暂性脑缺血发作(transloent ischemicattack,TIA)是指脑动脉一过性供血不足引起的短暂发作的局灶性脑功能障碍,即尚未发生脑梗死一过性脑缺血。每次发作出现的相应症状和体征一般持续数秒至数十分钟,24h内完全恢复,但可反复发作。

【流行病学】国内流行病学调查,大约TIAs的发病率是30/10万人年,患病率为180/10万人年;发病率为年内新生病例占人口的比例;患病率为所有正在患病的人数占人口的比例,

TIA是慢性病,新发病例不多,但现患人数众多……,未治疗的TIAs患者大约1/3最终发展为脑梗死,由TIA病史者发生脑出血的危险性是正常中老年人的4~5倍。国外报道发生

TIA后5年内卒中发生率为24%~29%,其中第1个月的风险是4%~8%,随后1年的风险是12%~13%。各类型之间预后也不尽相同。大脑半球TIA和颈动脉狭窄的患者70%预后不良,2年内卒中率为40%。相对的,仅有单眼视力症状的预后较好,而且年轻的患者卒中发生的风险要低得多。因此TIA本身就是各种类型脑卒中的重要危险因素。

对TIA患者而言,危险因素主要指进展为卒中的危险因素。不可改变的危险因素,如年龄、性别、种族、遗传条件等;可控制危险因素包括高血压、心脏疾病(尤其是房颤)、糖尿病、高胆固醇血症、吸烟、酗酒以及活动量。大量的研究已经证明对以上情况的控制可以降低卒中的风险。

1.高血压。对高血压的研究发现无论是收缩压还是舒张压,降低之后都可以显著降低TIA患者卒中的风险。Syst-Eur研究发现老年人单纯收缩压降到140mmHg以下可以降低42%的卒中风险。

2.糖尿病。糖尿病是已被确认的卒中的风险因素。对糖尿病患者,无论是1型或2型患者,将血糖控制在大致正常水平可以明显地降低微血管并发症,如视网膜病、肾病、神经病,但是最终并不能降低大血管并发症,包括卒中。

3.生活方式。包括吸烟、酗酒、运动等,被认为与卒中的风险增加有关。改变不良的生活习惯可以降低卒中风险,虽然其机制还不是很清楚,猜测可能是通过降低其他的危险因素如高血压、糖尿病、高胆固醇血症、冠心病等达到这一效果。

4.高血脂症。对降血脂治疗和卒中关系的临床研究已经证实降脂治疗可以降低TIA

或者卒中患者的卒中风险。对新的他汀类降脂药的meta分析发现可以显著降低卒中风险。也有研究发现使用他汀类药物可以使颈动脉的斑块减小。

5.其他危险因素　包括雌激素替代疗法、高半胱氨酸血症、脂蛋白比例(包括脂蛋白a)以及血液高凝状态等。

【病因】TIAs是一组原因不同的综合征的总称,它可以是各种类型卒中的先兆,但是根据不同的病因而有所不同。TIAs最常见的原因是大动脉的粥样硬化。对一系列卒中患者的研究发现,粥样斑块栓子造成梗死的患者25%~50%发病前发生TIA,而心源性栓塞和腔隙性梗死患者分别是11%~30%和11%~14%。其他造成TIAs的原因包括血液高凝状态、动脉夹层、动脉炎以及药物因素等。

目前,对TIAs的病因和发病机制仍有争论。较为认同的观点是,虽然原因众多,但大动脉粥样硬化应该是最主要原因;反复发作是由于脑内小动脉为栓塞造成;此外也可以由血流动力学或血液成分异常造成,极少数是小量出血造成。

1.微栓塞。动脉粥样硬化斑块的内容物或发生溃疡时的附壁血栓凝块的碎屑颗粒散落在血流中形成栓子,进入脑小动脉造成微栓塞引起局部缺血症状。微栓子可以由酶的作用分解,也可以因栓塞远端血管缺血扩张,栓子移向远端,供血恢复,则症状消失。动物实验已经证实,血管内层流可以将同一来源的微栓子一次次送入同一脑小动脉,这可以解释很多患者的症状反复发生的原因。

2.小动脉痉挛。与高血压视网膜小动脉痉挛相似,脑小动脉如果程度严重而持久地发生痉挛则可以引起神经组织的局限性缺氧。常由于严重的原发性高血压和微栓子对附近小动脉床的刺激所致。

3.心功能障碍。心瓣膜病、心律失常、心肌梗死、心肌炎或感染性心内膜炎、心内肿瘤瘤栓、心力衰竭导致静脉淤血血栓形成以及手术操作形成的空气、脂肪等栓子,这些都可以引起TIA。心功能障碍或其他原因所致的血压过低合并患者脑动脉粥样硬化也可以触发TIA。

4.头部血流改变。急剧的头部转动和颈部屈伸可能改变脑血流量而发生头晕和不平衡感,甚至触发TIA,特别是有动脉粥样硬化、颈椎病压迫椎动脉等情况时。

5.血液成分变化。各种影响血氧、血糖、血脂、血红蛋白含量以及血黏度和凝固性的状态,如严重贫血、红细胞增多症、白血病等,均能成为TIA的触发原因。

6.其他。有时即使全面的检查也不能发现TIA的原因,考虑有可能病变位于脑部微循环中,这一系统占脑血管床的80%~90%,但是脑血管造影不能显示。

【临床表现】发作时症状变化多样,主要由其血管负责供血的区域决定。患者就医时通常病情已经缓解,没有任何表现,因此发病表现主要靠患者和家属的描述。

如果是颈动脉供血区的问题,则表现为同侧的眼和脑的缺血症状。视觉功能障碍表现为一过性黑矇、雾视、视野出现斑点。大脑半球缺血常常引起对侧面部或肢体的感觉下降或麻痹、运动障碍,还可以造成认知水平的改变。如果是优势半球的缺血还可以引起语言障碍。

椎-基底动脉供血障碍常常造成前庭小脑综合征(共济失调、眩晕、构音困难)、眼球运动异常(复视)、单侧或双侧的运动感觉障碍。偏盲或双侧视力下降都可以发生。单独的眩晕或者恶心呕吐很少发生。即使椎—基底动脉系统缺血表现为一过性的眩晕,通常这样的患者在其他发作时间还可以表现出另一些症状。除了眩晕,其他很少在 TIAs 时单独发生的症状包括晕厥、轻头疼、遗忘、抽搐、大小便失禁等。

TIAs 发作的时间也是很重要的信息。通常 TIA 发作比较突然,症状持续不超过 1h 并不伴意识丧失,24h 内完全恢复无后遗症。发作次数多则一日数次,少则数周、数月、甚至数年才发作 1 次。

【诊断】如前所述,T1As 的诊断主要依据患者和家属提供的病史,而较少客观检查的直接证据。但是有些并非血管因素引起的一过性的神经功能缺损与 TIAs 非常相似,例如局部抽搐、复杂的偏头痛、肿瘤、硬膜下血肿等。代谢紊乱,尤其是低血糖和高血糖,也可以引起神经功能缺损。此外脑出血患者也可以表现为一过性神经功能缺失。TIA 发作后发生动脉瘤性 SAH 的患者,其先兆性的 TIA 发作可能是由于动脉瘤扩大压迫邻近的脑组织或神经,也可能是动脉瘤内的血栓造成的动脉栓塞。此外还有心脏病(心律失常、心肌梗死伴血压过低等)、昏厥、内耳性眩晕、眼科病(视神经炎、青光眼、视网膜血管病变等)、精神因素(癔症发作、严重的焦虑症、过度换气综合征)等发作时有可能类似 TIAs,需要注意鉴别。

现在随着影像技术的进步, 也有很多方法应用到 TIA 的诊断。CT 可以用来鉴别与 TIAs 表现相似的其他疾病。大约 1% 的表现为 TIA 患者其实并没有血管性病变(肿瘤、硬膜下血肿)。另外 CT 也可以发现血管性病变,比如动脉瘤、动静脉畸形,而这些患者也可以表现为 TIA。大约 20 % 的大脑半球性 TIA 患者行 CT 检查发现低密度影,提示发生了脑梗死。常规 MRI 并不能发现更多信息,但是弥散—灌注加权像可以提供脑组织血供的比较详细的图像。

由于 TIA 较少造成明显的脑损伤,所以需要更多地了解血管内的情况,以发现病因,及时控制其继续恶化。超声作为一种无创技术已经广泛应用于 TIA 患者的评估。表现为颈动脉系统供血不足的患者常常需要行此检查以排除高度颈动脉系统的狭窄。文献报道颈动脉多普勒超声检查的准确率为 90%~95%,但是对轻到中度的狭窄检出率较低,区别高度狭窄和闭塞的能力较差。不过基于其方便、无创的特点,可以作为初筛的基本手段。颅内动脉的狭窄则可通过(transcranial Doppler ultrasound,TCD)来检测,评估颅内脑动脉包括颈内动脉系统和椎–基底动脉系统的狭窄或闭塞。当然,这项技术也有缺陷,比如不能评估远端动脉分支的狭窄情况以及对大约 10% 的患者没有合适的回声窗而不能检查,而且诊断结果很大程度上依赖操作者的经验。目前对动脉狭窄诊断的金标准仍是血管造影。造影的并发症通常比较轻,而且是一过性的,但是即使是熟练的医师也有可能发生严重的并发症,比如卒中,其发生率大约是 0.5%~0.6%。CT 血管造影(CTA)是近 10 年发展起来的、以螺旋 CT 技术为基础的、无需造影药、可立即获得图像并据此做出初步诊断的影像技术。因为不需要插入导管,所以比血管造影安全、微创,此外经 CTA 采集的图像在计算机上可以以不同角度进行旋转,突破了常规造影影像视野的限制。

【治疗】

1.控制危险因素

(1)对 TIAs 患者应该控制收缩压低于 140mmHg、舒张压低于 90mmHg。如果合并糖尿病则应该控制在 130/85mmHg 以下。

(2)不良的生活方式包括吸烟、酗酒、运动等,被认为与卒中的风险增加有关。所以应该禁烟、注意运动(每周 3~4 次,每次 30~60min);而适量的饮酒还能降低卒中的风险。

(3)心血管疾病,如心律失常、充血性心力衰竭、心瓣膜病都应该及时治疗控制,以防止继发 TIAs 甚至缺血性卒中,尤其是房颤。

(4)对高脂血症,推荐 AHA step Ⅱ 饮食:能量的 30% 来自脂肪,7% 来自饱和脂肪酸,而且每天摄入 200mg 的胆固醇,而且应该维持合理的体重指数并坚持适度运动。如果血脂持续升高 (LDL>3.38mmol/L) 则考虑服用他汀类降脂药物,目标是控制 LDL 在 2.6。mmol/L 以下。

(5)对有代谢紊乱的患者,应该注意使用降糖药物控制血糖在 7.0mmol/L 以下。

2.内科治疗

(1)动脉粥样硬化性 TIAs:这样的患者应该每天服用抗血小板药物,以降低卒中的风险。Aspirin 目前是一线用药,推荐剂量是 50~325mg/d,只要患者对 Aspirin 耐受或者没有其他禁忌证都可以按此服用,额外增大剂量并不能明显增加效用。其他可供选择的还有氯吡格雷(clopidogrel)、噻氯匹定(ticlopidine)等。

对动脉粥样硬化的患者,常规不使用抗凝治疗。只有那些接受抗血小板治疗后仍然有缺血症状发生患者才有必要使用抗凝药。口服抗凝药物的患者需要监测凝血功能,研究发现如果 INR 达到 3.0~4.5 的时候脑出血的风险大大增加,超过其预防卒中的功效,因此抗凝治疗的目标应该是控制 INR 在 3.0 以内。

(2)心源性栓塞的 TIAs:患有房颤的患者推荐长期口服抗凝药物以预防 TIAs,甚至卒中,凝血功能监测 INR 应该<2.5。其他可能造成心源性栓塞的疾病也可以服用抗凝药物。对服用抗凝药物有禁忌证的患者则可以服用阿司匹林。

3.手术治疗

(1)颅外颈动脉系统(extracranial carotid artery):按照 NASCET 的计算方法,对颈动脉不同的狭窄程度有不同的治疗方案:

①狭窄 70%~99%:无论患者是否对抗血小板治疗敏感,只要耐受手术或者最近两年发生过一次 TIA 或轻微卒中,都是颈动脉内膜切除术(carotid endarteroectomy)适应人群。

②狭窄 50%~69%:最近有 TIA 或轻微卒中的患者手术治疗效果好于内科治疗,但是在相对高度狭窄的患者获益少得多,因此是否手术还需要根据具体情况,分析卒中风险和手术风险后决定。

③狭窄<50%:这类患者手术益处不大,相反要承担一定手术风险,因此推荐接受抗血小板治疗。

临床上除了颈动脉内膜切除术外,常用于缺血性脑血管病的手术还有颅内—颅外旁路手术(extracranial-intracianial bypass)。不过旁路手术主要对 Moyamoya 病患者效果比较好,并不适合所有 TIAs 患者。

(2)椎-基底动脉系统(vertebrobasilar artery):与颈动脉系统相似,接受内科治疗后仍反复发生后循环缺血症状的显著的椎—基底动脉狭窄患者适合手术治疗。最容易发生粥样硬化性狭窄的部位是椎动脉起始段和颅内外交界段。对缓解起始段的病变引起的 TIAs 和轻微卒中,椎动脉与颈总动脉的连接手术 (vertebral artery transposition to the common carotid artery)有较好的效果。椎动脉中段的狭窄性病变或者其他组织压迫造成的大脑缺血症状可以手术重建或者减压以缓解症状。椎—基底动脉部分的病变可以实施旁路手术。

4.介入治疗 TIAs 的主要原因是在血管狭窄的基础上发生痉挛、栓塞等造成脑缺血症状的发生, 相应的介入治疗的方法主要是经皮经腔血管成形术(percutaneous transluminal angioplasty,PTA),包括球囊扩张成形、支架成形术(transluminal angioplasty with intravascularplacement of stents)等,尤其是颅内的脑血管病变,避免了开颅手术的风险,已经越来越多的使用介入治疗的方法。

单纯的球囊扩张术由于术后血管弹性回缩,再狭窄率较高,很多学者都认为应该辅助支架植入以预防回缩,同时支架本身也可以释放药物减缓血管内膜增生造成的再狭窄。

颅内动脉与其他部位的血管有着很大差异,比如缺乏有力的中外膜的保护、直接浸泡在脑脊液中、周围就是脑组织没有有力的支撑,因此,颅内血管病变的介入治疗应该更加小心谨慎。

(1)颅外病变:包括颈总动脉、颈动脉、无名动脉、椎动脉、锁骨下动脉等部分的病变,较多采用支架治疗:

①适应证:包括无症状血管管径狭窄程度>80%,有症状(TIAs 或卒中发作)血管管径狭窄程度>50%;血管管径狭窄程度<50%.但有溃疡性斑块形成;某些肌纤维发育不良者,大动脉炎稳定期有局限性狭窄;放疗术后或内膜剥脱术后、支架术后再狭窄;由于颈部肿瘤压迫等受压而导致的狭窄;急性动脉溶栓后残余狭窄。

对于颈总动脉、无名动脉同颈动脉起始段、锁骨下动脉及椎动脉起始段狭窄,其支架治疗的禁忌证和并发症与颈动脉狭窄的支架植入相似,适应证上略有不同:a.椎—基底动脉系统缺血症状或反复发作的后循环卒中,内科抗凝或抗血小板治疗无效。b.一侧椎动脉开口狭窄程度超过 70%, 另外一侧发育不良或完全闭塞;c. 双侧椎动脉开口狭窄超过50%;d.锁骨下动脉血管狭窄超过 50%,有颅内缺血症状.e.锁骨下动脉狭窄血管造影或血管超声提示有"偷流现象";f.锁骨下动脉狭窄造成双上肢血压相差 30mmHg 以上。

②禁忌证:包括 3 个月内有颅内出血,2 周内有新鲜梗死;不能控制的高血压;对肝素、阿司匹林或其他抗血小板类药物有禁忌者;对造影药过敏者;颈内动脉完全闭塞;伴有颅内动脉瘤; 在 30d 以后预计有其他部位外科手术;2 周内曾发生心肌梗死; 严重心、肝、肾疾病。

③术前评估:与常规介入治疗一样,颈动脉支架术前应该进行充分的评估,包括颈部血管超声、TCD 评价,局部脑血流评价(磁共振灌注、PET、CT 灌注或 SPE(:T 其中 1 项或 1 项以上), 全脑血管造影或 CTA、MRA 等; 术前 3~5d 口服抗血小板药物噻氯吡啶 250mg+阿司匹林 300mg 或氯吡咯雷 75mg+阿司匹林 300mg;术前 6h 禁食水并在 6h 之内

行碘过敏试验,双侧腹股沟区备皮;围术期 3d 抗血小板药物同术前,同时给小分子肝素 0.4ml,每天 2 次。3d 后维持术前抗血小板药物 3~6 个月,3 个月后酌情减量。

④并发症:支架治疗的常见并发症如 a.心律失常:最常见并发症,一般发生在球囊扩张时或支架置入后,可以出现心率下降,可以在扩张前 5min 静脉给予阿托品 0.5~1mg。术前心率在 50 次以下者或伴有心功能不全者可以在术前置入临时起搏器,术后 3~6h 拔出;b.血压下降:如果下降不超过 20mmHg,可以暂不处理,支架置入 6h 内仍然收缩压持续下降低于 100mmHg 者,可以给予肾上腺素或多巴胺治疗;c.栓子脱落:无症状者可以不作特殊处理;d.血栓形成:在确定没有颅内出血或出血倾向时可以做动脉内溶栓;e.过度灌注:在术前分析有过度灌注高风险的患者(极度狭窄、假性闭塞或狭窄远段没有侧支循环者)在扩张之后要控制血压(收缩压维持在 100~130mmHg)。有条件者应该做 TCD 检测;f.血管痉挛:使用保护装置或较硬的交换导丝(0.018)可能会导致狭窄远端血管痉挛,一般不作特殊处理,撤出导丝和保护装置后痉挛会解除,如果有严重痉挛如远端血流受阻可以局部给予解痉药物。

这些并发症在所有的颅外动脉支架术都有可能发生,应该重视。

另外,锁骨下动脉狭窄和椎动脉狭窄支架术时,由于受呼吸的影响,路径图技术往往定位不准,可以不断注射造影药或实时造影定位;右侧锁骨下动脉起始段狭窄支架术采用自膨式支架定位较困难,可以选择球囊扩张支架或单纯球囊扩张术。

(2)颅内病变:临床报道已证实,白种人卒中和 TIAs 发作的原因以颅外颈动脉狭窄为主,亚洲、非洲人以颅内大动脉狭窄多见,白种人约 8% 的脑卒中由颅内动脉病变引起,而我国人口中高达 33%。可见对于中国人,颅内动脉狭窄是卒中和 TIAs 发作的主要因素。

颅内脑动脉狭窄血管成形术的最早报道见于 1980 年,但是那时是单纯的球囊扩张成形,缺点有血管内膜撕裂、血栓形成、血管壁弹性回缩、血管破裂等,尤其是血管壁的弹性回缩,造成术后再狭窄的概率大大增加。

1999 年,第 1 篇关于颅内脑动脉狭窄内支架成形术的报道,球囊血管成形后的血管内膜撕裂及弹性回缩都可由支架的植入而降到最低。近 6 年来,支架置入的技术以及支架本身都得到了长足的发展,技术更加成熟,制出了更柔软的适合纡曲的颅内血管的专用支架(wings Dan,Boston Scientific/smart,Fremorlt,CA,USA),还有新的涂层支架,应用各种药物降低内膜增生、减少血小板聚集。虽然还有很多不足,但是支架植入已经日渐成为治疗颅内动脉狭窄的主要方式之一。

①适应证:a.症状性颅内动脉狭窄大于 60%;b.临床反复发作与狭窄血管供血区域相一致的神经功能障碍(TIAs 或卒中发作);c.无严重全身性疾病,如心脏、肝脏、肾脏功能衰竭;d.狭窄远端血管正常,后循环病变小于 20mm,前循环小于 15mm;e.急性动脉溶栓后残余狭窄。

②禁忌证:梗死后遗留有严重的神经功能障碍、无症状狭窄、慢性完全闭塞、狭窄段极度成角、狭窄段血管管径小于 2mm、颅内动脉弥漫性狭窄、先天性发育不良、烟雾病、动脉炎等少数不明原因的病变,以及 2 周内的脑梗死、2 周内曾发生心肌梗死、严重全身系统性病变、预计生命周期少于 2 年者。

③并发症:a.血管破裂:发生在球囊预扩或支架置入过程中,补救措施可以先用球囊封闭破裂处,马上中和肝素,酌情给予外科修补;h.血栓形成:处理方法同颈动脉支架;c.穿支动脉闭塞:可以用扩容、升高血压等方法治疗,谨慎用动脉内溶栓;d.再狭窄:评估后可以使用球囊扩张或支架再次置入.e.脑出血或蛛网膜下隙出血:酌情给予对症处理。

④其他:术前准备及术后处理与颈动脉支架植入相同,但是需要注意的是,对于45岁以下的症状性颅内动脉狭窄,动脉粥样硬化证据不足,应该严格掌握适应证。

【结论】TIAs患者卒中风险率高。对其防治虽然争论仍有不少,但是已经针对不同病因的患者制定了不同的预防及治疗方法。对具体患者评估存在哪些危险因子,以便有效控制这些危害因子,进而估计预后。治疗应因人而异,对内科用药不能控制者应积极寻求外科手术或介入治疗,尤其对颅内血管病变,内科用药似乎不能控制病程进展 a

介入治疗是新兴的手段。它符合微创的原则,使很多不能耐受外科手术的患者得到了很好的治疗,尽管还有很多不足,我们相信,随着技术的不断发展,在规范操作、谨慎的选择患者、合理的术前准备的条件下,更多患者可以取得满意的治疗效果。

第二节 脑梗死

脑梗死(cerebral infarction,CI),又称缺血性卒中(cerebral ischemie stroke,CIS),是指由于脑部血液供应障碍,缺血、缺氧引起的局限性脑组织的缺血性坏死或脑软化。脑梗死的临床常见类型有脑血栓形成、腔隙性脑梗死和脑栓塞等。脑梗死约占全部脑卒中的80%。

一、脑血栓形成

脑血栓形成(cerebral thrombosis,CT)是脑梗死中最常见的类型,通常是指在颅内外供应脑部的动脉血管壁因动脉粥样硬化及各类动脉炎等发生病理性改变,导致血管的管腔狭窄或闭塞,或在血流缓慢、血液成分改变、血黏度增加等情况下形成血栓,致使血管闭塞,造成脑局部供血区血流中断,发生脑组织缺血、缺氧,软化坏死,出现相应的神经系统症状和体征。

【病因】包括血管内、血管壁、血流动力学因素等方面,其中动脉管壁的病损是最重要的因素,以动脉粥样硬化斑导致的管腔狭窄和血栓形成最常见,可见于颈内动脉和椎-基底动脉系统的任何部位,但以动脉分叉处或转弯处最多见,如大脑中动脉、前动脉和后动脉的起始部,颈总动脉与颈内、外动脉的分叉处;其次为结缔组织疾病、细菌、病毒及螺旋体感染等各种病因所致的动脉炎和可卡因、安非他明等所致的药源性动脉炎;由红细胞增多症、血小板增多症、血栓栓塞性血小板减少性紫癜、弥散性血管内凝血、镰状细胞贫血等血液系统疾病引起者;脑淀粉样血管病、Moyamoya病、肌纤维发育不良、Binswanger病和颅内外夹层动脉瘤等。此外,蛛网膜下隙出血、偏头痛、子痫和头外伤等导致的血管痉挛亦可成为脑梗死的原因。需要指出的是在临床上有一些病例虽具有脑梗死的临床表现和影像学证据,但往往难以确定梗死的病因,其发生可能与来源不明的微栓子或血管痉挛有关。近年来的研究表明部分病例尚有高水平的抗磷脂抗体、蛋白 c、蛋白 S,以及抗血栓Ⅲ缺乏伴发的高凝状态、高半胱氨酸血症等。

【病理】 大约 4/5 的脑梗死发生于颈内动脉系统,发生于椎-基底动脉系统者仅占1/5。发生梗死的血管依次为颈内动脉、大脑中动脉、大脑后动脉、大脑前动脉及椎—基底动脉。闭塞血管内可见血栓形成、栓子、动脉粥样硬化或血管炎等改变。其病理分期如下:

1.超早期(1~6h) 病变区脑组织常无明显改变,可见部分血管内皮细胞、神经细胞和神经胶质细胞肿胀,线粒体肿胀空化。

2.急性期(6~24h) 缺血区脑组织苍白,轻度肿胀,神经细胞、星形胶质细胞和血管内皮细胞呈明显缺血性改变。

3.坏死期(24~48h) 可见大量神经细胞消失,胶质细胞坏死,中性粒细胞、单核细胞、巨噬细胞浸润,脑组织明显水肿。

4.软化期(3d~3 周)病变区液化变软,病灶形成胶质瘢痕,大病灶形成卒中囊,此期可持续数月至 2 年。如梗死区继发出血称为出血性梗死。

【临床类型】按病程、病情等分为以下临床类型:

1.稳定型 脑梗死症状在几小时或 2~3d 达高峰,以后不再发展,病情稳定,病初可有短暂性意识丧失。以后由于侧支循环的建立,梗死区周围水肿消退,症状可减轻。

2.急性暴发型 往往由大动脉或广泛性大片脑梗死造成(如颈内动脉或大脑中动脉主干或多根大动脉阻塞),此时也可伴有梗死区出血,脑组织广泛水肿,有头痛、呕吐等颅内压增高表现,数分钟或 1h 即可出现昏迷和偏瘫、失语等症状,甚至出现脑疝,与脑出血很难区别。

3.缓慢进展型 疾病和局灶症状缓慢出现,逐渐加重,数天或 2 周后仍然加重,难与颅内肿瘤、硬脑膜下血肿等区别,以致误诊。

4.可逆性缺血性神经功能缺损(reversib1e ischemic neurologic deficits,RIND) 神经症状和体征在发病后 3 周内完全缓解而不留后遗症。由于侧支循环代偿完全和迅速,未造成神经细胞严重损害或血栓不牢固或伴发的血管痉挛解除等原因所致。

【临床表现】脑血栓形成后临床表现包括脑血管闭塞后造成的该血管供血区脑损害的神经症状和体征以及血栓形成的临床征象。动脉脑血栓形成可发生于任何年龄,动脉硬化性脑梗死常发生在 50~60 岁以上。病前有 25%左右患者有 TIA 病史,可以有糖尿病史或其他血管病病史。多在安静休息状态或睡眠中发病。局灶症状可在数小时或数天内进行性加重。意识一般清楚,仅极少数患者在起病初有短暂的不同程度的意识障碍。绝大多数患者无头痛、恶心和呕吐。无颈项强直等脑膜刺激征。生命体征一般较平稳,但常伴有血压升高。脑脊液检查可以正常,大面积梗死的患者脑脊液压力可增高.脑脊液蛋白略增高,偶尔有极轻微白细胞(以多形核白细胞为主)增多,数天即可恢复正常;出血性梗死时也可有极轻微的红细胞增多。头颅 CT 检查时发现阻塞血管分布区出现低密度区。脑梗死发生后,24h 内 CT 扫描可阴性,24h 后才有上述表现。MRI 扫描可较早并更容易发现梗死区,表现为 T1 加权呈低信号区,T2 加权呈稍高信号区。在大面积脑梗死时偶尔发现点片状出血灶,提示出血性梗死。

1.颈动脉系统血管闭塞

(1)颈总动脉:阻塞在主动脉弓分出处时可造成主动脉弓综合征,可有颈动脉和桡动脉搏动消失,表现为起床时晕厥或反复发生发作性意识障碍、短暂性病变对侧偏瘫、病侧视力障碍等。颈总动脉一侧突然闭塞或缓慢阻塞时,如果 willis 动脉环和椎—基底动脉侧支循环供血良好,则可不出现症状。

(2)颈内动脉:突然发生阻塞时,出现交叉性瘫痪,即病变侧视力减退或失明、Horner征,病变对侧以面部和上肢为重的偏瘫及病变对侧肢体的皮质感觉障碍。由于病变侧的视束和视放射受累亦可表现为病变对侧同向偏盲。颈内动脉血栓形成而发生的偏瘫由于侧支循环的迅速建立可很短暂并迅速恢复,但可反复发生。颈动脉听诊可有杂音、病变侧颈动脉搏动减弱。

(3)大脑前动脉:包括皮质支和深穿支。大脑前动脉干在前交通动脉以前阻塞时,由于前交通动脉提供侧支循环,可无临床症状。大脑前动脉干在前交通动脉分出之后阻塞时出现皮质支合并深穿支阻塞表现。皮质支供血于大脑半球内侧面前 3/4,包括旁中央小叶、胼胝体前 4/5 和额叶的额极,阻塞时出现病变对侧小腿及足部瘫痪、排尿障碍、强握、吸吮反射、智力减退和精神改变,有时可伴有该区的感觉障碍。深穿支供应内囊前支和尾状核头端下部,阻塞时出现病变对侧中枢性面舌瘫及上肢轻瘫,上肢瘫痪以近端为主。双侧大脑前动脉闭塞时可出现精神症状伴有双侧瘫痪。

(4)大脑中动脉:最为常见。主干闭塞时出现病变对侧偏瘫、对侧偏身感觉障碍、对侧同向偏盲(“三偏”症状);病变在主侧大脑半球时常有失语;累及非主侧大脑半球可有失用、失认、体像障碍等顶叶症状。深穿支主要供应内囊和基底核,阻塞时造成对侧偏瘫和偏身感觉障碍。皮质支供应除额极和枕叶以外的整个大脑半球外侧面,阻塞症状视病变部位而定。额叶的面、上肢、大腿部的运动区受累,出现对侧偏瘫。主侧半球的前语言区损害,导致运动性失语。额中回后部侧视中枢损害,出现双眼向健侧脑部方向的凝视麻痹。中央后回感觉区受损,造成对侧感觉障碍。主侧半球顶叶后语言区损害,可出现感觉性失语、失读、失写、Gerstmann 综合征(计算不能、失结构、不能识别手指、左右定向障碍)。非优势侧半球顶叶损害,造成体像障碍、失用、失认。由于近颞叶深部视放射损害,造成对侧同向偏盲。

2.椎–基底动脉主要血管闭塞 约有 70% 的人两条大脑后动脉来自基底动脉,并有后交通动脉与颈内动脉系统相交通。有 20%~25% 的人一条大脑后动脉来自基底动脉,另一条来自颈内动脉。少数人两条大脑后动脉均来自颈动脉系统。

(1)锁骨下动脉盗血综合征:锁骨下动脉在椎动脉分出之前发生狭窄或阻塞,病变侧手臂活动时,血液自椎–基底动脉流入上肢,出现活动手臂发麻和刺痛及椎–基底动脉供血不足症状,如眩晕、晕厥、枕部头痛等,同时病变侧桡动脉脉搏弱;锁骨下动脉处有杂音,两上肢血压相差 20mmHg。

(2)脊髓前动脉的阻塞:发生于椎动脉分出处的临床表现与其他脊髓前动脉阻塞不同,病损累及锥体束及其邻近的内侧丘系,表现为病损同侧舌下神经麻痹,对侧肢体的偏瘫和深感觉障碍。

(3)延髓内侧综合征:椎动脉及其分支或基底动脉后部血管阻塞造成病变同侧舌肌麻痹和萎缩,对侧肢体瘫痪,对侧肢体触觉、位置觉、震动觉减退或丧失,面部不累及。

(4)延髓外侧综合征:椎动脉、小脑后下动脉、延髓上动脉、延髓内侧动脉、延髓后下动脉中任何一根动脉阻塞时均可造成此综合征。本综合征又称 wallenberg 综合征。表现为病灶侧面部疼痛、麻木或感觉障碍,病侧肢体小脑性共济失调,病侧 Horner 征(眼上睑下垂、瞳孔小、出汗减少等),病侧眼球震颤,同侧软腭声带麻痹。对侧肢体痛温觉障碍,即交叉性感觉障碍。尚有眩晕、呃逆、恶心、呕吐、声音嘶哑、吞咽不便等无定侧意义的表现。因为椎—基底动脉血管变异较大,出现上述完全症状者少见。

(5)基底动脉综合征:基底动脉主干闭塞十分少见,梗死主要分布在脑桥、中脑腹侧及两侧枕叶,故其临床表现是各种脑干综合征叠加,包括从大脑后动脉到脑桥、延脑的各种综合征,故有双侧感觉和运动的长束损害症状伴有小脑和多组脑神经的异常。主要表现为意识障碍、四肢瘫痪,有延髓麻痹表现,复视、眼球活动障碍,核间性眼肌麻痹,侧向和(或)双眼上、下凝视瘫痪,垂直和(或)水平眼震;失明或各种类型的视野缺失,双侧 V、VI、VII、IV 等脑神经麻痹,双侧肢体小脑性共济失调,双侧肢体感觉障碍,甚至有脊髓空洞症样的分离性感觉障碍的表现,患者可有高热.最后昏迷,预后大多不良。个别患者表现为闭锁综合征(Lockedin syndrome),患者意识存在,但由于四肢、两侧面瘫和延髓麻痹,只能依靠眼球上、下运动来表达意识。由于双侧脑桥基底部局限性损害造成。故双侧皮质脊髓束和支配三叉神经以下的皮质脑干束受掘而出现两侧中枢性瘫痪,除了中脑支配的眼球运动尚存以外,患者丧失任何运动和表达能力不完全基底动脉干闭塞时,出现交叉性瘫痪:病灶侧周围性面神经及展神经麻痹,对侧上、下肢瘫痪。

(6)大脑后动脉闭塞:表现为枕顶叶综合征,以偏盲和一过性视力障碍如黑朦等多见,此外还可有体像障碍、失认、失用等。如侵及深穿支可伴有丘脑综合征,主要表现为对侧肢体感觉障碍,对侧轻度共济失调,有实体感觉障碍,剧烈的自发疼痛,轻度的一过性对侧肢体瘫痪,斜有偏盲,以及舞蹈样和手足徐动样动作等锥体外系症状。

【辅助检查】

1.血常规检查患者是否贫血、是否存在红细胞增多症和血小板增多症。

2.血糖和电解质 检查患者是否存在电解质紊乱、高血糖、低血糖和尿毒症等导致患者进行性躯体和智能障碍的原因。

3.凝血酶原时间/活化的部分凝血活酶时间(PT/APTT) 急性卒中患者在应用抗凝剂及溶栓治疗前需要了解凝血状态,国际标准化比率(international normalized ratio,INR)升高,>1.3 者不能进行溶栓治疗。

4.其他 可根据患者情况选择心肌酶谱、动脉血气分析等不同检查项目。

【影像学检查】

1.CT 扫描 最常用的影像学检查项目。缺血性卒中的大多数治疗方法须在 CT 扫描证实无出血的情况下进行。CT 扫描对早期缺血<6h 不敏感,急性卒中发病早期可提示缺血性改变的征象有:灰白质分界消失、脑沟变浅和岛带消失。早期占位效应和低密度区提

示不可逆性损伤,如果进行溶栓治疗,发生出血的危险性较大。低密度区大于大脑中动脉供血范围的1/3应是溶栓治疗的相对禁忌证。大脑中动脉高密度征提示 MCA 内存在血栓,提示患者有半球卒中的危险,条件允许应予积极的溶栓治疗,包括动脉内溶栓治疗。同时,CT 扫描可显示患者症状的其他原因,包括肿瘤、硬膜外和硬膜下出血、动脉瘤、脓肿、动静脉畸形和脑积水等。

2.MRI　MRI 检查不仅可显示非常清晰的结构,而且还可显示代谢的受损。弥散加权 MRI 通过检测水分子运动的变化可较常规 MRI 或 CT 更早发现缺血性脑损伤区。与灌注 MRI 相结合,可形成弥散加权成像与灌注加权成像(DWI/PWI)不一致区,并可从理论上确定可能挽救的脑组织(即所谓的"半暗带")。MRA 是一种无创性技术,无须注射造影药便可显示头颈部的血管解剖和闭塞性疾病。

3.脑血管造影　用于显示颅外和颅内血管结构、动脉内溶栓和导管器械辅助治疗。

4.经颅多普勒(TCD)　检查可对颅外颈动脉和包括 MCA 和椎—基底动脉在内的颅内大血管的闭塞部位和程度进行评估,也可用于检测溶栓治疗后血流的恢复情况。

【诊断】根据突然起病,一般在数小时或数 H 中脑部局灶性损害症状达到最严重的损害程度。在安静或睡眠中起病,尤头痛、呕吐.生命体征平稳等典型表现,年龄多在 50 岁以上,具有动脉硬化、糖尿病、高血脂者;既往有 T1A 发作史,不难做出诊断。应特别注意做出定位诊断和病因诊断。根据脑损害的症状和体征大部分可归纳为某一血管供血区的脑功能缺损或多根血管供血区的脑功能缺损。通过各种病史、血生化和脑脊液检查、CT 或 MRI、血管活检等病理资料来分析脑血栓形成的原因。

【鉴别诊断】要与脑栓塞、出血性卒中相鉴别。急性暴发型要与脑炎、脑膜炎鉴别。缓慢进展型要与脑瘤、慢性硬膜下血肿等鉴别,行 CT 和 MRI 检查有重要意义。

【治疗】

1.治疗时机　最有效、最主要的治疗时机是急性期。急性期的正确处理可明显减少患者的病死率,提高生存率,减轻病后伤残程度。对其治疗包括一般性治疗和针对病因的治疗。一般性治疗包括控制并发症,保持良好的营养状态以及正确的护理。至今已有许多被认为有效的治疗方法应用于临床,并不断有新的疗法问世,但是在循证医学的最高证据分析评价中,目前只有四种疗法对卒中有肯定的疗效,这就是卒中单元、溶栓治疗、抗血小板治疗和抗凝治疗。因为临床治疗受到病因、病变部位及大小、复杂的病理生理改变及全身因素等影响。实际临床工作中必须根据脑部病变、全身状况以及病因等不同,实施个体化的治疗选择。

脑梗死急性期,梗死区在 1~3h 内肉眼见无明显病理变化。梗死区的核心部分在 3~6h 内已坏死,并难逆转。但其周围边缘地带或称缺血性半暗带和水肿区在 6~12h 内治疗,尚可挽救一些神经元。所以在急性期3h 内治疗十分重要。不过由于脑血栓形成的起病和病程进展特点,使得患者对其症状的严重性和进展性常不够注意,结果延误了就医时间,因此在发病后3h 内即行治疗在常规临床工作中很难实行。在 6~12h 内急性期的治疗则能够尽可能减少"血栓一栓塞"的范围和严重后果;同时及时控制脑水肿、预防或减轻并发症,以避免病情的进一步加重。

2.卒中单元 是指医院中专门为卒中患者提供床位的特殊病区,并由多专业小组负责,包括普通病床和重症监护病床,目的是给脑卒中患者提供标准的诊断、治疗、康复和专业监护。不论个人研究还是荟萃分析的结果都显示出卒中单元治疗急性卒中方面的优越性。随着人们对其认识的提高,相信卒中单元将相继在有条件的医院建立并得到逐步完善。

3.溶栓治疗 溶栓药物通过激活纤溶酶原(plasminogen,PLG)形成纤溶酶(plasmin,PL),PL再降解血栓中纤维蛋白,形成可溶性的纤维蛋白降解产物 (fibrin degradation product,FDP),从而使血栓溶解。第一代溶栓药物包括链激酶(SK)和尿激酶(UK),UK能使纤溶酶原中的精氨酸—缬氨酸化学键断裂,直接激活纤溶酶原转化为纤溶酶,引起纤维蛋白和凝血因子Ⅰ降解,溶栓能力较SK强,其来源为内源性,无免疫反应,较少引起出血不良反应,目前在我国已作为主要溶栓药广泛应用。

(1)静脉溶栓:作为我国九五重点科技攻关项目进行的UK静脉溶栓治疗ACI多中心协作临床研究得出如下结论:在严格掌握适应证的前提下,UK静脉溶栓比较安全;UK的剂量以150万U优于100万U;3h内,100万U具有理想的远期效果。第2代溶栓药物主要有r-tPA(重组的纤溶酶原激活物),因来源有限.价格昂贵,国内使用较少。应选择在急性脑梗死症状后3h内应用为佳。也可在发病后6h内,但CT无梗死区发现时应用。建议剂量为r-tPA0.48mg/kg体重,最高不超过50mg。10%剂量在1~2min内静脉注射,其余剂量在60min内缓慢静脉滴注。ECASS (the European Cooperative Acute Stroke Study)和NINDS(the National Institute of Neurological Disorders and Stroke)进行的临床研究结果提示在ACI发病后3h之内予以0.9mg/kg剂量的r-tPA进行静脉溶栓可以改善患者的预后。由于有脑内出血和病死率增加的危险故应慎重选择患者,目前尚不能成为常规应用。静脉内溶栓因简单、方便在临床上应用较广,但是由于是全身用药,药物用量大。长时间、大剂量给予rt-PA时,会导致全身性纤维蛋白溶解,出血并发症增加,因此需严格控制治疗时间窗在3h内。

(2)动脉内溶栓:是将rt-PA直接注射于血栓局部,在局部形成较高浓度,对全身血液系统影响小,剂量约为静脉内用药量的一半,而且可以将时间窗延长至6h,并且可以在监视器下直接观察溶栓过程,使治疗效果得到保证,药物使用相对更加个体化和精确化。更重要的是可以在溶栓治疗的同时,可以联合应用血管成形术对(椎~基底动脉)狭窄的动脉进行扩张及动脉内支架治疗,是一种值得推广的治疗方法。但是由于插管操作方法复杂,需要专门的技术人员,耗时较长,费用较高,而且主要因为其可能延误最佳治疗时机而使其综合疗效和静脉溶栓相似。

4.抗血小板治疗 血小板在参与组成血栓的重要成分,血小板的激活在血栓形成过程中起着重要的作用。

(1)阿司匹林(acetyl salicylic acid,ASA):是最常用的抗血小板药物,其通过抑制环氧合 酶产生不可逆的抗血小板活性。经过100多年的临床应用、300多项、14万人的临床观察,证实阿司匹林对多种血栓形成均有较好的预防作用,可降低卒中再发的危险性。但是对其应用剂量一直存在争议,大规模随机双盲临床试验结果推荐剂量为160~300 mg/

d,在脑梗死发病 48h 内开始使用。过敏、出血性疾病、肝功能受损、低凝血酶原血症、维生素 K 缺乏、哮喘者禁忌应用。溶栓治疗后至少在 24h 之后方可应用。因为与抗凝剂合用时可使出血时间延长,应慎用。

(2)噻氯匹啶(抵克力得,TIC):为腺苷受体拮抗药,主要抑制二磷酸腺苷(ADP)诱导的血小板聚集,在增高 PGI_2 水平的同时可降低 TXA2 的水平,比阿司匹林的抗血小板作用更强。TIC 可抑制血小板膜受体(GPⅡb/Ⅲa),是能够同时抑制多种血小板激活途径的唯一制剂,因此与 ASA 相比,TIC 的作用更广泛。用法用量:250mg,2 次/d,口服。不良反应主要有胃肠道反应、粒细胞减少、血胆固醇增加、皮疹、脑内出血、鼻出血等。与 ASA 比较,美国倾向首选 ASA,对于 ASA 不能耐受者选用 TIC。

(3)氯吡格雷:与噻氯匹定化学结构类似,能抑制 ADP 诱导的血小板聚集。CAPRIE 研究结果显示,氯吡格雷在降低缺血性卒中、心肌梗死等缺血性血管病变方面,略优于阿司匹林,使发生缺血性血管病变的相对危险度降低 8.7%,不良反应比阿司匹林更少,可用于对阿司匹林无效或不能耐受的患者。

(4)奥扎格雷钠:为 TXA2 合成酶抑制药,因为其抑制作用为竞争性抑制,服用 ASA 的患者,TXA2 合成抑制效果差。常用量是 80mg,2 次/d,稀释后静脉滴注。

5. 抗凝治疗 目前临床上常用的抗凝药物主要是低分子肝素,平均分子量为 4 000~6 000;主要抑制血栓和内皮表面的 Xa 因子,对循环中游离的 Ⅱa 作用弱,对血小板几乎无作用,也不增加毛细血管通透性。常用的低分子肝素有速避凝、诺易平、法安明、可赛等。对于疗效的评价主要是根据血浆中 Xa/Ⅱa 比值,数值越大,疗效越好,不良反应越低。速避凝 3.2:1,法安明 2.0:1,可赛 2.7:1。预防用药:1 次/d,疗程 7~10d。治疗用药:2 次/d,疗程 10~14d。香港进行的一项低分子肝素治疗 ACI 疗效观察得出的结论:速避凝,4 100U,2 次/d,皮下注射,疗程 10d,跟踪随访 6 个月后结果显示其可有效改善患者预后。

6.降纤治疗 降纤类药物的主要成分为类凝血酶样蛋白酶,作用与凝血酶有相似点,又有不同,主要是使凝血因子 I 降解为可溶性较强且易于被网状内皮系统吞噬的纤维蛋白单体,阻碍交联纤维蛋白血栓形成,除此之外,因为产生了纤维蛋白,还能间接诱发内皮细胞释放 rt-PA,具有间接溶栓作用。常用的降纤制剂有安克洛、巴曲酶、海王降纤酶等。巴曲酶,首次 10BU,以后隔日 5BU,加于生理盐水 250ml 缓慢静脉滴注。同时需监测血凝血因子工含量,根据检测结果疗程不一。中国海王降纤酶治疗 ACI 疗效观察结果显示:降纤效果确切,尤其是复发率明显减少,脑保护等其他作用机制尚有待于进一步证实。美国和加拿大进行的一项安克洛酶(ancr。d)多中心随机双盲临床试验,入选标准为缺血性卒中 3h 内,维持静脉滴注 ancrod 72h,使凝血因子 I 控制在 542~938mg/L,结果显示,治疗组神经功能改善较安慰剂组明显。此类药物宜早期应用,有人提出降纤制剂与溶栓药物一样,只有在起病 3h 内使用才有效。

7.扩充血容量和稀释血液 500ml 右旋糖酐-40,1 次/d,静脉缓慢滴注,10~14d 为一疗程。必要时可重复。心功能不全者可减少剂量。个别偶有发生面色青紫、血压降低等过敏现象者,一旦发生及时停用并用肾上腺素 0.5mg 皮下注射和地塞米松 5mg 静脉注射。右旋糖酐-40 能减少血小板聚集、稀释血液、增加血容量、降低血黏度,从而增加血流速度,改善病区的微循环。单用右旋糖酐 40 补入,这实际上是一个高容量稀释法。等容量稀释法:在静脉放血同时,补充相等体积的右旋糖酐-40,也有低容量稀释法,国内很少应用。

8.血管扩张剂的使用 一般用于 TIA 和不完全性脑梗死较为合适。对于动脉硬化严重以致血管完全闭塞的患者是否应用脑血管扩张药治疗值得讨论。脑梗死时有血压下降,或有明显的脑水肿时因为易出现盗血综合征禁用或慎用脑血管扩张药。扩血管药物的种类十分多, 常用的有作用于血管平滑肌的罂粟碱,60mg 加于 5 % 葡萄糖注射液 250ml 内静脉滴注,1 次/d,7~14d 为一疗程。钙通道阻滞药 (作用于平滑肌):桂利嗪 25mg,3 次/d。其他扩血管药物还有尼莫地平、尼卡地平、氟桂利嗪等。

9.脑水肿治疗 动脉硬化性脑梗死或其他缺血性脑血管病的发病最初几天有血管源性的脑水肿或细胞缺氧性水肿,故有脑水肿存在。轻者用 20%甘露醇或 10%甘油注射液 250rnl,静脉快速滴注,2~4 次/d。但量不宜过大,时间不宜过长,以防脱水过度导致血容量不足和电解质紊乱等。

10.其他治疗

(1)中药活血化瘀:如丹参、川芎、三七等也可应用。改善脑细胞的代谢药物胞磷胆碱、都可喜、吡拉西坦等。

(2)高压氧疗法,体外反搏疗法和光量子血液疗法等。后者是将自体血液 100~200ml 经过紫外线照射和充氧后回输给自身,每 2~3d 1 次,5~7 次为一疗程。

在治疗过程中,应将血压维持适当水平,不宜偏低。对瘫痪肢体,应早期进行瘫痪肢体活动及按摩,早期康复以促进功能恢复,并防止肢体挛缩畸形。

(3)恢复期应加强瘫痪肢体功能锻炼和言语功能训练,除药物外,可配合使用理疗、体疗和针灸等。此外,必须开始二级或三级预防,如长期服用抗血小板聚集剂阿司匹林、双嘧达莫等,有助于防止复发。

【预后】症状不重、梗死范围不大的脑血栓形成的病死率为 3%~6%,年老体弱,严重糖尿病, 有昏迷及并发症或反复发作者预后不佳。存活患者中约 25%可恢复轻工作;约 35%可生活自理,日常生活自如;约 25%有不同程度的后遗症状;约 10%多卧床或生活完全不能自理。

二、脑栓塞

脑栓塞是指脑动脉被进入血循环的栓子堵塞所引起的急性脑血管病,约占脑卒中的 15%~20%。脑动脉栓塞后,由其供应的脑组织发生缺血、缺氧、水肿和坏死。如缺血梗死区中伴有点状出血时,称为出血性或红色梗死。栓塞后易发生梗死后出血的原因主要是由于栓子突然堵塞较大血管,造成血管壁破坏,后来栓子碎裂或溶解,流向远端较小动脉,而在原先栓塞部位,当血流恢复时,因血管壁受到损伤很容易发生血细胞渗出。由于小栓子引起的脑血管痉挛、大栓子形成的广泛脑水肿可引起颅内压增高,甚至可形成脑疝。此外,炎性栓子还可引起脑脓肿等。

【病因】脑栓塞中最常见的是心源性栓塞,多发生于心脏病患者,风湿性心脏病和动脉硬化性心脏病伴有心房纤颤者约占半数以上。亚急性细菌性心内膜炎瓣膜上的赘生物、心肌梗死或心肌病的附壁血栓、二尖瓣脱垂、心脏黏液瘤和心脏外科手术的并发症等的栓子脱落，亦常引起脑栓塞。先天性心脏病房室间隔缺损者，来自体循环静脉系统的栓子，当右心内压大于左心内压时，可以不通过肺循环，直接进入颅内动脉而引起脑栓塞，称为反常栓塞。由非心源性栓子引起者称为非心源性栓塞，主动脉弓、颈动脉、椎—基底动脉的动脉粥样硬化斑块和附着物可以脱落，使其远端的颅内动脉发生栓塞，是引起 TIA 发作和脑梗死的常见原因，又称血栓—栓塞现象。其他非心源性的栓子，还可来自肺静脉血栓形成、支气管扩张、肺脓肿等。脂肪栓子多来源于长骨骨折或手术。其他栓塞则常见于胸部和颈部外科手术、人工气胸等。减压病时的氮气栓塞亦属此类。肿瘤栓子、寄生虫和虫卵的栓子，更多引起脑转移瘤或脑肉芽肿，较少引起脑栓塞症状。异物栓子则更少见。另外还有来源未明的脑栓塞，即虽经仔细检查仍未能找到栓子来源者。

【临床表现】脑栓塞的临床表现大多与栓塞来源和性质、复发性有关，也与栓子在脑梗死后的演变有关(栓子能否溶解、粉碎、流失等)。大多数患者起病急骤，无任何先驱症状。病发后数分钟或数秒钟即达到疾病相当严重程度，不再进展和恶化。少数患者发病后病情在数天内加重，这系反复栓塞所致。脑栓塞大多在单一动脉为多见，其中动脉系统的大脑中动脉区域更多见。广泛多动脉栓塞也可发生。栓塞约 80%发生在 willis 动脉环前部，20%发生在脑底动脉环后部的血管。发生梗死时大部分患者意识可清楚，无恶心和呕吐、无头痛等表现。仅少部分有短暂意识模糊、头痛或抽搐。神经系统的局灶症状与栓塞动脉支配脑区功能相对应。多动脉和广泛颅内大动脉栓塞时可有昏迷、颅内压增高、脑水肿甚至出血，病情十分严重。应注意与脑出血区别。细菌或其他感染性栓子时也可有头痛、恶心、呕吐和颅内感染的依据。

临床表现的轻重还与栓子的大小、数量、部位、心功能状况等因素有关。发病急骤，症状多在数分钟或短时间内达到高峰。部分患者可有意识障碍，较大栓塞或多发性栓塞时患者可迅速进入昏迷和出现颅内压增高症状。局部神经缺失症状取决于栓塞的动脉，多为偏瘫或单瘫、偏身感觉缺失、偏盲及抽搐等。主侧半球病变时可出现失语、失用等。多数可有原发病的症状。脑脊液除压力增高外多正常。但出血性梗死或细菌性栓子引起脑部感染时脑脊液可含红细胞或呈炎性改变，蛋白亦可增高。脑血管造影检查可明确栓塞部位、但阴性者不能排除本病。CT 检查常有助于明确诊断，同时还可发现脑水肿及有无脑室受压、移位及脑疝形成等。

【诊断】根据急骤发病、全脑和局限性脑损害征象、检查发现伴有的栓子来源的原发病、脑脊液正常等特点常可确诊。

【鉴别诊断】　少数患者借助于脑血管造影或头颅 CT、MRI 检查与其他脑血管病鉴别。

【预后】与患者年龄、栓子部位、大小和数量以及心血管系统功能状况有关。轻者几天后症状减轻并逐渐恢复。如起病后症状继续发展，瘫痪加重和昏迷较深者预后不良，多死于脑疝、心肺梗死或心力衰竭。

【治疗】

1.治疗原发病，防止再发生栓塞　当有心衰时应及时纠正心衰，改善心功能，气栓时取头低侧卧位和高压氧疗法。脂肪栓塞可缓慢静注 20%去氧胆酸钠 5~l0ml，1 次/2h，或缓慢静滴 5%酒精葡萄糖液 250~500ml，1 次/d。细菌性栓塞可选用抗生素等治疗。

2.其他治疗　基本同脑血栓形成，但输液速度放慢，防止心脏负荷过重引起或加重心衰。脱水剂用量宜少，以利尿药为主。也可使用颈交感神经封闭疗法，有助于解除由栓子刺激所致的反射性脑血管痉挛，1 次/d，l0d 为一疗程。

第三节　腔隙性脑梗死

腔隙性脑梗死(1acunar infarct)是指发生在大脑半球深部及脑干的直径在 0.2~15mm 的缺血性微梗死，因脑组织缺血、坏死、液化并由吞噬细胞移走而形成腔隙，约占脑梗死的 20%。1965 年，Fisher 等通过临床病理观察确定其为一种独立的疾病，并将临床症状归纳为 21 型。腔隙性脑梗死的主要原因是原发性高血压，其好发于脑的深部，尤其是基底核区、丘脑和脑桥，部分也可发生在大脑半球的放射冠；但极少发生在脑皮质、白质、视放射、脊髓等。

【临床表现】腔隙性脑梗死的症状决定于梗死的部位，相当一部分患者不出现临床症状，只在影像学检查时发现。出现的症状也较轻，持续时间多较短。Fisher 将其症状归纳为 21 型综合征，简述如下，其中前 6 种较常见。

1.纯运动性轻偏瘫　常见，约占 60%。病变对侧出现轻瘫，面部、上肢、下肢，瘫痪程度多不等。锥体束的任何部位受损均可出现，如内囊、放射冠及脑干等处病变。

2.纯感觉性卒中　较常见。一侧颜面和(或)肢体有麻木、刺痛、烧灼、发热等异常感觉，触之有不适感或过敏，主观感觉障碍重，客观检查体征少，而且感觉障碍与正中线与健侧分开，属丘脑性感觉障碍的特点，与半球感觉障碍在中线有所交叉者不同。病变在丘脑腹后核，为丘脑穿通动脉闭塞所致。

3.构音障碍-手笨拙综合征　出现明显构音障碍，可伴有吞咽困难，病变对侧出现轻度中枢性面瘫、舌瘫，偏侧共济失调，上肢重于下肢，手的精细动作不灵，指鼻试验不稳准，有时可出现锥体束征。病变在脑桥基底部上、中 1/3 交界处或内囊膝部。

4.共济失调性轻偏瘫　出现一侧下肢比上肢重的共济失调和无力，可伴锥体束征，共济失调不能完全用无力来解释。病变多在对侧放射冠纤维汇集至内囊处，或脑桥基底部皮质脑桥束受损所致。

5.感觉运动性轻偏瘫　出现病灶对侧感觉障碍及轻偏瘫。病变在丘脑腹后核及内囊后肢。

6.合并运动性失语的纯运动性轻偏瘫　出现病灶对侧上肢重于下肢的轻偏瘫，轻度面瘫，伴运动性失语。病变位于内囊膝部和前肢以及附近的放射冠白质，由豆纹动脉闭塞所致。

7.无面瘫的纯运动性轻偏瘫　病灶在延髓锥体束，系旁正中动脉或椎动脉主干闭塞所致。病灶对侧无面瘫,只有肢体轻瘫,起病时可有眩晕、眼震、舌麻等。

8.合并水平凝视麻痹的纯运动性轻偏瘫　病灶对侧轻偏瘫,两眼向病灶对侧凝视,或病侧不能内收,对侧眼可外展,出现一个半综合征。病变在脑桥被盖,系脑桥下部旁正中动脉闭塞所致。

9.合并动眼神经交叉瘫的运动性轻偏瘫(weber综合征)　病变在大脑脚处,为中脑旁正中动脉闭塞所致。

10.合并展神经交叉瘫的纯运动性轻偏瘫　病灶在脑桥下部中线旁,为脑桥旁正中动脉闭塞所致。

11.伴精神障碍的纯运动性轻偏瘫　少见。出现一侧轻偏瘫,并有记忆力障碍和注意力不集中等精神障碍。系丘脑至额叶的神经纤维中断所致。

12.中脑丘脑综合征　出现淡漠、嗜睡、记忆力障碍及眼球运动障碍。系大脑后动脉深穿支(1支或数支)闭塞所致。

13.丘脑性痴呆　由双侧丘脑梗死所致。患者智力明显障碍,表现无欲、无始动力,有时可出现精神异常。

14.合并动眼神经瘫的交叉小脑共济失调(Claude综合征)　病变在红核下部结合臂交叉处,累及动眼神经传出纤维。出现同侧动眼神经瘫,对侧小脑性共济失调,并可伴有震颤、舞蹈等不自主运动。

15.偏侧舞蹈症　病变在Luys体或纹状体。出现病灶对侧舞蹈症或半身投掷运动。

16.基底动脉下部分支综合征　病变在脑干下部被盖部,为基底动脉下段的小穿支闭塞所致。出现眩晕、吞咽困难、面瘫、共济失调等。

17.延髓背外侧综合征(wallenberg综合征)　为小脑后下动脉或椎动脉的小分支闭塞所致。

18.闭锁综合征(10cked-in综合征)　病变在脑桥腹侧。

19.桥延外侧综合征　由椎动脉短旋支闭塞引起。出现眩晕、呕吐、眼震,同侧周围性面瘫、Hornet综合征及小脑性共济失调,并有吞咽困难和构音障碍。

20.多发性腔隙性梗死　病灶数多,常侵犯双侧锥体束。患者精神障碍、痴呆、假性延髓性麻痹、强哭强笑、四肢不全瘫、动作迟缓等。

21.其他　包括一侧下肢无力易跌倒、纯构音障碍、急性丘脑性张力障碍等。

【辅助检查】

1.CT　可发现大脑半球的腔隙性梗死呈小的低密度,其阳性率为75%;但对于脑干的病灶不易发现。由于CT的分辨率低,有时也常将一些伪影误诊为腔隙性脑梗死。

2.MRI　其阳性率达95%,尤其对于脑干和小脑的腔隙性脑梗死能清楚地显示。MRI显示腔隙性脑梗死的病灶为长T1和长T2的高信号。

3.其他　脑电图、脑脊液及脑血管造影无肯定的阳性发现。PET和SPET通常在早期即可发现脑组织缺血变化。颈动脉Doppler可发现颈动脉粥样斑块。

【诊断】　中老年人突然出现定位症状;既往有高血压、糖尿病、高血脂等病史;脑CT或MRI检查提示脑内有小灶低密度影或异常信号如长T1、长T2信号者,即可明确诊断本病。

【鉴别诊断】应与小量脑出血、感染、猪囊尾蚴病、Moyamoya 病、脑脓肿、颅外段颈动脉闭塞、脑桥出血、脱髓鞘病和转移瘤等相鉴别。

【预防】 由于腔隙性脑梗死系深穿支阻塞,难以形成侧支循环,且多数可自行恢复,治疗的目的更多在于预防。

1.有效控制原发病 积极有效控制原发性高血压、糖尿病、高脂血症、心脏病等是预防本病的关键。

2.预防血小板聚集 主要通过失活脂肪酸环化酶,阻止血小板合成 TXA2,并抑制血小板释放 ADP、5-HT、肾上腺素、组胺等活性物质,最后抑制血小板聚集,达到改善微循环及抗凝作用。

(1)阿司匹林:50mg/d,晚餐后服用。本药经济、安全、方便,但有人认为对女性欠佳。本药对消化系统有刺激,严重可引起胃出血,故消化性溃疡者慎用。

(2)噻氯匹定(抵克力得):250mg,1 次/d,但价格贵且不良反应如皮炎和腹泻较阿司匹林多,特别是白细胞减少较重,在治疗的前 3 个月应定期检查白细胞计数。

(3) 氯吡格雷:系第三代抗血小板制剂,其作用比噻氯匹定强,且不良反应较少,75mg,1 次/d,可长期服用。

3.中药预防 主要通过活血化淤,达到治疗和预防作用。

(1)丹参:主要成分为丹参酮,具有扩张脑血管改善微循环、促进凝血因子 I 降解、降低血液黏稠度、提高脑组织抗缺氧能力并有保护神经细胞作用。复方丹参片,3 片/次,3 次/d,可长期口服。

(2)曲克芦丁:又称维脑路通,可抑制血小板聚集,对 5—羟色胺和缓激肽引起的血管损伤,增加毛细血管抵抗力,降低毛细血管通透性。曲克芦丁片,0.2g/次,3 次/d,可长期口服。

(3)川芎嗪:主要成分为川芎嗪。保护缺血脑组织细胞的 Na+-K+-ATP 酶,解除白细胞的聚集,恢复正常血流状态,保护血管内皮细胞,减少纤维蛋白在血管内沉积以防止为血栓形成,保护神经细胞,改善脑血管的弹性。川芎嗪片,0.1~0.2g/次,3 次/d,可长期口服。

【治疗】

1.超早期溶栓治疗 目的是溶解血栓,迅速恢复梗死去血流灌注,减轻神经元损伤。溶栓应在起病 6h 内的治疗时间窗内进行才有可能挽救缺血半暗带。

(1)适应证:①年龄<75 岁;②无意识障碍,椎-基底动脉系统因预后差,昏迷较深也可考虑;③发病 6h 内,进展性卒中可延长至 12h;④治疗前收缩压<200mmHg 或舒张压<120mmHg;⑤排除 TIA;⑥无出血性疾病及出血素质;⑦家属同意。

(2)常用溶栓药物

①尿激酶(uK):非选择性纤维蛋白溶解剂,在我国应用最多,常用量 25 万~100 万 U,加入 5%葡萄糖液或 0.85%生理盐水中静点,0.5~2h 滴完,剂量应根据患者的具体情况来确定,也可采用 DSA 监视下超选择性介入动脉溶栓。

②r-tPA:是选择性纤维蛋白溶解剂,与血栓中凝血因子工形成复合体后增强了与纤

溶酶原的亲和力，使纤溶作用局限于血栓形成部位，但其价格昂贵限制了临床广泛应用。

(3)并发症：①脑梗死病灶继发出血；②致命的再灌注损伤及脑组织水肿；③再闭塞。

2.降纤治疗　通过降解血中凝血因子Ⅰ,增强纤溶系统活,抑制血栓形成。

(1)巴曲酶(东菱迪芙)：首次10BU加入生理盐水100ml,静脉缓慢滴注,1h以上滴完;以后隔日1次,再2次,5BU/次,共3次。

(2)蚓激酶：30万~60万U/次,3次/d口服。

3.抗凝治疗　须慎用以免发生脑出血。

4.扩容治疗　主要是通过增加血容量,降低血液黏稠度,以改善脑微循环作用。

(1)右旋糖酐-40:500ml10%右旋糖酐-40,静滴,1次/d,10d为一疗程。心功不全者应使用半量,并慢滴;有糖尿病者,慎用或在应用相应胰岛素条件下使用。

(2)6%羟乙基淀粉(706代血浆)：用法同右旋糖酐-40。

5.扩血管治疗

(1)罂粟碱：目前市场很少供应。

(2)己酮可可碱：直接抑制血管平滑肌的磷酸二酯酶,使cAMP含量增多,达到扩张血管作用;还能抑制血小板和红细胞的聚集。100~400mg加入5%葡萄糖500ml,缓慢静滴,1次/d,连用7~10d;或口服,100~300mg/次,3次/d,连用7~10d。

(3)双氯麦角碱：又称喜德镇或海得琴,系麦角衍生物,1~2mg/次,3次/d,1~3个月一疗程,或长期使用。

6.脑保护治疗　钙离子拮抗药,通过阻断钙离子的跨膜内流起作用,从而缓解平滑肌的收缩、保护脑细胞、抗动脉粥样硬化、维持红细胞变形能力及抑制血小板聚集。

(1)尼莫地平：20~40mg/次,3次/d,口服。

(2)尼莫同：30~60mg/次,3次/d,口服。

(3)桂利嗪：又称脑益嗪,25~50mg/次,3次/d,口服。

(4)盐酸氟桂利嗪,5~10mg/次,3次/d,口服,连用10~15d。

此外,还有镁离子、抗兴奋性氨基酸递质、自由基清除药和亚低温等脑保护治疗。

7.抗血小板制剂

(1)阿司匹林：急性发病者可首次口服300mg,而后100mg/次,1次/d,1周后改维持量。

(2)噻氯吡啶：250mg,2或3次/d,1周后改维持量。

(3)氯吡格雷：75mg,2或3次/d,1周后改维持量。

8.中药治疗

(1)丹参：丹参注射液10~20ml加入5%葡萄糖液500ml,静滴,1次/d,10~15d为一疗程。

(2)曲克芦丁注射液10~20ml加入5%葡萄糖液500ml,静滴,1次/d,10~15d为一疗程。

(3)川芎嗪：川芎嗪注射液80~160mg加入5%葡萄糖液500ml,静滴,1次/d,10~15d为一疗程。

9.神经细胞营养药

(1)影响能量代谢药物:急性期不宜使用,如胞磷胆碱,400~800mg 加入 5%葡萄糖液 500ml。静滴,1 次/d,10~15d 为一疗程。

(2)影响氨基酸及多肽类药物:如脑活素,20~50ml 加入 5%葡萄糖液 500ml,静滴,1 次/d,10~15d 为一疗程。

(3)影响神经递质及受体药物:如溴隐亭、尼麦角林等。

10.一般治疗 对症支持治疗、康复治疗。

第四节 脑出血

【发病机制】 脑出血,是指非外伤性脑实质内出血,约占全部脑血管病的 20%~30%,病死率高。高血压和动脉硬化同时并存,是脑出血最常见的病因,单纯的高血压不至于引起血管破裂,而是在血管病变的基础上血压升高所致。其发病机制主要有以下几种学说:

1.微动脉瘤学说 目前认为,持续的高血压可使脑内小动脉硬化,发生玻璃样变,形成微动脉瘤,当血压骤然升高时破裂出血。此外有人认为高血压引起血管痉挛致小血管缺血缺氧,管壁坏死发生出血,出血融合成片即可造成较大的出血。再者,脑内动脉管壁较薄,中层肌细胞及外膜结缔组织均减少,且无外弹力层,此种结构在用力、激动等外加因素使血压骤然升高的情况下,易导致该分支动脉破裂出血。

2.梗死后出血学说 高血压引起动脉痉挛或闭塞,导致该动脉远端的脑组织缺血性坏死,这样减轻了该动脉周围组织的支持力,以至在血压突然升高时发生该动脉破裂出血。

3.动脉壁学说 有 4 种原因可使动脉壁发生病变,最后破裂出血。

(1)长期高血压使小动脉壁上的滋养血管发生病变而破裂,使该动脉壁内形成夹层动脉瘤,如果在某个时间血压突然升高,使血液穿破管壁外层进入脑实质,成为脑出血。

(2)小动脉经常发生痉挛,造成小动脉本身缺氧和坏死,以至动脉瘤破裂出血。

(3)长期高血压造成微小动脉内膜受损,血液中的脂质通过受损的内膜进入内膜下,造成动脉壁内堆积过多的脂质而导致小动脉发生玻璃样变性或纤维素坏死,在急剧变化的血压或血流作用下,小动脉容易破裂出血。

(4)脑动脉外膜和中层较薄弱,加上高血压致管壁受损,以致在血压升高时使动脉瘤破裂出血。

4.小静脉出血学说 部分小量或发生速度不快的脑出血可能是小静脉出血所致。

5.其他 先天性脑血管畸形或动脉瘤、血液病、抗凝或溶栓治疗等。

【临床表现】最常见的出血部位在基底核。其他部位如脑干、小脑、丘脑、脑叶均可发生。脑出血好发年龄 50 岁以上,男多于女,约 2/3 患者有头痛或头晕及高血压史。部分患者有脑血管病史或糖尿病史。患者在发病前一段时间有 80%血压很高。脑出血占急性脑血管病的 20%~30%,占出血性脑血管病的 40%,脑出血的病死率为 40%,是急性脑血管病中最高的。

1.脑出血前驱期的表现　一部分患者在出血前几小时至几天可有头痛、头晕、晕厥、精神障碍、嗜睡、一过性的运动及感觉症状、视网膜出血及鼻出血等。这些症状都与原发性高血压有关,但并不一定说明即将发生脑出血,也并不能说明出现这些症状是脑出血的特有的前驱症状。相反不少患者在出血前并无任何症状。由于脑出血与原发性高血压有密切关系,因此,当患者血压急剧升高或波动显著而产生上述的一些临床表现时,应当想到有随之发生脑出血的可能性,应及时就诊寻找引起血压升高或波动的原因,及时采取控制血压的措施,有可能减少脑出血的发生。

凡是能使血压骤然升高的因素均可成为脑出血的直接诱因。如情绪激动、精神紧张、剧烈运动、用力过度、咳嗽、排便、性交等。脑出血多在活动情况下发病,但也有少数患者可发生在休息或睡眠时。北京宣武医院曾报道脑出血 618 例,其中在活动时发病 476 例,占 77%,休息时发病 95 例,占 1 5.3%,睡眠中发病 47 例,占 7.7%。

2.脑出血急性期的表现　脑出血多发于中老年人,但也可发生在患高血压或其他原因的青年人,而且大多数是在动态下发病,如激动、疲劳、过度用力等,少数人在静态下或睡眠中发病。脑出血发病一般急骤,并很快出现严重的临床表现,多数在 1 至数小时内病情发展到高峰。临床表现取决于出血的量和部位,中等量以上的出血患者,常突然头晕、头痛、呕吐,继而在数分钟内即进入昏迷;进展过程比较缓慢者是反复出血或迁延性出血。

脑出血急性期的主要症状是头痛、头晕、呕吐、意识障碍、偏瘫、失语和大小便失禁等。这是由于血液进入脑实质或脑室,故出现神经损害体征。另外当血液进入蛛网膜下隙形成蛛网膜下腔出血时还会有颈抵抗、克氏征阳性等。CT 扫描检查可发现脑出血,表现为脑实质或脑室内血肿,呈高密度,CT 值可达 75~80HU,血液也可破人蛛网膜下隙或从脑实质破入脑室,呈高密度;血肿周围水肿区呈低密度;血肿和水肿区引起的肿块效应,使脑室及中线移位和变形;血流入脑室引起脑脊液循环通路受阻使脑室扩大,产生脑积水表现。

头痛常为脑出血的首发症状。如为大脑半球出血,头痛常开始于病侧;如血流至蛛网膜下隙,则可出现全头痛及后枕部痛;有颅内压增高改变时也可表现为全头痛。头痛时还常伴有头晕,也有头痛不明显而主要表现为头晕者,尤其是后颅凹的脑干与小脑出血时,患者症状主要是眩晕。因此,患者脑出血后,由于脑膜刺激、颅内压增高等原因,出现头痛、眩晕、呕吐相当多见。脑出血后绝大部分患者有不同程度的意识障碍,轻者为嗜睡、躁动,重者可昏迷,并伴有大小便失禁,有的为大小便潴留。脑出血开始时,患者可首先出现局灶损害的症状,表现为说话不清或一侧肢体无力,并可伴有半身麻木感。优势半球出血则出现运动性失语、感觉性失语及混合性失语。如损害顶叶可出现命名性失语和顶叶综合征(包括失读、失写、左右失认、失算)。偏瘫轻者肌张力可增高,腱反射可亢进,病理反射阳性,但在急性期如瘫痪完全,一般多呈现软瘫,双侧均有病理反射而以瘫痪侧为著,也可能在瘫痪侧肌张力低,腱反射低,反而引不出病理反射。

脑出血发作时经常有显著的血压升高,常在 200/120mmHg 以上,部分患者可达 250/150mmHg 左右,甚至更高。这种严重的血压升高除原有原发性高血压外,和出血后的颅内压增高及患者的躁动不安也有关,而且往往不易降下。这类血压特别高的患者,多为进行性病情恶化,预后不佳。

瞳孔的变化与出血部位及出血量有密切关系。颅后凹的出血常见病侧瞳孔缩小,但如果中脑出血损坏了动眼神经核,也可出现病侧瞳孔的扩大。大脑半球出血如不严重则瞳孔大小正常,光反应良好;如出现病侧瞳孔较对侧略小、病侧眼裂变小、眼球内陷、病侧无汗、说明病变损害了丘脑或交感神经通路。如血肿较大,引起颞叶沟回疝,可出现病侧动眼神经受压,瞳孔散大,光反应消失;如患者病情继续恶化,对侧瞳孔也散大,同时会有明显的脑干损害的症状,意识障碍加深,造成了枕大孔疝,最终呼吸先停止,继而心脏停搏,直至死亡。有些患者,病侧的瞳孔稍大于健侧,并无发展,意识障碍不明显或无加重,以后仍可恢复。如有下丘脑损害则双侧瞳孔缩小;如有颅内压增高则常见双侧瞳孔时大时小,这两种情况都提示病变波及中脑。大脑半球出血而有脑疝时,偶也有病变对侧的瞳孔先行散大者,说明对侧动眼神经受压在先。脑出血时瞳孔的变化对临床工作的指导意义很大,在急性期需密切观察。

脑出血患者常有不同程度的发热。早期的高热主要是由于严重出血影响下丘脑。脑室出血或脑桥出血患者同时有深昏迷,往往提示预后较差。发病 2~3d 后出现低热而一般情况较好,则多是蛛网膜下隙血液的吸收反应,约 2 周后可自行消退。如患者于昏迷数日后出现高热,常为并发肺部感染或其他部位的感染所致,也可能脑出血灶有新的变化。例如,出血破入脑室或波及了下丘脑,除体温升高外,昏迷一般较深。脑出血患者在急性期,如出现体温的急剧升高、深昏迷、血压下降,呼吸和心跳加快,张口呼吸,则说明病情垂危。不同的损害部位出现不同的临床综合征表现:如出血部位在基底核区,因损害内囊部位就可造成"四偏症状",即对侧肢体偏身瘫痪、对侧偏身感觉障碍、对侧同向视野偏盲、凝视麻痹。如出血在丘脑,则出现丘脑综合征;如脑桥出血,就会出现针尖样瞳孔、高热、昏迷。

3.脑出血恢复期的表现　脑出血后 1 周左右为急性期,这也是急性发病后病情进展,很不稳定的时期。脑出血本身引起的死亡绝大多数发生在此时期。除了有严重的并发症的患者之外,大多数脑出血患者从第 2 周开始即渐趋稳定,转入恢复过程。首先表现为意识障碍开始好转,昏迷变浅,逐渐清醒,能认识家人,表达思想、说话,直到完全清醒。有的患者则要经一段意识模糊的阶段,表现为躁动不安、哭叫等。此时,偏瘫肢体的活动也随之逐渐恢复。一般来讲,脑出血患者的下肢较上肢的恢复早些、好些;大关节、简单动作较小关节、复杂动作恢复的早些、好些;原为轻瘫者较全瘫者恢复的早些、快些。在恢复过程中,瘫痪肢体的肌张力逐渐增高,一般上肢的屈肌、下肢的伸肌的肌张力增高较对抗肌明显。因此上肢肘、腕、掌、指诸关节均呈屈曲位,难于伸直,肩关节的上举及外展困难,下肢则膝关节伸直,有时还稍外翻,偶尔有下肢呈屈曲性挛缩者。脑出血患者在恢复期,瘫痪肢体往往会出现水肿,尤其手和脚比较明显。瘫痪肢体也常发凉,发绀,有时则皮肤温度升高。这些自主神经症状的发生可能是由于中枢的损害,另外,也与瘫痪肢体缺少活动有关。

4.后遗症期表现　脑出血患者发病后,大多要经过半年到 1 年的恢复阶段,便进入后遗症期。与脑梗死相比,神经功能障碍恢复得要好一些。瘫痪肢体常出现各种自主神经营养障碍,如肢体发绀、水肿、肌肉萎缩等。一部分患者随着肢体瘫痪的逐渐恢复,慢慢出现肢体的不自主多动,其中以手足徐动最多见,往往使患者遭受长期的痛苦。偏身痛觉减退比较少见。少数脑出血损害丘脑的患者,会遗留下比较顽固的偏身感觉减退,其中以深感觉减退较难恢复。优势半球出血除可以遗留运动性失语外,还可有顶叶综合征的各种表现,或其他类型的失语。脑出血较轻的患者,可以基本胜任原来的工作,但仔细检查常可发现患者对外界的反应较前迟钝些,记忆力减退,工作能力下降。失语虽基本恢复,但说话仍欠清晰;偏瘫虽恢复正常,但仔细检查可发现,原瘫痪肢体可遗留锥体束征。有些出血严重的患者后遗症则相对较重,主要表现为思考能力明显减低,健忘,原来失语者,只能说简单的话。偏瘫肢体肌力部分恢复,生活有的不能自理,不能胜任工作。更严重的患者则表现为明显的智力衰退,失语或构音障碍,生活需人帮助。最严重的患者有明显的痴呆,甚至为去皮质状态,这样的患者需长期卧床,常因继发并发症而死亡。后遗症的轻重除决定于出血本身的多少及部位外,不同阶段的正确治疗有很大影响。一般在 3~4 周内能见到上肢尤其是手指的运动,将来后遗症可能较轻,如 3 个月内不见进步,将来就可能遗留永久性的瘫痪。

【治疗】急性期治疗原则是尽可能保持环境和患者安静,防止继续出血;积极防治脑水肿,减低颅内压;调整血压,改善循环加强护理,防治各种并发症。

1.急救措施　对脑血管病急救实施的方法是否得当,直接关系到患者治疗效果与预后。这点不仅是专业医务人员需要注意的,而且患者家属对有关脑血管病方面知识的了解也是非常有帮助的:

(1)发病后,应尽可能就近治疗,不宜对患者长途搬运。如需搬动亦应尽量保持平稳,减少对患者颠簸,以免加重出血。

(2)患者要绝对卧床并保持安静,有条件应尽早对患者进行头颅 CT 扫描检查。

(3)一般可采取头水平位,昏迷患者应将头歪向一侧,便于口腔内黏液或呕吐物流出。如分泌物不能流出,应及时吸出,保持呼吸道通畅,防止发生肺炎。

(4)要严密注意观察患者生命体征,包括呼吸、脉搏、血压和神志是否清楚,视病情采取相应的应急处理。

(5)定时轻轻翻身变换体位,防止褥疮发生。

(6)可早期应用抗菌药,以防止肺部和尿路感染。

(7)发病后 3d 内如神志仍不清、不能进食者,应鼻饲,以保证必要的营养。

(8)必要时吸氧,维持动脉血氧饱和度在 90% 以上。

(9)加强护理,保持患者的肢体功能位,这对于以后肢体偏瘫恢复很有帮助。

2.水电解质平衡和营养　控制静脉及胃管内补液,是关系到脑出血患者治疗与预后的重要步骤。病后第 1 天液体总量为 1 500ml,以后每天保证液体入量 1 600~2 200ml,保持轻度的负平衡;当有高热、多汗、呕吐或腹泻者,液体可适当增加。在保持水电解质平衡中,防止低钠血症,以免加重脑水肿。每天补钠 50~70mmol/L,补钾 40~50mmol/L,糖类

13.5~18g。血糖水平升高不仅会导致乳酸堆积和代谢性酸中毒,而且会加重脑水肿和神经细胞的损害。脑出血早期不宜用50%葡萄糖作为脱水剂,宜输入5%糖盐水、林格液或生理盐水或加等量的10%葡萄糖为宜。

3.控制脑水肿 由于脑出血血肿在颅内占有一定的空间,其周围脑组织又因受压及缺氧而迅速发生脑水肿,致使颅内压急剧升高,甚至引起脑疝,导致患者死亡。因此控制脑水肿、降低颅内压是治疗脑出血的重要措施。应立即快速使用脱水剂。常用20%甘露醇125~250ml快速静脉滴注,每6~8h1次;病情较平稳时可用10%的甘油果糖250~500ml静滴,每日1或2次。一般不主张长期应用地塞米松等激素来控制脑出血所致的脑水肿。有时也可用呋塞米脱水减轻脑水肿。此外,人血清蛋白、冻干血浆等亦有一定的减轻脑水肿、降低颅内压的作用,但价格昂贵,不作常规使用。在使用脱水剂时要注意适当补充水和盐分,防止水、电解质平衡紊乱,还应注意观察尿量以及有无血尿等肾脏功能指标,防止出现急性肾功能衰竭。

4.调整血压 脑出血患者一般血压都会升高,甚至比平时更高,这是因为脑出血后由于血肿的占位效应和血肿周围受压的脑组织水肿,造成颅内压急剧增高,或因血肿累及高级自主神经中枢,使之功能紊乱,出现剧烈的血压波动。脑出血后的血压升高,可提高脑灌注压(CPP),增加脑血流量(CBF),以保障脑血流量的稳定。这种作用称之为脑血管的自动调节。这种高颅压会反射性引起血压升高,是机体为保证脑组织供血的防御现象,当颅内压下降时血压亦随之下降。因此应用抗高血压药物预防脑出血后的血压升高有害无益。一般不应使用降血压药物,尤其不要注射强力降压药物。如血压超过平时血压过多,收缩压在200mmHg(26.6kPa)以上时,可适当给予作用温和的降压药物,如硫酸镁、硝苯地平等。急性期过后(2~3周)血压仍持续过高时可系统应用口服降压药物,如卡托普利、依那普利、复方降压片、氨氯地平等。

另外,在对患者进行护理时,可利用改变患者的头位方法达到调节血压的目的。血压高时抬高患者头位;血压过低时患者取头低足高位;血压合适时应将患者头放平。如患者脑出血后血压过低可适当升压;发生低血压的原因有脱水过度、补液不足、呕吐失水、酸中毒、中毒性休克、心力衰竭等。可使用多巴胺、间羟胺等药,将血压维持在158/90mmHg为宜。

5.止血药 目前,通常认为止血药对脑出血并无效果。但很多医师仍习惯短期使用几天止血药,如6-氨基己酸、巴曲酶等。当然如果患者合并消化道出血或有凝血障碍时,仍需使用止血药。消化道出血时,还可经鼻饲或口服云南白药、冰牛奶、冰盐水、凝血酶等。

6.手术治疗 对脑出血患者的治疗是采取内科非手术治疗还是外科手术治疗,一般取决于就诊医院手术治疗的条件和水平。目前比较公认的原则是:

(1)看出血部位:脑叶出血、壳核出血、小脑出血应积极手术,丘脑、脑干出血考虑手术要慎重,老年多灶性出血也不宜手术。

(2)看出血量:脑叶、壳核出血30ml以下宜内科治疗。出血量为30~50ml则倾向于外科治疗;小脑出血10ml以上宜手术,若是小脑蚓部出血即使不到10ml也应手术。

(3)看患者意识是否清醒:如发病后一直清醒者则不需要手术,但意识状态由清醒到模糊逐渐加重者,或来诊时即昏迷者均应考虑手术治疗。

(4)看患者是否有其他合并疾病。如血压高于 200/120mmHg,眼底出血,病前有心、肺、肝肾严重并发症者不宜手术。手术方法包括:①开颅血肿清除术;②颅骨钻孔清除血肿;③立体定向或 CT 导向血肿抽吸术;④脑室穿刺引流术。手术宜早期进行,最晚不超过发病 72h。至于手术效果,总的说来,位于大脑浅表部位,如脑叶及尾状核区域的出血,手术治疗效果较好;而位于大脑深部的血肿,包括基底核及丘脑等处的血肿,手术虽可挽救生命,但遗留严重后遗症的可能性较大。

第五节 蛛网膜下腔出血

蛛网膜下腔出血(subarachnoid hemorrhage,SAH)是由于各种原因使血液进入颅内或椎管内的蛛网膜下隙所引起的综合征。除了外伤性的出血,更多的病例是自发性的出血,其中又以动脉瘤破裂(aneurysm rupture)出血最为常见,文献报道占所有 SAH 的 52%~80%,因此通常所说的蛛血主要是指动脉瘤性蛛网膜下腔出血(aneurysmal subarachnoid hemorrhage,ASAH)。其他的原因还包括脑血管畸形、高血压动脉硬化、烟雾病、肿瘤等。

【流行病学】 国际上文献报道 SAH 的发病率为 6/10~16/10 万人年,尤以芬兰和日本发病率较高。虽然近年医学水平提高,但是 SAH 的发病率并没有明显降低,这可能是由于 CT 的广泛应用造成 SAH 比以前更容易发现。在一项使用 CT 扫描诊断 SAH 的研究中,发病率为 5.6/10 万人年,仅略低于 Menghini 等报道的跨度为 30 年的人群研究的 6.9/10 万人年。

随着年龄的增长,SAH 的发生率越高,平均发病年龄大约为 50 岁,明显低于其他类型的卒中,女性发病率比男性高。种族、地区对 SAH 的发病率也有明显的影响。不过随着干预手段的进步,SAH 的病死率有逐渐下降的趋势。

1.危险因素 对 SAH 的危险因素的研究很早就开始了:年龄、性别、种族是已被公认的危险因素;吸烟也是 SAH 很强的危险因素,Longstreth 等发现吸烟者在吸烟后 3h 内发生 SAH 的危险性最高,饮酒也可能是 SAH 的危险因素;此外,高血压、滥用药物、毒品、体重指数都被报道与 SAH 相关,相反糖尿病似乎并不是 SAH 的危险因素。

美国文献报道普通人群未破裂动脉瘤的发生率为 0.5%~1.0%,每年发生 SAH 的风险是 1%~2%。一些研究认为动脉瘤的大小与出血的风险相关,直径<3mm 的较少发生破裂,而直径>10mm 发生出血的风险较高。一系列回顾性研究得出结论:动脉瘤容易发生破裂的临界直径是 5~7mm,而患者有症状(比如压迫症状)的有着极高的出血风险。另外动脉瘤性 SAH 的一大严重并发症是再出血,国外曾有报道再出血的患者死亡的可能性为 70%,第 1 天再出血率大约为 4%,此后 4 周内每天再发率为 1%~2%,出血到入院及治疗的时间间隔、初始血压、入院时的神经学状况与 SAH 后最初 2 周的再出血率相关,其他与再出血率相关的危险因子包括：性别、年龄、以往的体格情况、动脉瘤的形状、脑室内压力、血压的变化、是否进行脑室引流等。迟发性再出血(发病1个月后)与动脉瘤的位置、大小以及持续性血压升高有关。

家族对SAH的易患性也是重要的危险因素。5%~20%的SAH患者有阳性家族史。此外SAH的发生也与特异性遗传性结缔组织病有关，如Marfan综合征、常染色体显性遗传多囊肾病 (autosomal dominant polycystic kidney disease，ADPKD)、Ehlers-Danlos病Ⅳ型、神经纤维瘤病工型等，但是相对其他风险就比较少见了，比如ADPKD是最常见的与SAH相关的遗传性疾病，但是在所有SAH患者中仅2%可见ADPKD。

其他尚不确定的危险因素还有激素替代疗法、血浆胆固醇水平等。

2.危险因素的控制 除了年龄、性别、种族、家族易患性等难以人为控制的因素外，我们还有很多可以努力的方面可降低SAH的发病。

(1)控制血压：高血压是很多出血性卒中疾病的危险因素。Collins等综述舒张压每降低6mmHg可以降低42%的卒中发生，但是由于缺乏样本动脉瘤大小的资料，所以不能确定与SAH的关系。

(2)戒烟：有病例对照研究发现，戒烟者比轻到中度嗜烟者发生SAH的危险性要小，一项对117 006名妇女的前瞻性研究也有相同发现，而且戒烟时间的长短与危险性降低的程度相关。

(3)对未破裂动脉瘤的处理：根据AHA2000年的未破裂颅内血管瘤患者的处理建议：手术适应证包括年轻患者、有动脉瘤破裂病史的患者、有动脉瘤破裂家族史的患者、巨大动脉瘤、有临床症状者、有证据动脉瘤增大者，并要评估手术风险的大小；内科治疗的指征包括年龄较大者、预期生存时间较短者、无症状较小的动脉瘤以及合并其他疾病者。

(4)对高危人群进行筛查：筛查对象包括有SAH家族史的，有遗传性疾病的患者(如多囊肾、Marfan综合征、Ehlers-Danlos综合征等)。

所有SAH中，大约有85%是由囊性动脉瘤引起的。动脉瘤几乎不见于婴儿，儿童中也极少见，但是可随着时间发展。先天性发育不良或者缺陷是形成动脉瘤的重要因素，但是大多是获得性的。动脉瘤多发于动脉分叉处，但是其发生机制到目前为止还不是十分清楚。以往曾认为动脉中膜肌层的先天缺陷加上血流的冲击造成了动脉分叉处的局部膨出，但是后来又被很多相反的资料所否定。

中脑周围非动脉瘤性蛛网膜下腔出血 (perimesencephalic subarachnoid hemorrhage，PNSH)最早于1985年由荷兰的Van Gijn等发现报道并命名，指出血主要位于中脑周围、动脉造影未见动脉瘤或其他动脉异常、症状轻且预后良好的SAH。随后大量的Ⅱ缶床研究都证实了这种SAH的存在，大约占所有SAH的10%，其中2/3血管造影正常。PNSH可以发生于20岁以上任何年龄的患者，但与动脉瘤性SAH一样大多发生在60~70岁的老年人。不过其预后较动脉瘤性SAH好，大部分患者恢复快，几乎都能重返工作岗位，出院后未有再出血报道，远期生活质量也较高。

除这两种发病率较高的原因外，能造成SAH的因素还包括高血压或动脉硬化性血管破裂、颅内肿瘤、Moyamoya 病等脑血管闭塞性疾病、动脉夹层分离、脑 AVM、硬膜动静脉瘘、颈髓 AVM、心脏黏液瘤、脓毒性动脉瘤、垂体卒中、滥用可卡因、抗凝药、镰状细胞病等血液病、中枢神经系统表面铁沉着、脑与脑膜的炎症、妊娠的并发症、多发性结节性动脉炎等血管性过敏反应性疾病,以及其他原因不明的 SAH。

【并发症】

1.再出血 再出血可分为早期再出血和迟发性再出血。其危险因素已在前面叙述讨论。

2.脑血管痉挛 脑血管痉挛是 SAH 后大动脉的迟发性狭窄。大约一半的病例会出现显著的脑血管痉挛,表现为迟发性的缺血性神经功能缺损,症状可能逐步缓解,也可能进展为脑梗死,一系列研究数据显示即使接受了最大限度的内科治疗,仍有 15%~20% 的患者发生卒中或者因为脑血管痉挛而死亡。

3. 脑积水 SAH 后常伴发脑室扩大。一系列回顾性研究中,SAH 的生存者中 20%~27% 发现有急性脑积水(72h 内),发病原因常常是脑室内积血造成的梗阻性脑积水。慢性脑室扩大(发病 30d 后)的发生率为 14%~60%。

4.低钠血症 文献报道 SAH 后低钠血症的发生率为 10%~34%,常常在发病后几天内出现,并与血管痉挛的时间平行,1临床分级较差和伴有脑积水的患者中发生较高,可能是其预后较差的独立危险因子。有前瞻性非对照研究提示低钠血症与过度尿钠排泄和血容量缩减相关。

5.惊厥 文献报道 SAH 后类似癫痫发作的抽搐的发生率大约为 25%,但是尚不明确这样的抽搐究竟是原发的癫痫还是对颅内压突然升高的释放现象。常规预防性使用抗癫痫药物的效果还不明确,但是这样的抽搐有增加再出血的风险;对行开颅血肿清除的患者应该使用抗癫痫药物。已报道的 SAH 后癫痫的危险因素包括大脑中动脉瘤、脑实质内血肿、脑梗死、既往原发性高血压史等。

6. 脑内血肿 大约 30% 的 SAH 患者发生脑实质内出血,这些患者的预后也比单纯 SAH 的患者差。对于这些患者应该积极手术清除血肿,这样不仅可以挽救即将发生小脑幕疝的患者,尤其是颞叶血肿的患者,甚至可以使患者生活自理。

7.急性硬膜下血肿 急性硬膜下血肿通常与再发性动脉瘤破裂出血有关,但也可能是首次出血的并发症,可以危及生命,应该及时手术清除血肿解除压迫。

8.其他 局部粘连可导致视力进行性减退,继发视神经萎缩,严重的玻璃体膜下出血可使视力发生永久性障碍;脊髓马尾部的蛛网膜粘连可成为日后坐骨神经痛的主要根源。

【临床表现】SAH 的临床表现特征非常明显,最常见的表现为无先兆的突发的严重的头痛,可以伴或不伴意识丧失、恶心、呕吐、局灶神经功能缺损(包括脑神经瘫痪)以及颈项强直。王忠诚《神经外科学》中总结其表现有突发头痛、恶心、呕吐、意识障碍、抽搐、精神症状等,最常见的体征为脑膜刺激征、肢体运动功能障碍和脑神经受损。临床表现与出血速度、出血量有关外,还与原发病的性质有关,如颅内动脉瘤的患者脑膜刺激征和脑神经损害症状明显高于动静脉畸形者,而肢体运动障碍、癫痫、失语则多见于动静脉畸形患者。

PNSH与动脉瘤性出血症状相似,头痛发作较ASAH更常呈渐进性(数分钟),意识丧失和局灶症状较少见,起病时癫痫发作可以排除此诊断。事实上很多患者入院时除头痛外无其他症状。

级别越低预后越好,1~3级预后较好,适合早期手术;4~5级预后较差,需待病情稳定到3级内方可手术。

此外,世界神经外科医师联盟(WorldFederation of Neurological Surgeons,WFNS)委员会根据格拉斯哥昏迷评分(GCS)提出了新的五级分级量。目前,尚未对WFNS量表的正确性和可靠性进行过正式的研究。

【辅助检查】由于影像技术的发展,对SAH的诊断不再仅仅依靠症状体征和脑脊液变化来判断,现在的诊断是基于CT平扫技术的。如果在发病后24h内行CT检查,92%的患者可以发现蛛网膜下隙内高密度的团块影。但是第1天过后CT诊断的灵敏度逐渐降低,这时如果CT平扫结果是阴性的则应该行腰穿检查。MRI在SAH的诊断中的作用还有争议。在急性期,MRI检测SAH的灵敏度不如CT。

1.脑血管造影 目前,诊断动脉瘤性SAH的金标准仍是脑血管造影。但是也有20%~25%的脑血管造影找不到出血的来源,一周后复查血管造影可以发现1%~2%的初次检查未发现的动脉瘤。但是血管造影本身具有一定的风险,还可能引起再出血,再破裂的发生率为1%~2%,因此对这些患者不一定非得通过血管造影寻找到出血的动脉瘤。除了用于诊断,脑血管造影还是神经介入治疗的基础,随着介入治疗技术的发展,越来越多的患者开始接受介入治疗动脉瘤。

2.MRA和增强CT技术 也用于动脉瘤的诊断,但是其灵敏度较血管造影要低。将来随着MRA技术的进步,费用降低,以及并发症较少,可能它能替代常规血管造影用以诊断动脉瘤出血。

3.经颅多普勒超声(TCD) 是常用的无创性诊断技术,并用来随访血管痉挛。这项技术也有缺陷,比如不能评估远端动脉分支的狭窄情况以及对大约10%的患者没有合适的回声窗而不能检查,而且诊断结果在很大程度上依赖操作者的经验,但是很多研究报道主张TCD与血管造影有很好的相关性,尤其在评估大脑中动脉主干时。目前大多数的医师仍然比较习惯使用脑血管造影技术诊断脑血管痉挛,尤其介入放射治疗技术的发展为血管痉挛的治疗提供了新的方案。

4.CT血管造影(CTA) 是近10年发展起来的、以螺旋CT技术为基础的、无需造影药、可立即获得图像并据此做出初步诊断的影像技术。因为不需要插入导管,所以比血管造影安全微创;虽然与MRA相比具有辐射性,还需要注射碘剂,但是操作却是很简单。数据采集可以在1min内完成,对于躁动不合作的患者具有很大优势。此外经CTA采集的图像在计算机上可以以不同角度进行旋转,突破了常规造影影像视野的限制。相对血管造影,CTA的敏感性为85%~98%,另外还可以发现常规血管造影漏诊的动脉瘤。一项CTA和常规血管造影检查的对比研究中,神经外科大夫对83%的动脉瘤的CTA评判效果优于血管造影。随着CTA技术的发展成熟以及神经外科大夫对其日益熟悉,在常规手术前使用CTA代替血管造影做术前评估是可行的。

【诊断】SAH 是一种内科急症,需要医师和护士迅速的对其做出诊断并制定相应的救护措施。首先,要确立是否存在 SAH,并与其他足以引起脑膜刺激征和昏迷的情况作鉴别,其次确定引起出血的原因。

如前所述,病史中的骤然发病,剧烈头痛、呕吐、意识丧失即出现脑膜刺激征,提示很有可能为 SAH。加眼底检查发现玻璃体膜下出血可以确诊,但是并非每例都可见到。腰椎穿刺得到均匀血色脑脊液是确诊的最简便可靠的方法,但是如果颅压较高取液过快有可能形成脑疝,这点需要每位大夫有清醒地认识。轻型 SAH 约有 1/4 患者出现不同程度的精神症状,如果起病初就表现为谵妄狂躁等精神症状而未诉头痛,则很有可能误诊。另外还需要跟其他有脑膜刺激征的疾病相鉴别,如脑膜炎、脑炎、脑脓肿。

SAH 作为出血性卒中的一种,也要注意与其他卒中的鉴别。

【治疗】

1.一般治疗　对 HUNT-HESS 分级 1~2 级患者应该注意严密监测神经学状况的变化。应该严格卧床至少 4 周,大小便也不可起床;保持大便通畅,避免用力。除非有明确手术指征,绝不搬动患者进行非急需的检查。同时注意预防静脉血栓形成。注意监测颅压可以预知是否有神经症状恶化的趋势。迅速开始服用尼莫地平预防血管痉挛。控制血压,既往有原发性高血压史者收缩压不宜低于 150mmHg。有条件可以监测中心静脉压。头痛、烦躁可给予镇静药如异丙嗪、地西泮,必要时可短期用布桂嗪。颅压高或呼吸不规则者禁用吗啡、哌替啶等麻醉药。动脉瘤破裂处出血形成的血凝块可以因酶的作用分解自溶而造成再出血,因而主张使用止血剂。甘露醇和激素常用来降低脑水肿,而尿素自身可导致出血,不宜使用。

患者有垂死表现或者神经学缺损（HUNT-HESS 分级 3~5 级）则应该进入监护病房(ICU),给予等张或高张溶液,并监测中心静脉压。必要时行气管插管维持气道通畅。如果 CT 发现有显著的脑积水,患者进入昏迷状态或者意识水平进展性恶化,则提示需要脑室引流。

2.预防再出血　首先应该绝对卧床。血压与再出血的关系还不是很明确,可能血压的波动对再出血的影响比较大,加上可能继发颅内高压,血压降低会使得脑灌注不够而发生缺血,所以如上所述认为收缩压不宜低于 150mmHg。抗纤溶药物(antifibrinolytic drugs)在发生血管痉挛可能性小的患者中可以使用,因为其有引发脑缺血的危险。此外还有手术和血管内闭塞动脉瘤的治疗,在后详述。

3.治疗血管痉挛　3H 治疗方案,即升压(hypertension)、扩容(hypervolemia)和血液稀释(hemodilution)治疗方案,目前已经被广为接受,尽管研究还没有明确其中哪一个更切实有效。不过 3H 治疗有着相应的风险,包括心衰、电解质紊乱、脑水肿、凝血异常以及造成动脉瘤破裂等,因此接受该治疗的患者应该严密监护。钙拮抗药能通过组织血管平滑肌细胞钙内流来降低血管痉挛频度。尼莫地平(60mg,口服,1 次/4h,连续 3 周)目前已作为动脉瘤性 SAH 患者的常规治疗。此外,临床和实验研究证据认为脑血管痉挛的严重程度与蛛网膜下隙的血块的大小和存在时间长短有关,因此支持积极手术取出血块以及药物溶解的治疗方法。当其他方法难以控制血管痉挛的发生时,还可以行血管腔内血管成形术(transluminal angioplasty)。研究已证实其效果。

4.对上述并发症的治疗 包括抽搐、脑积水、低钠血症、硬膜下血肿及脑内血肿等应该作相应的预防和治疗。

5.手术 经过长期临床实践,目前倾向认为颅内动脉瘤除个别情况外均应积极外科手术治疗。手术的病死率与很多因素相关,包括动脉瘤位置、大小、结构,患者的神经学状况以及伴发的其他并发症。目前手术病死率已经降至1%~5.4%,而第1次出血未手术者存活率为50%~78%,再出血病死率为43%~64%,因此出血后及时手术就显得很有必要。

(1)手术时机的选择:目前还没有定论。早期手术可以避免再出血,并可清除蛛网膜下隙积血以缓解致命性的动脉痉挛,但是缺点是因有脑水肿使得动脉瘤的暴露困难,容易损伤脑组织及术中引起动脉瘤破裂,而且研究表明早期手术虽能减少再出血,但是不能减少缺血性神经功能缺损或其他并发症。一般认同的是按照HUNT-HESS分级,1、2级患者适合早期手术防止再出血;有意识障碍及神经系统体征、严重脑膜刺激征者一旦临床情况稳定并有好转的应即刻手术;对5级患者除非有危及生命的血肿需要清除,否则无论手术与否都效果不好。

(2)手术方式:包括开颅手术和间接手术。前者又包括动脉瘤颈夹闭或结扎、动脉瘤电凝固术、动脉瘤铜丝导入术、立体定向磁性栓塞术、动脉瘤射毛术、动脉瘤包裹加固术、激光凝固术等。

(3)术后ICU进行监护,包括颅内压、血流动力学参数、血容量、肺部状况以及TCD监测是否发生脑血管痉挛等。

6.血管内治疗 对动脉瘤的介入治疗最早见于20世纪70年代俄国神经外科医师Fedor Serbinenko的报道。他用带可脱开乳胶球的血管内导管直接栓塞动脉瘤腔或者载瘤动脉。1991年,Guido Guglielmi第1次使用电解可脱式铂金弹簧圈栓塞动脉瘤,因此这种弹簧圈被称为Guglielmi可脱式弹簧圈(Guglielmi detachable coils,GDC)。

随着临床经验的增加和技术的改进,越来越多的患者,甚至是可以接受常规动脉瘤夹闭手术的患者,也开始接受介入栓塞治疗。2002年,AHA发表了针对颅内动脉瘤治疗的建议,认为介入栓塞治疗对破裂和未破裂动脉瘤都是可供选择的治疗方法,特别是对常规手术难以治愈或者风险较高的患者。在国内,为了规范介入治疗技术、促进这一新技术的健康发展,一批神经内外科及从事介入放射学的专家讨论制定了对颅内动脉瘤的介入治疗规范:

(1)适应证:破裂动脉瘤的患者如果全身情况可耐受麻醉,技术可以达到治疗目的,可以行介入治疗,Hess-Hunt分级Ⅰ~Ⅲ级应积极治疗,Ⅳ~Ⅴ级应酌情处理;未破裂动脉瘤患者全身情况可耐受麻醉,技术可以达到治疗目的的,可以行介入治疗。

(2)禁忌证:全身情况不能耐受麻醉;目前介入技术不能达到治疗目的;病人和(或)家属拒绝介入治疗;其他不适合进行介入治疗的情况。

(3)术前准备:①血、尿常规、出凝、肝肾功能、心电图等常规检查,以确定SAH的诊断,排除其他伴发的颅内疾患;②强化高分辨率薄层扫描可发现直径>5mm的动脉瘤,还可发现瘤壁有无钙化或瘤内是否血栓形成;③螺旋CT三维重建可以初步筛选动脉瘤;④

根据条件可酌情选择 MRI/MRA,可以大致显示动脉瘤的位置,清楚显示动脉瘤与周围脑组织的关系。

7.并发症处理

(1)脑血管痉挛:动脉内缓慢推注罂粟碱(15mg 加 10ml 生理盐水)。

(2)血栓形成:按急症溶栓常规,在动脉瘤完全致密填塞后进行溶栓;尽量采用微导管超选溶栓;溶栓药的剂量尽可能减小,应以影像上血管通畅为标准。

(3)动脉瘤破裂:术中发现动脉瘤破裂后,操作者应该保持镇静;立即中和肝素,给予止血药物,并降低体循环血压,减少破口出血;同时迅速致密填塞动脉瘤,注意应减少动脉瘤内造影药的注射;注意颅压变化,控制颅内高压;栓塞术后应常规 CT 扫描。

(4)脑缺血:对于机械性压迫者,应该给予升压、抗凝、扩容治疗;代偿不足者,升压、抗凝、扩容治疗无效时,可行急诊旁路移植。

(5)弹簧圈断裂、移位:一旦发生,尽可能将弹簧圈从血管内拉出,无法取出者,尽可能将弹簧圈解旋,拉至降主动脉;取出失败后可给予升压、抗凝、扩容治疗,另外取出失败者,也可用支架将弹簧圈游离部分贴附到动脉壁上。

【结论】蛛网膜下腔出血是出血性卒中最主要的形式之一,所占比例极大。SAH 的病因很多,其中又以动脉瘤破裂造成出血居多。脑血管造影仍是诊断的金指标,但是 CTA、MRA 技术的进步也提供了更多的诊断方法。治疗方面,手术夹闭动脉瘤和介入栓塞技术都已经比较成熟,但是随着技术的进步,越来越多的患者开始接受介入栓塞治疗。也有些文献报道对宽颈动脉瘤先使用弹簧圈栓塞减小体积然后手术夹闭,可以减少出血和其他风险。

第六节 进行性皮质下动脉硬化性脑病

皮质下动脉硬化性脑病 (subcortical arteriosclerotic encephalopathy,Binswanger's disease),1894 年首先由 Binswanger 报道至今有 1 个世纪了,其临床特点为伴有高血压的中老年人表现为进行性痴呆,病理可见大片脑白质脱髓鞘及明显的动脉硬化,但弓状纤维保留。近 30 年来,关于皮质下动脉硬化性脑病是否为一个独立的疾病的实体的争论,一直在神经病学和神经病理学界激烈进行。一些学者认为皮质下动脉硬化性脑病是脑血管病的一个类型,另一些学者认为皮质下动脉硬化性脑病是多种慢性缺血性病变对脑白质造成的共同损害。近 20 年来神经放射学家针对头颅 CT 脑室旁大片的脑白质低密度病灶,提出了白质疏松症的概念。1995 年,Caplan 对 Binswanger 病进行了历史的再回顾,提出新观点"不应该将所谓的皮质下动脉硬化性脑病考虑为一个独立的疾病实体,而那些由前辈们所报道的白质病变,应归结为不同病因和病理生理机制导致的慢性缺血性脑白质病变"。1996 年,Roman 再次回顾了皮质下动脉硬化性脑病的神经病理改变和神经放射学诊断标准,并重申了瑞典学者 Arne Brun 等的研究结果,即皮质下动脉硬化性脑病的白质病变实质上是一种不完全的白质梗死,特征是无坏死灶和卒中囊形成,这些病灶在形态学上与缺血性梗死病灶的周边区域组织非常相似,为完全性脑梗死和正常脑组织之间的过渡带。因此,认为"皮质下动脉硬化性脑病是高龄老年人易患的疾病。近年来,随着人VI 的老龄化,使该病诊断明显增加,其白质脑病的病因可能是深穿支动脉终末供血区由于解剖因素、灌注压的变化和出血性因素等导致的慢性缺血"。

【病因及发病机制】Binswanger 病是在高血压小动脉硬化的基础上出现的脑深部血液循环障碍, 由此引起缺血性脱髓鞘改变。Fisher 总结了 72 粒经病例证实的 Binswanger 病,其中 68 例(94%)有原发性高血压史,90%以上合并腔隙性脑梗死。可见,高血压所致的颅内小动脉和深穿支动脉硬化、管壁增厚及脂肪透明样变性是其主要病因机制。

Binswanger,病的主要病变在脑室周围的深部白质,而深部白质是由长的深穿支动脉供血,它们很少或完全没有侧支循环,且要经很长的距离才终止到脑室周围深部白质,尤其在距离脑室壁 3~10mm 范围内的终末区即分水岭区。上述解剖学特点决定了高血压颅内小动脉硬化,尤其是深部穿支小动脉硬化,最容易引起所支配区域白质缺血,且因为慢性缺血,而最终导致缺血性脱髓鞘的病理改变。

【病理】 Binswanger 病的主要病理改变在脑室周围深部白质。肉眼可近白质萎缩、变薄,呈颗粒状灰黄色,这些改变因出现在脑室周围区域,使脑室扩大并出现脑积水。显微镜下观察可见皮质下白质广泛的髓鞘脱失,尽管脑室周围、放射冠及半卵圆中心脱髓鞘,但皮质下的 U 形纤维相对完好;胼胝体变薄,但前联合一般正常。白质的脱髓鞘可能有灶性的融合,产生大片脑组织损害。

累及区域内少突胶质细胞减少,损害附近的区域可见星形细胞堆积。小的深穿支动脉变薄,常有透明化,内膜纤维增生,内弹力膜断裂,外膜纤维化。血管闭塞少见,但可见腔隙性脑梗死,常见于基底核区、丘脑、N 脑干及脑白质部位。因此,Binswanger 病患者脑部的病理变化是高血压、小动脉硬化、脑白质慢性缺血性脱髓鞘改变三者并存,脑白质损害主要是由于高血压浩成的特异性脑白质慢性缺血性改变。

【临床表现】

(1)原发性高血压史,发病年龄一般在 55~75 岁,男女发病均等,大多数患者有 1 次或多次脑卒中发作史,可有偏瘫。

(2)呈慢性进行性发展过程,通常为 5~10 年的时间,少数可急性发病,可进入稳定期或暂时好转。

(3)伴随的神经系统体征,如运动、感觉、视力及反射障碍并存;常有锥体系的损害如:肢体无力、反射亢进、痉挛状态及病理反射等。中后期尤其常见的是假性延髓性麻痹及帕金森综合征样的临床表现。

(4)认知及行为异常:表现为无欲、运动减少,对周围环境失去兴趣、意志丧失、言语减少。理解、判断、计算力下降、记忆、视空间功能障碍。

【影像学检查】

1.CT 呈较对称的脑室周围白质广泛融合的大片状低密度影,且边界欠清,脑室周围白质明显萎缩及双侧脑室不同程度扩大;可见基底核区单发或多发性脑梗死或腔隙性脑梗死。

2.MRI 侧脑室前角、后角及体部周围均显示对称性月晕状大片长 T1 长 T2 异常信号,较 CT 显示更清楚,白质异常面积更大;脑室周围白质明显萎缩及双侧脑室不同程度扩大;可见基底核、丘脑、脑干的腔隙性梗死及其他脑梗死灶。

【诊断】

1.David 提出的诊断标准

(1)痴呆时必须具备的条件,而且是经神经系统检查和心理学测验所证实的。

(2)下列 3 项条件必须具备 2 项以上:①脑血管病的危险因素或全身性血管疾患(高血压、糖尿病、心肌梗死、充血性心力衰竭、心律失常);②具有脑血管病的局灶性神经系统症状和体征(脑卒中发作、锥体束征、小脑及锥体外系症状、感觉障碍等);③皮质下损害的症状和体征(帕金森综合征、步态异常、肌张力增高及尿便功能障碍)。

(3)CT 及 MRI 所见:CT 为脑室周围白质区及半卵圆中心大致对称的低密度影,边缘模糊,呈月晕状,多数伴有多发性腔隙性脑梗死灶及程度不同的脑室扩大或脑出血残腔。MRI 所见危侧脑室前角、后角及体部周围均显示对称性月晕状大片长 T1 长 T2 异常信号,脑室周围白质明显萎缩及双侧脑室不同程度扩大;可见基底核、丘脑、脑干的腔隙性梗死及其他脑梗死灶。少数可见脑出血残墙,常伴有脑室扩大及脑萎缩。

2.caplan 提出的 BD 诊断标准

(1)具备危险因素:如高血压、淀粉样血管病、弹性纤维假黄瘤病、抗磷脂抗体综合征、糖尿病、心肌梗死、梅毒、红细胞增多症、黏膜腺癌、严重的高脂血症和高球蛋白血症等;

(2)临床特征:发病年龄 55~75 岁,男女发病均等,常有腔隙综合征的症状及体征,可能由亚急性神经系统症状、局灶性癫痫发作,步态、运动、感知及行为障碍在 5~10 年内进行性发展,稳定期,高峰期症状在一段时间内表现不同,可出现锥体束征、锥体外系征、步态不稳、假性延髓性麻痹、惰性、失去兴趣、意志丧失、缺乏判断力及理解力、反应差、记忆、言语及视空间功能障碍;

(3)神经放射学特点:斑样、无规则的脑室周围白质疏松既无规则的脑室周围损害深入到邻近的白质、脑室后内侧角的低密度融合,可能与放射冠、半卵圆中心相连。可伴有多发性腔隙性梗死及脑积水。

【治疗】

1.危险因素的治疗

(1)防治原发性高血压:对于高血压家族史的患者,及早发现和治疗原发性高血压,对于老年患者,定期查体和观测血压变化,及时治疗高血压。

(2)治疗糖尿病:对于明确诊断糖尿病的患者进行控制饮食、降糖药物治疗或补充胰岛素治疗,对于糖耐量异常患者进行控制饮食和监测血糖水平的定期随访,及时处理糖尿病的各种并发症。

(3)危险人群的监控:对于患有红斑狼疮等结缔组织病的患者,定期进行神经系统症状和体征的检查,出现精神症状或神经系统受累表现时,及时给予对症治疗。

2.腔隙性脑梗死的治疗

(1)双氢麦角碱类制剂:可增加脑血流量,改善脑循环,对于记忆力减退和头痛、头晕、肢体感觉异常等症状有一定的缓解作用。可选用双氢麦角碱 1~2mg,3 次/d;复方二氢麦角隐亭 A(活血素)2ml,每日 2 次,口服,甲磺双氢麦角胺(舒脑宁)2.5mg,每日 2 次。

(2)钙离子拮抗药:可减轻缺血性神经元内的钙离子超载,预防细胞程序性坏死,延缓脑老化的速度,对认知功能具有一定的改善作用。可选用尼莫地平 10~20mg,3 次/d。

3.血管性痴呆的治疗

(1)改善脑循环的药物:具有扩张脑动脉和增加脑循环血量的作用,可选用己酮可可碱 400mg,1 次/d 或 2 次口服;丁咯地尔(活脑灵)150mg,3 次/d。

(2)改善脑代谢的药物:具有增加脑细胞对氧和葡萄糖的利用,改善缺血组织的神经递质代谢的作用,可选用阿米三嗪/萝巴新(都可喜)1 片,每日 2 次,脑活素或爱维治静脉点滴,1 次/d,2~4 周为一疗程。

(3)增强记忆力的药物:可选用茴拉西坦 0.2g,3 次/d 口服;石杉碱甲 100~200mg,每日 2 次口服。

4.康复治疗 对于患有血管性痴呆的患者在药物治疗的同时,针对患者认知功能斑片状损害的特点,给予增强注意力,增加记忆力,改善计算力的训练,可取得明显的效果。具体方法:每日定时进行算术、语言、书法或绘画的练习,经常进行智力测验的问题训练,参加手工制作练习,经常读书看报等能有助于延缓痴呆的进程。

第七节 脑静脉和静脉窦血栓形成

颅内静脉窦和静脉血栓形成(cerebral venous thrombosis,CVT)是一种少见的脑血管疾病。早在 19 世纪初即已引起人们关注。1825 年 Ribes 首先描述了一例弥漫性癌肿伴上矢状窦血栓形成患者的 I 临床表现和尸检所见;1873 年 Parrot 诊断出新生儿的静脉窦血栓;脑静脉血栓和静脉窦血栓形成的病因是复杂的,病变进展速度不一。随着神经影像学的进展和治疗水平的提高,脑静脉血栓和静脉窦血栓的诊断与治疗逐渐引起临床重视。

颅内静脉窦主要有以下 5 个 , 即上矢状窦 (superior sagittal sinus,SSS)、下矢状窦(inferior sagittal sinus,ISS)、海绵窦(cavernous sinus,CS)、乙状窦(sigmoid sinus,SS)、直窦(straight sinus,STS)。上矢状窦及其属支收集大脑半球大部分血液回流,下矢状窦及直窦收集大脑半球深部白质及基底核区的回流血液。上下矢状窦的血液在窦汇处汇合,上矢状窦血液进入右侧侧窦,直窦血液流入左侧侧窦。侧窦包括横窦和乙状窦,乙状窦走行于中耳鼓室的后方,因此,中耳炎等可造成乙状窦炎。海绵窦主要收集眶周及面部血液回流,并通过岩上、下窦分别与乙状窦和颈内静脉相连。

【病因】脑静脉血栓和静脉窦血栓应是一种伴随多种疾病的临床综合征。按性质可分为炎性和非炎性两大类。通常累及上矢状窦、横窦、乙状窦、下矢状窦和直窦,海绵窦血栓常见眶部和面部感染。大脑大静脉受累较少。炎性也可称为化脓性静脉窦血栓形成或血栓性静脉窦炎。1966 年,Krayenbuhl 等分析了文献中报道的病例,结果显示多数患者继发于各种感染。近些年,无明显诱因的特发性脑静脉血栓和静脉窦血栓发病比率逐渐增加。脑静脉和静脉窦血栓形成的病理基础与其他血管血栓形成的机制相同:血液成分的改变,造成血液高凝倾向;血管壁的病理变化,为血栓形成提供了基础;血流动力学变化,为血栓形成和扩展创造了条件。按照血栓形成的基础。

【病理】脑静脉血栓或者静脉窦血栓形成的病理改变与血栓形成的部位及病变进展的速度及患者的侧支循环代偿的建立有密切关系。上矢状窦或者大脑皮质静脉血栓可引起大脑皮质的改变,而直窦血栓可造成基底核及大脑皮质深部结构的病理改变。临床上孤立的脑静脉血栓形成罕见。常见的病理变化包括静脉窦血性及伴有或不伴有脑静脉血栓,脑梗死及皮质下出血。

病理检查可见脑水肿、淤血或点状出血、皮质下出血性脑梗死或不同程度的蛛网膜下隙出血、脑软化等。当血栓完全梗死窦腔时,也可使相关静脉受累,出现局部脑水肿,皮质淤血。重者可见到点状出血,也有的形成出血性梗死,造成脑静脉血液循环受阻,以致产生颅内高压。死后尸检可见静脉或者静脉窦由于血栓而致管腔扩张。当血栓经治疗、栓子溶解后也有血管再通的可能性、炎性血栓也可见窦内充满脓液,窦壁可见坏死、脑组织或脑脊液中可查红细胞浸润等。

【临床表现】脑静脉及静脉窦血栓发病率较低。早期由于患者无特异性临床症状,诊断困难。近年来,随着神经放射学的发展,脑静脉和静脉窦血栓的诊断水平逐渐提高。常见的临床症状有:

(1)颅内压增高引起头痛、视盘水肿及展神经麻痹、视力下降。

(2)海绵窦血栓形成可出现于鼻窦或面部感染患者,有严重头痛、单侧眼上睑下垂、眼球运动障碍、复视、球结膜水肿、眼球突出、项强,眼动脉由于血栓形成而致患者视力下降。

(3)脑静脉血栓形成可伴有头痛、癫痫或局灶性神经功能缺失:如偏瘫、失语、偏盲、视盘水肿及高颅压症状,严重高颅压可形成脑疝,引起意识障碍、昏迷等症状。

(4)岩窦血栓形成少见。

(5)严重静脉窦血栓形成后通常向相邻静脉窦及静脉扩展,因此,上述临床症状可相互重叠而致诊断困难。

【辅助检查】

1.CT　非增强 CT 显示,致密三角征或带征(cord sign),在上矢状窦和直窦血栓形成后,与其相邻组织相比其密度增高而使窦腔成为三角形,故称为该征;但是上述征象可出现在儿童,尤其是静脉窦相邻脑组织有萎缩性或退行性疾病者;测量密度增高值,有利于鉴别血栓还是非血栓;脑水肿致脑密度降低,脑室变小、脑沟消失及单侧或双侧出血性或缺血性脑梗死。增强 CT 显示,典型者显示 δ 征:在上矢状窦血栓患者,进行强化后静脉窦壁强化,而窦腔中心部血栓无强化,类似于希腊字母 δ 而称为 δ 征;同时可显示血栓周围硬膜的强化。CT 血管造影显示静脉期静脉窦腔闭塞。

2.MRI　可显示不同时期血栓的信号特点,急性期(1 周),T1 加权像为等信号,T2 加权像为短 T2 低信号;亚急性期(1~2 周):T1 加权像为高信号,T2 加权像为明显低信号;慢性期(2 周后),如果血管再通,显示为流空的低信号影。同时 MRI 可以显示临近脑组织的水肿、梗死及出血;近年来,由于 MRI 静脉血管造影(MRV)在临床上的应用,为脑静脉窦血栓形成的诊断提供了一种无创、快速的检查方法。显示为正常静脉窦血管内血液流空信号狭窄、中断。

3.脑血管造影检查 由于静脉回流受阻,导致动静脉循环时间延长,出现动脉、染色和静脉窦同时显影的特殊征象。皮质正常静脉数量减少、出现静脉侧支循环的代偿性扩张如导静脉、板障静脉、头皮静脉、面静脉、枕下窦和颈外静脉等。窦内造影检查,显示造影药弥散并停止于血栓内;溶栓过程中可显示窦内充盈缺损。将微导管放置于血栓远端测压,压力高于30mmH2 O。

4.腰穿检查 显示颅内压增高,横窦、乙状窦血栓形成患者,压颈试验阳性;脑脊液内有红细胞或者黄变征,但上述检查结果无特异性。

【诊断】符合上述辅助检查所见,结合临床病史及表现,较易确诊。应注意与相关疾病鉴别。

【治疗】CVT治疗历经三个阶段,早期治疗以降颅压、抗癫痫等对症治疗为主,因此,只有轻型患者得到改善,治愈所需时间长达数年;重症患者病死率很高。死亡的主要原因是静脉系统内广泛血栓形成,颅内压增高不可逆转。1942年,抗凝药物用于CVT,使治疗进入第2阶段,部分患者病情恶化得以阻止,病情得到改善。抗凝治疗的主要目的并非使已经形成的血栓溶解,而是限制血栓的扩大,促进侧支循环的建立,主要用于局限性血栓形成和慢性血栓形成的治疗。1971年溶栓剂用于CVT,标志着第3个阶段治疗的开始。溶栓剂使静脉血栓溶解,被阻塞的静脉重新开放,治疗成功率有了明显的提高。但据文献报道,静脉溶栓和经颈动脉溶栓治疗CVT,有时治疗仍面对成功(戏剧性改善)与失败(病情恶化)两种截然不同的结果。近年来,首都医科大学宣武医院在国际上率先建立多途径联合溶栓治疗方法,使该病的病死率和重残率降至2%以下。

1.抗凝治疗 1942年,Stanfield用肝素治疗上矢状窦血栓形成成功,以后的临床实践证实,抗凝治疗对部分性、活动性、进展性血栓形成有效。特别是对有明确凝血疾病或血栓危象的患者有效。

(1)肝素:肝素进入血浆后很快与抗凝血酶Ⅲ(AT-Ⅲ)结合形成复合物。AT-Ⅲ是凝血酶

的抑制物,并对多种被激活的凝血因子(IX a、X a、XIa、X Ⅲ a)有抑制作用。肝素与AT-Ⅲ结合后,增强了AT-Ⅲ的作用,从而达到抗凝目的。肝素抗凝活性的半衰期与剂量有关,剂量愈大,半衰期愈长。肝素主要在肝脏被肝素酶代谢,少量经肾脏排出。肝肾功能不全者药物的t 1/2延长,应酌情用药。由于肝素治疗具有出血危险,在应用肝素过程中必须监测凝血功能,活化部分凝血活酶时间(APTT)为首选监测指标。出血不甚严重时可减慢用药速率或延长用药间隔;出血明显时应即刻停药,并用鱼精蛋白静脉缓慢注射(1次用量<50mg),达到中和肝素的作用,与肝素的比例是1~1.5:1。对肝素过敏、出血倾向、近期手术或创伤、脑动脉瘤、心内膜炎、严重高血压等情况下禁用此药。血小板抑制药、非甾体类抗炎药、丙戊酸、银杏属和丙磺舒可增加出血的危险,与肝素同时应用须特别注意。

(2)低分子肝素:很少有独立使用低分子肝素治疗CVT的报道,对于轻型、不需溶栓治疗的CVT可适用此药。

(3)华法林:华法林属香豆素类口服抗凝药(维生素K拮抗药)。主要作用是阻断维生

素 K 环氧化物还原成维生素 K。而肝脏在合成凝血因子(Ⅱ、Ⅶ、Ⅸ、Ⅹ)时依赖维生素 K。因此,华法林抑制血液凝固的作用是间接的。华法林由肝微粒体酶水解,从肾脏排除。血浆 t1/2 为 35h。口服华法林后 36~48h 才起作用。华法林治疗 CVT 通常在肝素停用之后,常规剂量为每日 5mg。应用华法林过程中必须监测凝血功能,凝血酶原时间(PT)为首选监测指标,国际标准化比值(INR)各实验室可比性更好。以调整药物剂量,避免出血。凝血功能过低或出血倾向时须即刻停药,并用维生素 K 对抗。华法林的禁忌证同肝素。此外,华法林可与相当多的药物相互作用,用药时应特别注意。

2.静脉溶栓治疗　1971 年,Vines 第 1 次用溶栓剂尿激酶治疗 CVT。此后临床实践发现,溶栓对脑静脉系统广泛血栓形成的效果明显,当病情严重,有进行性恶化倾向时首选溶栓治疗。静脉血栓形成的溶栓治疗与动脉血栓形成的溶栓治疗有所差别:①溶栓时间窗相对较宽,有足够的时间寻找诊断证据;②药物剂量掌握相对容易,可根据栓子的溶解情况和病情的转归调整剂量;③用药途径的选择性强,如系统(静脉非血栓部位)溶栓、局部(静脉血栓部位)溶栓、颈动脉顺行性溶栓、机械性溶栓等。系统溶栓有无创、简便、低消费之优势,但溶栓剂半衰期短、体内灭活快、不易维持用药浓度、血栓部位药物浓度低、使疗效受到影响,此外有系统出血的危险。局部溶栓直观、针对性强、用药剂量小、疗效迅速、并克服了系统性出血的问题,但技术、设备、经济条件要求高,有操作创伤和继发感染的风险。

日前,国内静脉溶栓使用最多、最广泛的药物是尿激酶(urokinase,UK)。尿激酶为尿液分离的类胰蛋白酶,主要作用机制是激活纤溶酶原,使其成为纤溶酶;纤溶酶进一步溶解纤维蛋白,从而起到溶栓作用。尿激酶的半衰期非常短,t1/2 仅为 15min。尿激酶负荷量为 4 000U/kg(>10min)。治疗 CVT 时静脉滴注尿激酶 25 万 U/h,并以每 5 万 U/h 递增,2h 内达到 100 万 U。禁忌证包括出血倾向、肿瘤、溃疡、创伤和手术、心瓣膜病、脑血管瘤或动静脉畸形等。尿激酶无抗原性,因此无过敏现象,但输注过快可引起血压下降和心动过缓,用药时须特别注意。

3.血管内介入溶栓治疗　神经介入放射学技术的飞速发展,提高了静脉窦血栓形成的早期诊断率和诊断正确率。今年来,静脉窦内血栓接触性溶栓、机械性破栓、静脉窦内接触性溶栓、经动脉溶栓治疗的联合治疗方法,大大提高了静脉窦再通率、扩大治疗适应证、降低了全身出血的危险性,成为颅内静脉窦血栓形成的有效治疗手段,大大降低了该病的致残率和病死率。

手术在局麻下进行,所有患者均经右侧股静脉和左侧股动脉穿刺后保留导管鞘,全身肝素化。首次肝素的毫克数为千克体重的 2/3,以后每小时追加 1 次。第 2 次为首次剂量的 1/2,第 3 次为第 2 次剂量的 1/2,以后每小时的追加剂量同第 3 次。先行诊断性脑血管造影检查,根据动静脉循环时间延长程度、是否累及皮质或深静脉、导静脉和头皮静脉扩张以及静脉窦主干充盈情况确定血栓形成的范围和程度。根据造影结果,确定导管经哪一侧颈内静脉进入颅内静脉窦。

(1)静脉窦内接触性溶栓:先将 8F 导引管(Bald company,Germany)插至血栓形成侧颈内静脉,或窦内血栓形成较严重侧颈内静脉颅底水平。在导引管引导下,将同轴导管

(tracker-38,cordis company)插至同侧乙状窦内血栓近端,行静脉窦内血管造影观察静脉窦血栓形成情况。采用三轴微导管技术,在微导丝导引下将微导管头端(vasco-18,cordis company)插入血栓近段。

静脉窦内分隔较多,导管操作难度较大。介入操作应十分小心,严格在正侧位双向路图(road map)下操作导管、导丝,切忌操作幅度过大和暴力操作,以免引流静脉破裂或静脉窦壁穿孔、撕裂。微导管插入近端血栓后,采用脉冲技术以 5 万 U/15min 的速度注入稀释尿激酶(urokinase UK)(50 000UK in 20ml NS)。随时手推造影药造影,观察血栓溶解情况。随着血栓溶解,不断将微导管向前推进,直至静脉窦主干通畅。术中每2h检查1次凝血4项,监测凝血因子Ⅰ含量,使其维持在1mg/dl以上。术中尿激酶总量100万 U。对病程长、血栓溶解缓慢的患者,可将微导管的尖端放置到血栓远端,固定导管和导管鞘后,回神经科监护室,小剂量持续泵入尿激酶(50 000U/h)。溶栓治疗过程中,每2~3h检查凝血四项,检测凝血因子Ⅰ含量。24h后,血管造影复查,观察血栓溶解情况。如果血管通畅情况满意,24h后拔除导管鞘,继续给予抗凝治疗(0.4mg/12h,IH)。

颅内静脉窦血栓形成后,发生一系列血流动力学改变,包括:脑组织灌注压下降、动静脉循环时间延长、板障静脉、导静脉、头皮静脉扩张及颅内侧支循环的建立。经颈动脉顺行性灌注尿激酶后,溶栓药物多经侧支途径回流,而血栓局部溶栓药物浓度很低,溶栓效果差。接触性溶栓治疗将微导管置于血栓内,一方面,显著提高了血栓内溶栓药物浓度。另一方面,通过脉冲式尿激酶喷射,增加了血栓与尿激酶的接触面积,提高了静脉窦再通率。另外,血栓形成时间较长、溶栓速率较慢患者,可将微导管置于血栓远端,进行长时间缓慢持续的溶栓治疗,增加静脉窦的再通率。

经静脉接触性溶栓治疗的缺点包括:由于上矢状窦前部皮质引流静脉呈锐角汇入上矢状窦内,进行超选择接触性溶栓治疗的技术难度大。深部静脉血栓如大脑内静脉和基底静脉血栓形成患者,导管到位难度和血管壁损伤可能性均较大。另外,尽管经静脉接触性溶栓治疗降低尿激酶的使用量,但对并发出血性脑梗死或外伤后颅内出血的患者来讲,经静脉接触性溶栓治疗仍有增加颅内出血并发症的危险。

(2)机械性破栓:静脉窦内注入 20 万 U 尿激酶后,如果造影发现血栓形态无明显变化,则进行机械性破栓。通过导引管将微圈套器(microsnare,Boston company)或预塑形成螺旋状的微导丝(transend 10,Boston Company)插入血栓内,来回拽动微导丝机械性切割血栓。间断性手推造影药造影,证实血栓松动后,继续进行接触性溶栓治疗,直至静脉窦管腔再通。最后行全脑血管造影复查,观察静脉窦再通情况,尤其是动静脉循环时间恢复、脑皮质静脉和脑深静脉开放情况。如果脑皮质静脉或脑深部静脉显影不良,动静脉循环时间没有恢复正常,继续进行经颈动脉溶栓治疗。

机械性破栓利用微圈套器或塑形微导丝机械性破坏血栓,增加血栓与尿激酶接触面积,提高溶栓效率,增加静脉窦主干再通率,多用于血栓形成时间较长,尿激酶溶栓效果不显著或伴有颅内出血,严格限制尿激酶使用的患者。近年来发明的颅内血栓抽吸导管,采用高速旋转钻头破坏血栓,负压抽吸将血栓排出体外,进一步降低了尿激酶使用量。有机械性破栓导致静脉窦破裂穿孔的文献报道。

(3)经动脉溶栓治疗:近来研究结果表明,颅内静脉窦血栓形成的临床症状主要是窦内血栓形成累及皮质静脉所致。经静脉接触性溶栓和机械性破栓治疗能迅速溶解静脉窦血栓,但对皮质静脉和深静脉血栓的溶栓效果较差。通过经静脉途径溶栓治疗,使闭塞的静脉窦主干再通,为经动脉顺行性溶栓治疗提供条件。经动脉溶栓治疗的优点是,溶栓药物随着血液循环流经皮质静脉和深静脉,促进血栓溶解。随着皮质和深静脉血栓溶解,患者神经功能症状迅速得到改善。

经动脉溶栓治疗的技术要点.a.溶解深静脉血栓形成,选择在相同造影条件下,实质期染色较淡一侧的颈内动脉置管溶栓;b.溶解双侧皮质静脉血栓,先溶解皮质静脉血栓严重的一侧,然后进行另一侧溶栓治疗;c.关于导管放置高度,为了最大限度减少尿激酶用量,降低出血并发症,采用选择性微导管技术,将微导管头端放置于血栓形成区的相应供血动脉主干内。如额叶为主的皮质静脉血栓,则放置到大脑前动脉。如顶叶为主的皮质静脉血栓形成,则放置于大脑中动脉内。如一侧半球广泛性皮质静脉血栓,则将导管放置于颈内动脉后交通动脉分叉处;d. 尿激酶灌注速率,由于静脉血栓形成时间较动脉血栓要长,原则上缓慢溶解血栓,以 2000U/min 泵入为宜。这样既降低了溶栓药物的剂量,又保证了溶栓效果。

(4)静脉窦内支架置入术:对颅脑外伤、手术、血栓机化所致的局限性静脉窦狭窄患者,行静脉窦内支架置入术。根据血管造影测量结果选择支架的规格。选择 AVE 球囊扩张支架,支架直径为狭窄段静脉窦管腔直径的 110%,支架长度以两端超出狭窄段静脉窦各 5mm 为宜。将 8F Fasguiding (Boston company) 导引管置于患侧颈静脉球水平后,在 Luge 导丝导引下,将支架输送器送至狭窄段静脉窦。路图下调整支架位置后,缓慢释放支架。造影复查,观察静脉窦管腔恢复通畅情况,重复扩张球囊,直至狭窄消失。术后严格抗血小板(阿司匹林 300mg/d)和肝素抗凝治疗(APTT 维持在 80~120ms)。同时积极寻找和治疗原发病。

出院前改用华法林继续抗凝 6 个月。定期调整华法林剂量,将 PT 时间(凝血酶原时间)维持在 25~30s,PT INR(international normalized rate,国际标准比值)控制在正常值的 30%±5%。出院后每半年随访 1 次,包括腰穿、眼底检查和 MRV 或 DSA 检查。

对于外伤性、手术损伤或肿瘤累及所致局限性静脉窦狭窄和对尿激酶不敏感的局限性陈旧性血栓形成患者,支架辅助的静脉窦成形术能起到立竿见影的效果。静脉窦内支架置入术关键点是术前必须证实颅内压升高是否是由于局限性静脉窦狭窄所致。在排除引起颅内压升高的其他原因后,考虑进行狭窄段支架置入成形术。颅内静脉窦狭窄成形术原则上选择球囊扩张支架。一方面,相同直径的球囊扩张支架较自膨胀支架柔软,易通过乙状窦与颈静脉交界处的颈内静脉皱褶和部分机化了的静脉窦腔;另一方面,目前临床上直径在 5mm 以下球囊扩张支架的扩张能力远超过自膨胀支架。由于静脉窦内血流缓慢,加上血栓后静脉窦壁内皮细胞损伤,支架置入后易发生支架内血栓形成,导致静脉窦再狭窄或闭塞,因此术后必须严格、长时间抗凝和抗血小板治疗。

(5)多途径联合血管内治疗:颅内静脉窦血栓形成是脑血液循环的流出道闭塞导致的脑血流动力学障碍。主要病理生理改变包括脑组织静脉压升高,灌注压不足引起的脑缺血和颅内高压。特殊的静脉解剖结构和血流动力学改变、不同的血栓质地、不同病变范围、不同病因和不同并发症决定了单一的血管内治疗方法疗效有限。因此，视患者具体情况选择不同血管内治疗方法联合应用，提高治疗效果，缩短治疗时间。减少药物剂量，降低并发症。

抗凝和溶栓治疗有加重颅内出血并发症的可能，合并出血性脑梗死和外伤性颅内血肿的颅内静脉窦血栓形成患者为抗凝和溶栓治疗禁忌证。文献报道，上述两类患者传统治疗的严重致残率和病死率在90%以上。因此，应采用机械性破栓或血管内支架置人为主的机械性治疗手段，积极疏通静脉窦主干；辅以小剂量溶栓治疗，恢复皮质引流静脉通畅，降低梗死区静脉压。既实现静脉窦再通，又避免颅内出血加重。

采用单一血管内治疗方法很难在短时间内完全溶解静脉窦、皮质和深静脉血栓，短期内血栓再形成率较高，不少学者对何时终止溶栓治疗提出争议。大部分学者认为，为了尽量减低出血并发症，一旦实现闭塞静脉窦的部分再通，即停止溶栓，改用长期抗凝治疗。但抗凝治疗需持续多长时间，以及这种治疗方法的远期疗效均未见报道。本研究采用多种途径联合的血管内治疗方法，在一次治疗中尽可能溶解静脉窦主干和皮质、深静脉血栓，保持引流静脉和静脉窦通畅。术后积极治疗原发病和6个月严格抗凝治疗。

经静脉途径血管内治疗对恢复静脉窦主干血流有效，但对皮质和深静脉血栓形成作用有限。从生理学角度分析，经颈动脉途径顺行性溶栓治疗对皮质和深静脉血栓形成治疗有效。但在静脉窦主干部分再通，形成有效的生理性血液循环之前，单纯经颈动脉灌注的溶栓药物后，静脉端血栓不能顺利到达病变的静脉窦，产生有效的溶栓治疗作用。而一旦闭塞的静脉窦部分再通，血栓的静脉窦内形成有效的循环通路，则溶栓药物便可能通过微循环到达静脉端血栓内，实现有效溶栓。因此，经静脉途径溶栓治疗是经颈动脉溶栓治疗的前提。

多途径联合血管内治疗是颅内静脉窦血栓安全、有效的治疗手段。

4.经颅静脉窦穿刺溶栓治疗

(1)前囟穿刺溶栓治疗：用21规格的头皮静脉针经皮穿刺，通过前囟到达上矢状窦。静脉窦造影后，留静脉针于上矢状窦，持续注入尿激酶。1989年Higashida等报道1例出生8h的新生儿，右侧肢体持续性抽搐，使用适量的苯巴比妥及苯妥英钠治疗无效。经前囟上矢状窦穿刺造影，显示上矢状窦及左侧横窦血栓形成。通过留置针每小时注入尿激酶1 000U，连续用药12h，总剂量1.2万U。患儿抽搐停止，造影显示受累的静脉窦开放。前囟穿刺方法简单，适用于前囟未闭的婴幼儿。

(2)经颅骨切开穿刺溶栓治疗：将前部颅骨从中线切开到达硬脑膜，切开后，用18-Traker造影用导管放入上矢状窦，导管的尖端用0.014英寸的铂金头控制导管方向，静脉窦造影显示血栓后，导管注入尿激酶，同时造影显示溶栓效果。1988年Scott JA等报道1例临床表现为剧烈头痛后昏迷的患者，经造影显示上矢状窦、双侧横窦以及直窦血栓形成。用上述钻颅穿孔法进行局部溶栓治疗，每小时注入尿激酶24万U，3h后减为每小时6万U，8h后(总时间11h)尿激酶总量为120万U，因头颅CT提示出血梗死而停止溶栓。第2天颅内压降为正常，神志逐渐改善。第5天神志清楚，静脉窦造影显示闭塞的上矢状窦、左侧横窦开放,继续给予华法林抗凝治疗。经颅骨切开或钻颅穿孔法操作复杂,创伤大,感染机会多。

(3)药物选择:尿激酶用于静脉系统溶栓最早,由于尿激酶过敏反应少、剂量容易控制而临床应用时间最长,治疗例数最多。尿激酶使用的剂量差别很大,单位时间内(每小时)用量从几万到几十万单位;总剂量从几十万到上千万单位。溶栓药物使用的速度,需要根据凝血指标(主要是纤维蛋白源含量)决定。溶栓药物最佳剂量的掌握需根据临床症状改善和影像学变化决定。用药的基本原则是尽可能最少剂量取得最大临床效果,以减少出血机会。

(4)时间窗选择:颅内静脉血栓溶栓治疗的时间窗较动脉血栓长得多,国外认为最长时间窗可放宽至发病6个月。笔者所在医院治疗1例发病12个月的患者,施行溶栓联合支架置入治疗后取得满意疗效。临床上,溶栓治疗的效果与病程密切相关,时间越短效果越好。

5.其他治疗 病因诊断对预防血栓复发至关重要,对于找不到明确病因,怀疑非特异性炎症的患者,主张短期激素治疗。对血栓治疗之前发生脑疝,癫痫持续状态,脑神经损害的患者,给予对症处理。对于长时间颅内高压,眼底水肿明显,视力进行性下降的患者,给予视神经管减压治疗。笔者所在医院采用多途径联合溶栓治疗以来,无一例出现视力进行性下降。

【预后】血管内溶栓治疗出现之前,脑静脉血栓和静脉窦血栓的病死率为15%~20%。

多途径血管内介入治疗的出现,使该病的病死率降低至2%。病因学诊断和对因治疗,及术后长时间严格的抗凝治疗,使颅内静脉窦血栓治疗的复发率显著下降。

第八节 伴皮质下梗死和白质脑病的常染色体显性遗传性脑动脉病

伴有皮质下梗死和白质脑病的常染色体显性遗传性脑动脉病(CADASIL)与19号染色体短臂上的Notch 3家族基因相关,80%以上的患者可表现为皮质下腔隙梗死和痴呆。在临床上可类似于皮质下动脉硬化性脑病(Binswanger脑病)。

Binswanger(1894)和Alzheimer(1902)先后报道动脉硬化性脑病。最初仅指皮质下动脉,后来指Binswanger病。在CT、MRI等检查问世以前,据认为皮质下动脉硬化性脑病(Binswanger脑病)相当少见。但随着CT、MRI的广泛应用,现已证实缺血性微小血管疾病在老年人中相当常见。1965年,Fisher报道多例深部白质和基底核的多发性腔隙梗死,称为etat acunaire,意为腔隙。这一名词后为.Marie采用。Fisher将腔隙梗死与高血压、脂质透明样变性(1ipohyalinosis)联系起来。1974年Hachinski报道多梗死痴呆(multi-infarct dementia,MID)。1987年,Hachinski等提出白质疏松(1eukoairiosis)这一名词,用以描述动脉硬化所致的深部白质软化。但上述报道均未提出这种皮质下动脉硬化性综合征为一种家族性疾病。1977年由SotJrander与walinder描述,为一种家族遗传性的非动脉硬化性、非淀粉样变性脑血管病。患者中年起病,以反复缺血性脑卒中发作,进行性加重伴智力障碍为临床特征,作者将此病命名为"遗传性多梗死性痴呆"。同年,Stevens等报道了类似的病例称之为"慢性家族性脑血管性脑病"。在1977~1994年,数宗报道均描述了9个欧洲家系的一种常染色体显性遗传疾病,可致卒中和痴呆。1993年Tournier-Lasseve首先报道将本病基因突变定位于 19 号染色体。同年 Sabadini 对一个意大利家系研究确定本病基因位于 19p13.1~19p13.2,1996 年进一步确定 CADASIL 缺陷基因为 NOTCH3 基因，其主要参与胚胎发育过程中的特异性细胞死亡程序。它包括 33 个外显子,编码 1 个含 2 321 个氨基酸的跨膜蛋白,其细胞外结构域包含有 34 个 EGF 重复片段。基因的突变多发生在第 4 外显子,NOTCH3 基因第 4 外显子突变,为 CADAsIL 诊断提供了新方法。

CADASiL 曾有多种名称,如遗传性多梗死痴呆(hereditarymukiinfarct dementia)、慢性家族性血管性脑病(chronicfamilialvascu1are-rteephalopathy)等,现在统一命名为伴有皮质下梗死和白质脑病的常染色体显性遗传脑动脉病(CADASIL),CADASIL 为第 1 个确认的血管性痴呆遗传性类型,目前全球已经报道 200 多个家系,国内宣武医院首先报道第一个中国的 CADASIL 家系。

【临床表现】CADASIL 为一种常染色体显性遗传疾病,可致受累先证者 50% 的后代出现小血管梗死和白质脑病。中年起病,Dichgans 报道平均发病年龄为 46±4.5 岁,死亡平均年龄男性为 53±ll 岁,女性为 59±9 岁。青年期多有头痛或家族性偏头痛发作史,中年期出现反复发作缺血性脑卒中,轻者为一过性脑供血不足(TIA)发作,重者呈完全性脑卒中发作,呈阶梯式或逐步进展性加重,最后呈去皮质状态。Verin 等就 CADASIL 的自然病程提出了 3 个阶段:①20~40 岁频发偏头痛样发作,CT/MRI 显示有明确的白质变性;②41~60 岁脑卒中样发作,有明确的神经功能受损症状,CT/MRI 示底节区多发梗死病灶及半球白质片状病灶;③>60 岁者近半数出现皮质下痴呆、假性延髓麻痹及去皮质状态。据几个大家系调查及复合性家族研究表明本病临床表现在家族内差别显著。头部 MRI 检查证据表明患者在 20 岁即有改变,但多数患者直到 50~60 岁才出现症状。对 7 个家系 148 例患者研究表明,84% 患者有皮质下缺血性卒中。约 80% 患者死前可见痴呆。30%~50% 患者可见抑郁。近 1/3 家系可见先兆型偏头痛,常为 CADASIL 的首发症状。平均病程为 20~30 年,平均死亡年龄 64.5 岁。与 Binswanger 脑病不同,CADASIL 常无高血压。其他相关性危险因素如糖尿病、高脂血症也少见。CADASIL 患者的认知障碍表现为皮质下痴呆,以额叶综合征为主,主要表现为注意力差,持续语言,记忆回忆障碍、淡漠、假性延髓性麻痹,上述认知损害在执行需要重新对信息归类的时限性测试和多样性认知测试时非常明显。

【病理改变】病理改变与高血压所致的皮质下缺血性脱髓鞘性白质变性与白质疏松病灶相似,病灶主要位于额、颞、顶皮质下,脑室周围及底节、脑干,同时可见多发性梗死灶。额颞叶皮质可见缺血性神经元变性和胶质细胞增生,皮质有不同程度的萎缩,穿通小动脉(直径为 20~200μm)广泛病变,即非动脉硬化也非淀粉样变性,而是普通的内膜下纤维增生和透明膜变性,导致小动脉壁向心性增厚;动脉中层广泛嗜酸性粒细胞浸润和壁间水肿,常波及血管周围间隙,皮质灰质和皮质血管正常。对少数基因阳性 CADASIL 患者的尸检和脑组织活检研究,发现脑组织小动脉狭窄,主要是平滑肌层肌厚,中膜由颗粒样嗜伊红物质替代。这种弥漫性颗粒样物质淀粉样蛋白染色阴性。小动脉无透明样变性等高血压硬化的证据。周围的脑组织可见水肿、胶质增生、脱髓鞘等改变,这是由于相邻狭窄血管慢性低灌注所致。

电镜下超微结构显示小动脉内膜基底层正常,中层明显增厚,沉积物中含胶原,弹性碎片,多家研究指出 CADASIL 患者存在颗粒性电子致密嗜锇颗粒物质(granular electron dense osmiophilic material,GOM),GOM 可能为晶体蛋白免疫反应堆积。Sourander 等研究推测本病的血管病变可能是全身性的。Ruchoux 等 1994 年首次报道 CADASIL 患者皮肤和肌肉组织小动脉病变的病理变化,样本涉及了 1 个家系 6 例,5 例具有完整临床症状和 MRI 改变。对肌肉中 5~10μm 直径毛细血管和小动脉超微结构观察,可见基层增厚,颗粒性电子致密物质出现于平滑肌细胞近胞膜处。Schr00der1995 年报道腓神经血管周围发现有颗粒电子致密物质,此改变与中枢神经系统内相似,但损害程度较轻。以上资料表明脑外活检为本病提供了有效的生前诊断手段。超微结构中的 GOM 可确定本病,但阴性不能除外本病。

【分子生物学】 连锁分析证实 CADASIL 由 19 号染色体短臂上的 Notch 3 基因突变所致,这一基因编码多个器官中的跨膜受体。Notch 3 基因也涉及早期发育中的细胞命运特化(cell fatespecification)o Notch 3 基因由 33 个外显子组成,编码 2 321 个氨基酸的蛋白。这一受体具有较大的细胞外表皮生长因子(EGF)区域、相对较小的跨膜和细胞内区域,这一受体的功能和致病原因目前未明。Joutel 等研究 50 例 CADASIL 患者和 t00 例正常对照后,发现 45 例 CADASIL 患者 EGF 的细胞外结构域存在错义突变,其中多数突变见于外显子 3、4 内部,它们编码前 5 个 EGF 样重复,导致 EGF 结构域中的半胱氨酸残基丢失或增加。上述突变不见于对照组。Joutel 等提出假说,认为不成对的半胱氨酸部分可与另 1 个 Notch 3 蛋白或其他蛋白桥接。形成异常的二硫化物。换言之,导致蛋白质异常折叠、配体结合变化或信号转导变化, 最终致病。目前尚缺乏商业性可行性基因检测。Joutd 等提出他们筛选 Notch 3 基因突变的方法切实可行,具体方法是先筛选外显子 3 和 4,如无突变,再筛选其余的 31 个外显子。这种方法的敏感性可达 90 %,特异性更高。

【影像学特点】早期出现双侧多发的白质内病灶,一般认为始于 20 岁,但年轻患者的 MRI 改变尚无报道。病灶常位于双侧颞叶、顶叶、额叶皮质下及脑室周围及底节区,脑干常受累及,以脑桥最常见。早期为散在小斑片状,大小不一,后期进展融合成大片状,双侧对称。基底核区还可见多发梗死灶。Chabriat 等对脑干的 MRI 异常做了专题观察,在 68 例大脑半球异常的病例中,45%出现脑干病灶(脑桥 100%,中脑 69%,延髓 35%),小脑常不受累。以上病灶 MRI 均表现为长 T1、长 T2 信号。部分没有临床症状而有本病家族史者也显示出多发性脑白质病灶。CADASIL 病灶以上分布特点提示半球深部白质、脑干为本病易受损区。本病的白质病灶与原发性高血压引起的皮质下缺血性改变很相似,仅以影像学而言很难区分。病程早期的异常信号难以与多发性硬化区分。此期患者常无症状或表现为先兆型偏头痛。随后的 20 年中,异常信号逐渐增多、融合成片,表现为皮质下白质的高信号。40~50 岁可见短暂性脑缺血发作成持久的皮质下腔隙卒中综合征。CADASIL 患者 MRI 可见脑室周围、深层白质和基底核区域的 T2 高信号,某些患者可见多次腔隙卒中。皮质梗死罕见,仅 Salloway 等报道 1 例病程晚期出现多次皮质梗死。多数患者的脑干缺血性改变相对较轻。受累患者在 30~40 岁检查 MRI 均可见高信号。基因阳性的病例罕见无症状,晚期可见广泛性 MRI 改变。基因阴性的家系成员 MRI 正常。

【诊断】 国外诊断 CADASIL 的主要依据为:家族遗传方式起病;中年发病,缺血性脑卒中样病程,进行性加重,以智能减退、偏瘫为主要临床表现;部分患者有偏头痛史或家族偏头痛病史;CT/MRI 显示广泛多发脑白质病变及脑梗死灶,基因学检测 NOTCH3 基因第 4 外显子突变支持诊断;皮肤或脑组织活检证实小动脉呈玻璃样变性,超微结构找到嗜锇颗粒可确定诊断。

根据国内外资料宣武医院谢淑萍、张津等提出 CADASIL 诊断标准:

(1)有明确家族史,没有动脉硬化的危险因素(高血压、糖尿病、高血脂等);部分患者有偏头痛史或家族性偏头痛病史。

(2)中年发病,主要临床表现为进行性加重脑卒中症状、不同程度的智能减退(包括记忆力减退、易急躁、控制能力差)。

(3)CT/MRI 显示广泛多发脑白质病变及脑梗死灶。

(4)皮肤或脑组织活检证实在没有淀粉样变性和动脉硬化改变的情况下,小动脉呈玻璃样变性,管壁增厚,管腔变窄。超微结构找到嗜锇颗粒可确诊。

(5)有条件情况下做基因检查,NOTCH3 基因第 4 外显子有突变,支持诊断。

【治疗】 目前本病没有根本的治疗方法,一般采用抗抑郁药物、抗癫痫药物、理疗等对症治疗。

附:宣武医院报道的国内首个 CADASIL 家系情况

先证者女,38 岁,患者因左侧肢体无力,记忆力下降 2 年,于 1999 年以"脑白质病变"收入宣武医院神经内科。患者 2 年前无明显诱因突然出现说话不清楚,右侧肢体无力,无头痛头晕,无发热。当地医院检查,语言欠流利,右侧面纹变浅,伸舌右偏,右侧肢体肌力Ⅳ级,四肢腱反射高,双侧 Babinski 阳性。按脑梗死给予血管扩张剂治疗 1 个月后症状有所好转,但仍感右侧肢体肌力没有恢复正常。近 1 年来患者精神紧张,经常出现失眠,脾气暴躁,有轻生念头,自觉记忆力减退。曾在协和医院行腓肠神经活检病理示轻型脱髓鞘改变。

【既往史】体健,无高血压,糖尿病及高血脂史。

【家族史】先证者父及一弟二个姐姐均已死亡,详情见家属情况分析。先证者的 1 个姐姐目前没有任何临床表现,头颅 CT/MRI 未见异常;先证者母亲健在。

【查体】血压 120/80mmHg,心率 70 次/min,律整,未闻杂音,肝、脾及腹部等内科系统无明显阳性体征。神经系统检查:意识清楚,语言正常,远近记忆力在正常范围内,计算力略差,眼球运动正常,双瞳孔等大等圆,对光反射存在,没有眼球震颤,伸舌稍右偏,示齿右侧面纹稍浅,四肢肌力、肌张力正常,腱反射亢进,双侧踝震挛(+),双侧 Hoffmann 征及Pussep 阳性,双 Babinski 阴性,感觉系统未见异常,指鼻、轮替、跟膝等共济运动均正常。

【辅助检查】血、尿常规、生化及电解质等各项检验均正常。1997 年 3 月的头颅 CT 示多发性脑梗死、皮质下脑白质病变。1999 年 5 月头颅 MRI 报道为双侧半球、脑桥多发白质变性,基底核多发腔隙梗死。1999 年 4 月在宣武医院行腓肠肌及神经活检:显示小血管壁玻璃样变,EM 染色电镜下可见嗜锇颗粒沉积。患者及其姐姐基因检测显示 NOTCH3基因的第 4 外显因子有突变。

【病理】 腓肠肌及神经活检 HE 染色光镜下发现小动脉呈玻璃样变,管壁增厚,管腔狭窄,平滑肌细胞核周围空晕形成,胞浆内空泡形成,没有见到淀粉样变性及动脉硬化改变。电镜 EM 染色显示皮下组织内小血管内皮细胞胞浆内及基底膜可见圆形及卵圆形嗜锇颗粒沉积。

【影像学特点】 先证者的姐弟头颅 CT 均可见脑室周围多发的梗死灶及白质变性。先证者的头颅 CT 示多发性白质变性及脑梗死,MRI 清晰可见多发脑白质变性,病灶大小不一,均呈长 T1 长 T2 信号,病灶累及双侧半球、脑室周围及脑桥,双侧底节区可见多发性腔隙梗死灶,小脑未见病灶;脑血管核磁(MRA)显示颅内血管正常。

【基因检测】将先证者及其姐姐的血清分离白细胞,提取基因组 DNA 进行基因扩增,用 PE 公司 Model377 型测序仪自动测序,显示 NOTCH3 基因第 4 外显子有错义突变。

经临床表现,影像学特点,病理活检等项资料,结合明确家族史确诊为伴有皮质下梗死和白质脑病的常染色体显性遗传性脑动脉病(CADASIL)。

先证者死亡亲属情况(按死亡顺序)如下。

I1 男性,先证者之父,1968 年(42 岁)突发言语不清,肢体活动困难,按脑血管病治疗无效,病情进行性加重,呈去皮质状态,于同年死亡。

Ⅱ3 女性,先证者之姐,1986 年 6 月(29 岁)于骑车时出现右下肢无力麻木,1 周后出现右手活动不灵活,头颅 CT 检查示“多发性腔隙性脑梗死”,此后患者多次住院按脑梗死治疗无效,病情逐渐加重,出现强哭强笑,去皮质强直状态,1994 年(37 岁)死于褥疮继发性感染。病程 8 年。

Ⅱ9 男性,先证者之弟,1984 年 12 月(21 岁)突发言语不利,咀嚼无力,在当地诊为“脑干炎,延髓麻痹”,对症治疗病情稳定。1985 年 9 月出现声音嘶哑,构音障碍,吞咽困难,再次住院治疗后症状减轻出院。以上两次发病均没有肢体无力表现。1988 年 5 月出现左手活动不灵活,左下肢无力行走困难。入院检查:神志清楚,语言欠流利,示齿左侧面纹变浅,伸舌左偏,左侧肢体肌力Ⅲ级,腱反射亢进,Babinski 征阳性。CT 报道“多发腔隙性脑梗死及脱髓鞘病变”,此后症状逐渐加重,呈去皮质强直状态,199.5 年(32 岁)死于肺内感染。病程 11 年。

Ⅱ1 女性,先证者之姐,在没有任何症状情况下因其弟妹有类似发病,于 1990 年(31 岁)行头颅 CT 检查,显示“双侧多发性腔隙性脑梗死,皮质下动脉硬化性脑病”,此后逐渐出现言语不清、吞咽困难及记忆力下降,双侧肢体无力等症状,病情进行性加重最后呈去皮质强直,1998 年 6 月(39 岁)死于呼吸道感染。尸检脑组织 HE 染色光镜下见:脑白质广泛髓鞘坏变,疏松淡染,少突胶质细胞增生,星形胶质细胞增生,小血管壁变厚,呈玻璃样变。病程 8 年。

本家系为国内第 1 个 CADASIL 家系。其父 42 岁发病,脑卒中样病程,进行性加重,42 岁死亡。先证者 2 个姐姐 1 个弟弟均以脑卒中发病,有不同程度的智力障碍,最后均呈去皮质状态死亡。先证者本人出现临床症状已有 2 年,以记忆力下降、脑卒中样发作为主要临床表现,目前病情尚平稳。姐弟 4 人发病年龄分别为 21、29、31、37 岁,发病年龄均为青年期,病情呈进行性加重,按脑血管病治疗效果不显著,姐弟 4 人中已经死亡 3 人,死亡年龄分别为 32、37、39 岁。家族中及患者均没有高血压、高血脂、糖尿病等动脉硬化危险因素。先证者的 1 个姐姐死后当地医院进行脑部尸体解剖,颅内小血管明显玻璃样变,管壁增厚,管腔变窄。因对本病不认识,因而未做有关 CADASIL 的特殊检查。姐弟 4 人 CT 结果均显示多发性病灶,其中 1 个姐姐在没有临床表现时做头颅 cT 检查发现双侧多发性腔隙梗死及脑白质变性。先证者本人的 MRI 可见多发性脑白质变性灶,累及两侧半球皮质下白质、脑室周围及脑桥白质,基底核区见多发腔隙梗死灶。小脑未见病灶。先证者腓肠肌及神经活检可见小动脉呈玻璃样变,血管壁增厚,管腔狭窄。电镜下见皮下组织内小血管的内皮细胞胞浆内及基底膜可见 GOM 沉积,为本病特征性病理改变。先证者及其一姐(未发病)的 NOTCH3 基因第 4 外显子有错异突变,是 CADASIL 诊断的有力证据,符合文献报道的 CADASIL 的诊断条件,为我国第 1 个 CADASIL 家系。

第三章　周围神经病

第一节　面神经炎

　　面神经炎,又称特发性面神经麻痹。年发病率在 23/10 万,发病年龄均等。所有年龄段均有发作,缺乏季节特征。面神经炎可能与妊娠、原发性高血压、糖尿病及遗传因素有关。

　　一些文献表明,妊娠 6~9 个月,尤其是产前产后的 2 周,面神经炎的发病率增长 3 倍。散在报道提示面神经炎的女性患者在每一次怀孕后均有复发,似支持妊娠与面神经炎的相关性。但就妊娠与面神经炎的关系而言,文献结论不一。此外,面神经炎在糖尿病,并可能在原发性高血压患者中更为常见。10%的患者有 Bell 麻痹的家族史。

　　【病因】认为自主神经功能障碍引起营养血管痉挛,从而导致缺血、毛细血管损伤、组织液渗漏、神经水肿以及面神经在局部的面神经管内受压。精神心理因素以及受凉均可导致自主神经功能障碍。

　　【病理生理】

　　病毒所致的原发炎症损伤,继发了神经的缺血损伤。有证据表明,面神经炎可能由于单纯疱疹病毒感染(herpes simplex virus,HSV)所致。如下证据支持上述观点:

　　(1)Burgess 及其同事在面神经炎发病 6 周后死亡老者的膝状神经处发现了单纯疱疹病毒的基因组。

　　(2)MrIrakami 及其同事在面神经减压术中收集了 11 例面神经神经内膜下的组织液,并进行了 PCR 扩增,发现组织液中存在 I 型 HSV。

　　(3)将 HSV 接种到大鼠的耳及舌部后,可在面神经和膝状神经节发现 HSV 的抗原。据上述发现,特发性面神经麻痹似乎更适合更名为单纯疱疹性面神经麻痹或疱疹性面神经麻痹。

　　【临床表现】急性起病,半数患者在 2d 之内达到高峰,一般在 5d 之内均达到高峰。发病前,常有病毒感染的前驱症状,一些患者的耳后出现持续强烈的疼痛。绝大多数为单侧受累,双侧受累者少见。除表现为患侧周围性面瘫外,部分患者合并下述症状:

　　(1)部分患者合并不同程度的味觉丧失,但很少持续超过 2 周。出现味觉丧失,意味着病变位于鼓索神经加人面神经之上的部位。

　　(2)部分患者出现听觉过敏和声音失真,提示病变位于镫骨肌支加入面神经之上。

　　(3)合并眼干,提示病变位于支配泪腺的岩大神经、膝神经节或中间神经。

　　(4)合并鼻干:提示病变位于支配鼻腔腺体的岩大神经、膝神经节和(或)中间神经。

合并口干,提示病变位于舌下腺、下颌下腺的鼓索中的副交感分泌纤维或鼓索分支以上部位受累。

(5)部分患者合并一支或多支三叉神经分布区的感觉减退,其原因不明。

(6)出现恶心、呕吐和眩晕,提示病变累及了前庭系统。

【诊断】根据易患人群、周围性面瘫的表现,即可诊断。

【鉴别诊断】

1.颅内疾患 自脑桥下部的面神经运动核至内耳道的各种病变,均可导致此段面神经受损,如脑桥小脑角肿瘤(含听神经瘤、胆脂瘤)、颅底脑膜炎、脑干脑炎、颅底骨折或出血等。在颅内疾患中,重点描述脑桥小脑角肿瘤。

(1)胆脂瘤:胆脂瘤起源于外耳道上皮,生长到中耳,表现为无控制性生长,引起周围组织结构的破坏,在骨质破坏中起了重要的作用,并且易于继发感染。胆脂瘤最易于损伤面神经的鼓室段及膝神经节。大部分患者有10年的病史。无继发性感染的小胆脂瘤可无明显症状。胆脂瘤较大者可出现面神经麻痹、听力减退、耳鸣等症状。一旦继发感染,则有耳痛,可放射至头部。耳内流脓是普遍的症状。

(2)听神经瘤:听神经瘤的发展可缓慢地压迫邻近结构。面神经在内听道内受肿瘤压迫,通过仔细检查,可发现轻度面神经麻痹,例如出现眨眼次数减少或鼻唇沟变浅等表现。累及面神经者,很少表现为长期面神经麻痹。累及蜗神经,最典型且最常见的症状是一侧进行性的感音性聋(约10%的患者表现为突聋,或在听力下降的过程中突聋)。典型的表现是打电话时感到听力困难;累及前庭神经者仅占10%,表现为旋转性眩晕或步态不稳,最常见的症状是短暂性轻度眩晕。

2.颞骨内疾病 颞骨内病变引起的面神经麻痹最常见,除Bell麻痹外,还有急、慢性化脓性中耳炎、结核性中耳炎、手术外伤、颞骨骨折、耳部带状疱疹(Hunt综合征)以及中耳癌肿、颈静脉球瘤、面神经肿瘤、听神经瘤及转移性肿瘤,外耳道和面神经先天性畸形等。在颞骨内疾病中,重点描述下述几种疾病:

(1)急性化脓性中耳炎:主要致病菌为肺炎链球菌、流感嗜血杆菌、乙型溶血性链球菌和葡萄球菌等。最常通过咽鼓管途径进入中耳。主要表现有全身症状和耳部症状。全身症状包括畏寒、发热和食欲减退。耳部症状包括:耳痛,剧烈者甚至夜不能寐;出现耳鸣及听力减退。鼓膜穿孔后,上述症状可明显减轻。

(2)颞骨骨折:有外伤病史。最常见的病理变化是挫伤、神经内血肿和骨撞击伤。可出现部分性和完全性的面神经麻痹。部分性面神经麻痹多为颞骨内、外水肿或出血压迫引起,病情多表现为逐渐加重,预后好。完全性面神经麻痹多为颞骨内神经撕脱伤或横断伤所致。确定颞骨骨折的放射性检查及面神经损伤,需要在冠状位及水平面采用有"骨窗"增强软件及1.5~3mm精细的断层高分辨率CT扫描检查。x线一般显示不清楚。

(3)颈静脉球体瘤:人体颈静脉球体顶部外膜有一种类似颈动脉体组织的化学感受器,称为颈静脉球体。生理功能尚不明了。本病多见于中年女性,有与脉搏一致的搏动性耳鸣,传导性耳聋的长期病史,鼓膜呈深红色或蓝色,或伴有耳内出血,尤其是外耳道内有触之极易出血的息肉样或肉芽样组织者,均应考虑本病。颈内静脉孔断层扫描、CT、

MRI 及 DSA 可确定肿瘤部位、大小及血供等情况。

(4)Melkersson-Rosenthal 综合征:据反复出现的一侧或双侧的面神经麻痹、慢性面部肿胀(特别是唇部)和皱褶舌(阴囊样舌)等特征性表现,大致可以确诊。做活体组织检查可发现

水肿和(或)结节病样肉芽肿。

3.面部疾病 颈上深部和腮腺的良性或恶性肿瘤,产伤,手术损伤或面部暴力伤,耳源性颈深部脓肿等。新生儿面神经麻痹除先天性畸形外,可因妊娠后期胎位不正而面部受压所致,或产程中由于产道狭窄、不适当的产钳助产等造成颞骨外面神经损伤,这种面神经麻痹多为不完全性,预后一般较好。

各种传染性或中毒性面神经炎:如白喉、铅中毒、梅毒等,可侵犯各段面神经;白血病、结节病、传染性单核细胞增多症亦可引起面神经麻痹,但病变部位尚不清楚,可双侧受累。

【治疗】

1.药物治疗 经资料分析,47 项研究(27 项为前瞻性以及 20 项为回顾性研究)整合的结果表明:皮质类固醇在治疗完全性特发性面神经麻痹方面,在临床实效及统计学上均发挥了显著的作用。

一项大型回顾性队列研究推荐了一种新疗法——消炎药灌注治疗法(antiphlogistic-rheologic inflasion therapy,ARIT)。共 334 例接受了这种一致的治疗方法——起始量为 250mg 的泼尼松龙,在 18d 内逐渐减量,同时给予右旋糖酐-40 和己酮可可碱静脉滴注。其中 239 例初发面神经炎的患者在发病 12d 内接受了 ARIT,92%得以完全康复。结果表明,发病 3d 之内接受该疗法的患者预后显著优于其余患者。而年龄、高血压及糖尿病病史均不影响预后。1.2 %的患者因发生了严重不良反应而需要终止用药。

2.手术治疗 对面神经减压术疗效的评价,尚缺乏统一的结论。在一个初步的多中心的试验中,将发病 2 周内复合肌动作电位衰减>90%者分为两组。26 例行面神经减压手术者中,23 例恢复至 I 级或 II 级水平(I 级为完全正常、II 级为面部在随意活动时轻微的不对称)。该比例显著高于单纯激素组,33 例应用激素的患者中仅有 14 例恢复至 I 到 II 级)。由此得出,面神经炎患者的手术指征为:①发病 2 周内复合肌动作电位衰减>90%者;②面部肌电图检测不到随意肌运动者;③年龄小于 60 岁者。

该手术指征尚需大型临床试验予以证实。

第二节 面肌抽搐

面肌抽搐,又称为阵发性面肌抽搐或偏侧面肌抽搐,指一侧面部肌肉出现的程度不同、无痛性、不规则阵发性痉挛。

【病因】很多文献证明:面神经压迫性损害(以位于脑桥腹侧面的基底动脉分支扭曲

最为常见,这些扭曲的动脉在神经附近形成襻状,偶尔表现为基底动脉瘤、听神经瘤或脑脊膜瘤对面神经形成压迫)导致了面肌抽搐。

Jannetta 将大多数病例归结为异常的襻状血管对面神经根的压迫所致,对神经根进行显微外科减压并在血管和神经根之间放置小拭子,大多数面肌抽搐的病例得到缓解;Barker 及其助手证实了这些结果。他们对 705 例进行了平均 8 年的随访,84%的病例取得了令人满意的结果;Illingworth 及其同事对 83 例进行了前瞻性研究,也取得了类似的结果(83 例中有 81 例治愈)。异常的血管多为动脉硬化或扩张的颅内血管。

【发病机制】被认为是神经根受压和节段性脱髓鞘。脱髓鞘的轴索在局部形成了"假性突触",局部的机械性刺激或细胞外电流可以触发异位兴奋。

【临床表现】常在 50~60 岁发生,女性较男性多见,通常无已知的前驱病因。痉挛常开始于眼轮匝肌,在几个月或几年后逐步扩展到同侧面部的其他肌肉,包括颈阔肌。抽搐程度轻重不等,严重者整个面肌可发生同步痉挛,并可伴有轻度肌无力和肌萎缩。通常为单侧受累,双侧受累者占 0.6%~5%,且双侧受累时面肌抽搐不同步。面肌抽搐不伴疼痛。面肌随意性收缩在面肌抽搐间歇期时一般不受影响。

面肌抽搐发作呈自发性,并且可在睡眠时持续存在。症状在压力大、疲劳、焦虑以及面部随意运动时加重,一部分患者在休息、酒精摄人、触摸受累区域以及锻炼后有所改善。偶尔伴发低音调耳鸣,推测是由于面肌收缩的同时镫骨肌收缩所致。在一项试验中,13%的患者存在单侧或双侧的听力丧失,且与面肌抽搐在哪一侧及其程度无关。面肌抽搐是一个慢性过程,10%的患者自发缓解。

【诊断】根据阵发性一侧面肌抽搐的临床表现不难诊断。

【治疗】

1.药物治疗　亚当斯神经病学作者推荐:特发性偏侧面肌抽搐应首先进行药物治疗,Alexander 和 Moses 注意到卡马西平 600~1 200mg/d 能控制 2/3 患者的痉挛。如果卡马西平无效可试用巴氯酚(baclofen)和加巴喷丁。但上述药物的有效性均未经大型临床试验证实。镇静作用是上述药物都具有的不良反应。

2.手术治疗　肉毒毒素可用于治疗面肌抽搐。据报道,肉毒毒素治疗的有效率达 75%~100%。偏侧面肌抽搐可持续 4~5 个月缓解,重复注射时仍有效。有些患者反复注射长达 5 年以上而没有明显的不良反应。注射过程中引起的面肌无力是可逆的,可持续 3~6 个月。其他不良反应包括眼干、眼上睑下垂、复视和过度流泪。这些不良反应是短暂的,严重的系统性不良反应尚无报道。

桥小脑角面神经微血管减压术是当今最常用的术式,有报道成功率可>90%。但是复发率可高达 20%。因涉及探查颅后窝,所以有一定的风险。可出现短暂性或持续性的面神经或听神经受损,7%~26%合并听力丧失。从 1990~1995 年,手术并发症的概率有所下降。小脑损伤降至 0.45%,听力丧失降至 0.8%,脑脊液渗漏降至 1.85%。还有痉挛复发的危险,通常在手术后的 2 年之内发生。

第三节 三叉神经痛

三叉神经痛(trigeminal neuralgia)是一种原因未明的以三叉神经分布区短暂的、反复发作的剧烈疼痛为特征的发作性疾病。相对十其他明确原因引起的二叉神经痛,称为原发性三叉神经痛,前者又称为继发性三叉神经痛。

【病因】 目前该病的确切病因尚不十分清楚,但有研究表明可能与三叉神经脱髓鞘后产生异位冲动和伪突触传导有关。

【发病机制】过去认为本病无形态学改变,但随着三叉神经感觉根切断治疗三叉神经痛并进行组织学检查发现,三叉神经节内细胞减少,神经纤维髓鞘脱失或增生,轴索变性。这些形态学研究提示三叉神经痛有其固有的形态学改变基础。同时,随着手术的开展目前发现部分三叉神经痛的患者颅后窝内有异常的血管团压迫三叉神经干,当手术解除血管团的压迫后;症状明显好转。

【临床表现】多发生于中年患者,女性居多。多数为 40 岁以上的患者,男女比例大约 2~3:1。突出表现为面部突发、短暂、剧烈的疼痛。发病前通常无先兆,开始和终止均很突然。每次发作持续时间短,数秒钟或 1~2min 不等。疼痛主要位于三叉神经的分布范围,以第 2、3 支多见,通常为单侧。疼痛可呈电击样、针刺样、刀割样、撕裂样等。患者口角、鼻翼、面颊、舌为敏感区域,轻微的刺激常可诱发发作,这些部位被称为"扳机点"。疼痛十分剧烈时,可引起面肌反射性抽搐,口角被牵向患侧,该现象被称为"痛性抽搐(tic douloureux)",除面肌抽搐,患者还表现面部发红、皮温升高、结合膜充血、流泪等自主神经症状。常呈现周期性发作的特征,周期数日、数月、数年不等。发作间期患者完全正常。神经系统查体常无阳性发现。

【诊断】根据临床典型的发作性三叉神经分布区的剧烈疼痛,神经系统无阳性体征,多可诊断。

【鉴别诊断】

1.继发性三叉神经痛 可以引起三叉神经分布区的疼痛,但多为持续性而非发作性;临床常可发现三叉神经麻痹的症状和特征,如面部感觉减退、角膜反射迟钝、咀嚼肌无力等;同时可伴发其他脑神经或长束损伤的症状和体征。继发性三叉神经痛多见于颅底肿瘤、炎症、延髓空洞症、脑干脱髓鞘疾病等。

2.牙痛 牙痛时可以表现面部疼痛,需要与三叉神经痛相鉴别。牙痛引起的面部疼痛多为持续性,同时常在进食冷、热、酸、甜等食物时明显加重,牙科局部检查多有阳性发现,X 线片有利于鉴别。

3.鼻窦炎 鼻窦炎有时也可引起面部疼痛,但多伴有脓涕,发热,血象增高,局部查体鼻旁窦牙痛,头颅平片有助于诊断。

4.非典型面痛 常见于抑郁症、疑病性神经症的患者。疼痛多定位不清,性质不明确。情绪改变是影像疼痛的重要因素。

【治疗】 临床三叉神经痛首选药物治疗,同时对于症状顽固,药物控制不理想者可试行局部干预和手术治疗。

1.药物治疗

(1)有人认为三叉神经痛是一种周围神经癫痫样放电引起,故主张抗癫痫药物使用。卡马西平常为首选,从 0.1g,2 次/d 开始用起。根据疼痛的控制情况,以 0.1g/次的速度增加,最大剂量可达 1.0~1.2g/d。疼痛停止后,可逐渐减量,并在症状控制的前提下,以最小量维持。主要不良反应有头晕、口干、恶心、消化不良、步态不稳、皮疹、白细胞减少等。少数情况下出现肝功能障碍、再生障碍性贫血等需要停药。孕妇忌用。如无效可合用苯妥英钠或氯硝西泮等。

(2)大剂量维生素 B12 肌内注射多可缓解疼痛,其中的机制尚不明确。

(3)封闭疗法:药物治疗无效患者可尝试无水乙醇、甘油三叉神经节或其分支封闭治疗。该疗法使局部神经组织破坏,从而达到止痛的目的。效果明显,但注射区面部感觉丧失。

(4)经皮半月神经节射频电凝疗法:是在 X 线或 CT 引导下,将射频电极经皮穿刺入三叉神经节,通电加温至 65~75℃,持续 1min。该方法可选择性破坏节后无髓的传导痛觉的细纤维,而保留传导触觉的粗纤维,从而达到止痛的目的。术后可有面部感觉异常、角膜炎、咀嚼无力、复视等并发症。

2.手术治疗 传统的方法有三叉神经根切断术,止痛效果最明显,为首选手术方案。目前所提倡的三叉神经微血管减压术无须破坏神经根而能达到止痛的目的,近期疗效可达 80%以上。主要并发症有听力减退或丧失、面部感觉异常、滑车神经、展神经损伤。

第四节　坐骨神经痛

坐骨神经痛(sciatica)是坐骨神经分布区以疼痛为特征的一组疾病的总称。

【病因】 坐骨神经痛根据病因可分为原发性坐骨神经痛和继发性坐骨神经痛两大类。前者的病因未明,可能与牙齿、鼻窦、扁桃体感染后,病原菌经血液侵及周围神经引起神经炎,也可能与神经组织的自身免疫反应有关。继发性坐骨神经痛多有明确的病因,多为坐骨神经通路上病变压迫所致。常见于青壮年,其他年龄也有发生。累及神经根者(坐骨神经由腰 4~骶 3 神经根组成) 主要为腰骶椎椎体和椎管内病变所致, 包括椎间盘脱出、腰椎肥大性脊柱炎、脊柱结核、椎管狭窄、腰骶段髓内肿瘤、蛛网膜炎、腰椎肿瘤或转移瘤等。累及坐骨神经干者包括,骶髂关节炎、骶髂关节脱位、梨状肌炎、腰大肌脓肿、盆腔肿瘤、子宫附件炎、妊娠子宫、臀部肌内注射、臀部感染、外伤等。

【临床表现】

(1)症状多位于一侧,疼痛可位于下背部、臀部、并向股后、小腿后外侧、足外侧放射。多为持续性钝痛,并有阵发性加剧,夜间明显。

（2）行走、活动腰部、牵拉坐骨神经常诱发或加重疼痛。患者多采取保护性姿势，如患者微屈，健侧卧位；仰卧位时患侧膝关节略屈；坐下时健侧臀部着力；站立时向患侧侧凸。

（3）查体发现沿坐骨神经分布区可出现压痛，根据部位分别称为"脊突点""骶髂点""臀点""股点""腓点""腓肠肌点""踝点"；直腿抬高试验阳性；同时还可发现患侧小腿、足背外侧感觉减退，踝反射减退消失，臀肌松弛、萎缩，小腿肌萎缩等坐骨神经功能障碍症状、体征。

【辅助检查】腰椎 X 线平片可显示腰椎间隙变窄及其他骨质改变，腰椎 CT、MRI 可进一步显示椎间盘突出、椎管狭窄及椎管内其他病变，肌电图可见股二头肌等坐骨神经支配的肌肉神经源性损害；H 反射和躯体感觉诱发电位（SEP）检测有助于与腰骶神经根病变鉴别。

【诊断】临床根据典型的坐骨神经分布区的疼痛，加重缓解的因素，坐骨神经分布区的压痛，Lasegue 阳性，相应部位感觉、运动、反射功能障碍，多不难诊断。临床除明确坐骨神经痛外，更重要的是明确导致坐骨神经痛发生的原因。根据患者疼痛的特点，既往病史、局部查体的体征，结合腰椎 X 线片、脊椎 MRI、盆腔 B 超、肌电图（必要时 F 波、H 反射）多可明确。

【治疗】临床除对症止痛外，需要对因治疗。对于原发性坐骨神经痛，急性期需要硬板床休息，必要时可加用止痛剂。病情严重者，可静点地塞米松 10~15mg，7~10d。或口服泼尼松 10mg，3 次/d，10~14d。多可缓解疼痛。对于继发性坐骨神经痛，在止痛的同时，应积极治疗原发病。

第五节　吉兰-巴雷综合征

吉兰-巴雷综合征（Guillain-Barré syndrome，GBS）为常见的周围神经疾病，是目前急性软瘫最常见的病因。世界各地发病率大致为 0.16~4.0/100 万人年，在美国和加拿大约为每年 3 500 例，给患者和社会造成严重的经济负担。20 世纪 90 年代以来，有三大研究热点：①提出了分子模拟机制：空肠弯曲菌（Campylobacter jejuni，C.jejuni）的脂多糖成分与人类神经节苷脂中的糖脂有相同的分子结构。C.jejuni 感染后，机体产生神经节苷脂抗体，攻击中枢和周围神经系统，从而引起自身免疫反应。②在我国、日本和西方国家发现了 GBS 存在各种临床亚型和病理亚型，并确定了各亚型的特点。③静脉给予大剂量丙种球蛋白和血浆置换疗法能够有效地治疗 GBS。

【流行病学】

1.流行特点　GBS 患者男性较女性多发，可能提示雌激素对 GBS 有保护作用。在西方国家存在 16~25 岁和 45~60 岁两个发病高峰，在我国多见于儿童和青少年，但在我国北方也有报道 GBS 发病在 50~59 岁达到高峰。国外 GBS 无季节发病的倾向，我国 GBS 多发生在夏秋之交。

2.前驱感染 约2/3患者具有前驱感染,前驱感染的症状在神经系统症状出现前完全消失。病例对照研究证明,上呼吸道感染、流感样的症状、胃肠炎和发热与GBS相关,其中呼吸道感染最常见,其次为腹泻。腹泻是C.jejuni感染的常见表现。

除了前述诸多病前感染因子外,GBS还可继发于甲、乙、丙、丁型肝炎,伤寒、恶性疟,或者继发于各种前驱事件,如自身免疫性疾病、手术、肿瘤、妊娠、肾移植、骨髓移植、一些药物的服用、硬脊髓外麻醉和疫苗注射等。但上述因素大多属于个案报道,或研究尚未证实上述前驱事件与GBS之间存在因果关系。

3.病程 GBS急性或亚急性起病,病程分为进展期、平台期和恢复期。在一项大型多中心的GBS研究中,病情进展达高峰、出现好转的平均时间分别为12d、28d,其中98%的患者在发病4周后进入恢复期。在另一项研究中发现平台期平均持续12d。

【病因】GBS常在前驱感染5d~3周后发生。文献报道,病前感染因子包括巨细胞病毒(cytomegalovirus,CMV)、非洲淋巴细胞瘤病毒(Epstein-Barr virus,EBV)、肺炎支原体(Mycoplasma pneumoniae,MP)、艾滋病病毒(human immunodeficiency virus,HIV)、C.jejuni、流感嗜血杆菌(Haemophilus Influenzae,Hinfluenzae)。

20世纪90年代以来,对C.jejuni和CMV的报道较多。H.infhlenzae为新近报道的前驱感染类型。C.jejuni是最常见的感染因子。在有临床表现的C.jejuni感染发生2个月内,GBS的发病率大致为普通人群发病率的100倍,故C.jejuni日益成为研究的焦点。

(1)C.jejuni是一种革兰阴性的微需氧杆菌,有多种血清型。血清型是由耐热(heat-stable,HS)抗原决定的。大多学者认为HS抗原是与人的神经节苷脂有相似结构的脂多糖(1ipopolysaccharide,LPS),也有学者认为是C.jejuni的荚膜多糖,在这个问题上,尚存在争议。多数文献支持,C.jejuni感染后的GBS更有可能属于纯运动型、电生理提示为轴索损害或神经无兴奋性、约50%伴有GM1抗体阳性,且预后不佳。但也有文献报道C.jejuni感染与上述临床特点无关。

(2)CMV感染者常年龄较轻,累及呼吸肌的概率比C.jejuni感染者高,脑神经受累明显,存在较严重的感觉丧失,电生理检查多提示脱髓鞘改变。

(3)最近,日本的研究小组报道GBS前驱感染中的H.influenzae发病率较高(13%,在46例中占6例),临床和实验室特征多符合纯运动轴索变性,菌株包含GM1样的结构,这两点与C.jejuni感染后GBS类似。不同的是H.influenzae感染表现为呼吸道感染,且患者预后较好。

【发病机制】GBS是一种自身免疫病。体液免疫和细胞免疫均在其中发挥作用。

1.体液免疫 体液免疫方面提出了分子模拟机制。该机制认为病原体某些组分与周围神经组分相似,即两者存在共同的抗原决定簇(共同表位)。机体免疫系统产生的免疫性T细胞和抗体同时针对病原体和周围神经组分发生免疫应答,从而引起自身免疫。

该机制的提出建立在对C.j ejuni和H.influenzae的研究成果之上。目前已发现C.jejuniLPS结构中的寡糖(oligosaccharide,Os)核心外层与人神经节苷脂有共同的抗原决定簇。最近在H.influenzae感染后的Miller-Fisher综合征(Miller-Fisher syndrome,MFS)的患者中发现H.influenzae的LPS上具有GT1a样的抗原决定簇。

神经节苷脂抗体通过固定、激活补体,组成膜攻击复合物引起神经正常结构的破坏。此外,体外实验证明,GM1 抗体破坏血—神经屏障的完整性,使轴索暴露于正常情况下与之隔绝的损害因子,间接引起轴索损伤。在人 GQ1b"抗体作用于鼠运动终板的实验中发现,GQ1b 抗体在补体存在的情况下能够阻断神经—肌肉的传导,但也有报道证实 GQ1b 抗体阴性的血清也可产生类似作用。

2.细胞免疫

(1)T 淋巴细胞及其亚群的作用:对于 GBS 的实验动物模型——实验性自身免疫性神经炎(experimental autoimmune neuritis,EAN),有研究证明,环孢素 A 通过干扰 IL-2 的生成和 T 细胞的增生,能够抑制或减轻 EAN 的临床和组织学表现。对于 GBS 患者,研究发现患者体内 CD4+/CD8+比值异常;更重要的是,人们已找到 T 淋巴细胞被激活的间接证据,即检测血清中可溶性白细胞介素-2(soluble interleukin-2 receptor,sIL-2R)受体的含量。血清白细胞介素-2(IL-2)和 sIL-2R 浓度的变化,往往代表着 T 细胞增殖和强弱的程度。中外学者均有报道,GBS 急性期时血清 IL-2 和 sIL-2R 浓度增高,恢复期时浓度接近或降至正常。应用 sIL-2R 的单克隆抗体,可明显减轻 EAN 的周围神经形态学损害,缩短 EAN 的病程。此外许多报道证实血清中其他介导细胞免疫的肿瘤坏死因子(tumor necrosisfactorα,TNFα)、干扰素 (Interferonγ,IFNγ)、IL-12 在 GBS 的急性期含量显著上升,恢复期时下降,且与病情严重程度相关。上述结果均提示 GBS 患者细胞免疫应答存在异常;目前有学者从腓神经活检中分离出了 γδT 细胞株,这一特殊表型的 T 细胞株在人类肠道中常见,这一发现提示该细胞株可以被 C.jejuni 激活,转而攻击周围神经系统;而针对髓鞘的自身免疫 T 细胞的凋亡可能是 GBS 迅速恢复的一个重要机制。

(2)巨噬细胞(macrophage,Mφ)作用:已证实周围神经病灶中有中等到大量 Mφ 存在。Mφ 在郎飞节间侵入髓鞘,形成指状突起,破坏髓鞘;或分布于轴索周围的间隙引起轴索的皱缩和变性,从而证实了巨噬细胞作为效应细胞参与了细胞免疫的过程。除吞噬功能外,在 GBS 时处于激活状态的 Mφ 分泌大量氧自由基,破坏髓鞘。Mφ 还作为细胞因子 IL-8 的细胞来源,该因子具有中性粒细胞的活化、趋化及 T 细胞的趋化作用。

(3)趋化因子:不同的趋化因子可促进具有免疫活性的巨噬细胞和 T 细胞侵入发生了炎性反应的周围神经。膜辅因子蛋白(membrane cofactor protein,CCL-2)、巨噬细胞炎症蛋白(macrophage inflammatory protein,CCL-3)这两种趋化因子在此过程中可发挥重要作用。实验证明 CCL-2、CCL-3 的抗体可改善 Lewis 鼠 EAN 的临床病程,在鼠坐骨神经中可观察到细胞浸润及脱髓鞘征象的减少。

(4)主要组织相容性复合物(major histocompatibility complex-Ⅱ,MHC-Ⅱ):正常情况下 MHC-Ⅱ抗原中人白细胞抗原 DR(human leucocyte anteigen-DR,HLA-DR)出现在神经内、外膜血管内皮细胞,偶见于神经束膜,在神经膜细胞表面不存在。但在 GBS 时,除在神经内、外膜表达更多的 HLA-DR 外,神经束膜也表达Ⅱ类抗原。神经膜细胞被激活的 T 细胞所产生的 IFN-γ 诱导,表达Ⅱ类抗原,从而具有了抗原呈递的功能和吞噬功能,导致髓鞘的破坏。3.宿主易患性 有学者提出人类白细胞抗原(HLA)复合体有 GBS 易患基因存在:如 HLA-Ⅱ类抗原的 DR3、HLA-DRBl*0803 等基因与 GBS 的发病有关;HLA-

DR2 与复发型 MFS 有关。但这些研究都只在小范围内进行,未能得出结论性判定。最近还发现,C.jejuni 感染后的 GBS 患者体内存在促进 TNFα 高水平分泌的基因易感因素。C.jejuni 血清学检查阳性的患者(TNF)α2,即 TNFα 微小卫星标记基因,出现频率显著高于对照组,该基因与 TNF 高水平合成有关。

【病理】

1.急性炎症性脱髓型多发性神经病(acute inflammatory demyelinating polyneuropathy,AIDP) AIDP 为 GBS 最常见的类型。其显著的病理表现为周围神经局部或广泛的淋巴细胞浸润以及大量巨噬细胞介导的节段性脱髓鞘。

2.急性运动轴索型神经病(acute motor axonal neuropathy,AMAN)和急性运动-感觉轴索型神经病 (acute motor sensory axonal neuropathy,AMSAN) 受累神经纤维主要发生沃勒变性,几乎没有脱髓鞘改变或淋巴细胞浸润。早期的病理改变包括 IgG 和补体活性产物在郎飞节间的轴膜上沉积,而髓鞘内外板均无免疫物质沉积;而后出现郎飞节的延长、节旁髓鞘的扭曲、随着巨噬细胞侵入轴周间隙,轴索与髓鞘逐渐分离。早期改变是可逆的,因此一些 AMAN 患者瘫痪恢复较快。

3.MFS 免疫染色证实 GQ1b 抗体不仅出现在 III、IV、VI 脑神经的节旁区,还出现在后根神经节和小脑的分子层。可解释眼肌麻痹、反射消失和共济失调的临床表现。患者的 GQ1b 抗体可在鼠运动终板阻断神经肌肉的传导,同时电镜可见轴索末端的空泡耗尽,神经膜细胞侵入并分割神经末梢。上述结果证实了 MFS 患者在神经肌肉接头处存在病变,并解释了一部分 MFS 患者中出现的四肢无力。

4.GBS 的其他变异型 球变异型的腓肠神经活检可见脱髓鞘的改变;感觉型 GBS 的尸检研究可见周围神经和后根的脱髓鞘和单核细胞浸润。在自主神经功能障碍为主要表现的 GBS 中发现在自主神经的神经节、下丘脑和脑干存在淋巴细胞的浸润。

GBS 主要以周围神经病变为主,同时也可累及中枢神经系统。2001 年的一项 GBS 尸检研究发现:患者的脑干和脊髓内存在淋巴细胞浸润;大脑和脑干存在灶性脱髓鞘。这表明 GBS 周围神经病理改变可以扩展到中枢神经系统,GBS 也可以合并中枢神经系统脱髓鞘。

【临床表现】 以四肢对称性的软瘫最为常见;腱反射减弱或消失,但 1/3 的患者在恢复的早期、偶尔在急性期出现腱反射亢进;脑神经症状中以面瘫最多见(53%),其次为延髓性麻痹、眼肌麻痹和舌肌瘫痪;约一半的病例以感觉症状起病,最常见的感觉症状为疼痛(约 90%),而且常常很严重。

自主神经功能障碍中最常出现心血管系统功能异常。约 1/3 的患者出现心电图的异常,如 ST 段的压低、T 波倒置、高 T 波、QT 间期延长等非特异性改变。RR 间隔缩短、脉搏和血压大幅波动、存在收缩型高血压和应用机械通气是继发严重心律失常的预测指标,而眼心反射、24h 动态心电图有助于提早发现严重的心动过缓,后者甚至可见于轻型的患者(轻型指在整个病程中可独立行走 5m 以上)。

据临床表现的差异,GBS 可分为运动-感觉型、纯运动型、Miller-Fisher 型、球变异型。上述分型综合了西方国家、我国和日本 GBS 的临床资料。其中运动-感觉型包括 AIDP 和 AMSAN,纯运动型包括 AMAN 和可能存在的急性运动性脱髓型神经病(acute motor demyelinating neuropathy，AMDN）。此外，对共济失调型、感觉型、以自主神经功能不全为首发症状或主要表现的 GBS，国内外文献也有相关报道。

1.运动-感觉型 此型患者同时具有运动和感觉障碍，在西方国家 GBS 中约占 75%。根据 2001 年 GBS 国际诊断标准，该型患者具有下述临床特征：无力多分布在肢体近端或远近端同时受累，腱反射通常完全消失；大多数具有脑神经(包括眼外肌)受累的表现；呼吸肌受累较纯运动型 GBS 为多；自主神经功能受累的症状更常发生；患者病前 CMV 的感染率为 20%，感染 CMV 者 GM1 的阳性率约为 20%。

此型患者多为 AIDP(经典型 GBS)，各年龄段均有发病。病情在数天内进展达高峰，发病 48h 内即可累及呼吸肌。

2.纯运动型 根据 2001 年 GBS 国际诊断标准，此型患者大多表现为：无力从肢体远端及脑神经受累开始；腱反射消失相对较晚；呼吸肌受累者较运动-感觉型 GBS 少见；自主神经功能障碍较少发生；病情比 AIDP 更为迅速地达到高峰；患者病前 C.jejuni 感染率约为 65%；C.jejuni 感染者 GM1-Ab 的阳性率约为 40%。

此型患者多属 AMAN。世界范围内，10%~20% 的 GBS 为 AMAN。若病情较轻、GM1 抗体阳性，则多在 GBS 恢复的早期出现腱反射亢进。

值得强调的是，脱髓鞘型 GBS 一般可以通过临床和 EMG 的诊断标准予以明确，但轴索型 GBS 还须加上病理学的证实，才能确诊。

3.MFS 及共济失调型 在西方国家的发病率为 3%~7%。首发症状多为双侧眼外肌麻痹，可伴有眼上睑下垂以及瞳孔括约肌的麻痹，但仅表现为眼上睑下垂者少见；也可先表现为延髓性麻痹，而后累及眼外肌；或以共济失调起病，可不伴有感觉障碍。其中约一半的患者伴发面瘫、延髓性麻痹或躯干肌、四肢肌肉的无力。MFS 与 C.jejuni 感染显著相关、80%~100% 的患者在急性期 GQ1bIgG 阳性，抗体滴度随病程进展而下降，这种 GQ1bIgG 可与 GT1a 相结合。

有趣的是，7 例共济失调型 GBS 具有同样的自身免疫机制，而被认为与 MFS 组成了连续的疾病谱。共济失调型 GBS 表现为小脑性共济失调、远端感觉异常、腱反射的消失和脑脊液蛋白的升高，不出现眼肌麻痹和严重的本体感觉丧失。

4.球变异型 在西方国家约占 2%。无力从面肌、吞咽肌或舌肌开始。随病情的进展可累及眼外肌、躯干四肢肌，依据不同的诊断标准可并入相应的亚型。

5. 感觉型 Shin J.Oh 根据 1981 年提出的感觉丧失和腱反射消失型 GBS 的诊断标准，从 1986 至 1999 年的 GBS 中筛选出了 8 例，从而证实了存在感觉型 GBS。所有患者均表现为急性起病，4 周内进展至高峰，其中 5 例(63%)有前驱病毒感染史；均存在客观的感觉丧失、腱反射的减弱或消失，均无肢体无力的表现；4 例的脑脊液检查在 4 周内出现蛋白-细胞分离，电生理提示的脱髓鞘改变出现在 7 例的运动神经和所有患者的感觉神经；3 例对免疫治疗敏感；预后良好，均无复发。

因为大多数患者(8 例中有 7 例)存在运动神经传导速度的异常，说明此型并非纯粹的感觉性疾病，而是以感觉障碍为主的神经病。以感觉障碍为主和以运动障碍为主的GBS 同时存在，提示感觉和运动神经可能存在不同的抗原决定簇。

6.以自主神经功能不全为首发症状或主要表现的 GBS 很少见,可同时伴有躯体神经轻微受累的表现。我国文献报道以自主神经功能障碍(autonomic dysfunction,AD)为首发症状的 54 例,其较独立的临床特征:①DAD 表现以手足肿胀最多,恶心呕吐次之,胸闷心悸较少;②合并脑神经损害多(53.7%);③以肢体远端肌无力明显(76.5%);④感觉障碍出现率高(83.3%);⑤脑脊液呈现蛋白—细胞分离现象少(10.2%);⑥预后较好。因这类患者早期误诊率高,应引起临床的高度重视。

【诊断】GBS 最早的诊断标准(1978,1990 修订)为描述型标准,将所有临床表现,辅助检查结果列入从必需到排除的四个诊断等级,因而显得繁琐。1993 年由 WHO 制定的诊断标准提出了完全基于临床表现的主要诊断标准,将各种与电生理类型、特异性的自身抗体、前驱感染种类和流行病学特点相关的 GBS 患者群首先划入 GBS 的整体,但未解决GBS 亚型是否存在及如何界定的问题。

为此,荷兰神经肌肉研究支持中心总结了近年来有关西方、我国及日本 GBS 的文献报道,制定了 2001 年 GBS 国际诊断标准,旨在明确 GBS 各种亚型的划分标准。因该诊断标准的文献背景较全面,制订程序较为严谨,故特此介绍如下:

1.基本标准

(1)亚急性进展的软瘫(80%的患者在 2 周内达高峰)。

(2)发病时双侧同时受累,且有强烈对称的趋势。

(3)肌腱反射减低,且通常完全消失。

(4)排除可以引起迅速进展性软瘫的其他疾病:病史中若出现可疑点,如发热、临床表现明显不对称,则不支持 GBS 的诊断。必要时可做影像学检查,排除脊髓病变。同时进一步排除其他少见疾病:急性肌炎、皮肌炎、重症肌无力危象、低钾、高钾、高锰或低磷血症、肉毒中毒、脊髓前角灰质炎、卟啉病、白喉、毒素(如己烷、铅、铊、有机磷等)、药物(如氨苯砜、长春新碱等)引起的神经病变。

(5)存在感觉障碍:可出现感觉性共济失调;感觉异常无诊断意义,因为也可见于纯运动型 GBS。

(6)整个病程.中未出现感觉障碍(可出现感觉异常)。

(7)无力从眼外肌开始。

(8)存在共济失调。

(9)存在 GQlb-Ab:需要在发病 4 周内检测,否则抗体滴度下降,不易检出;

(10)无力始发于面肌,吞咽肌或舌肌。

(11)脱髓鞘改变的电生理学标准:若满足至少一项指标异常出现在两条或更多条神经中,则该标准的敏感性在发病后 1 周、2 周及 4 周分别达到 60 %、66%及 72%。若满足三项异常出现在两条神经中,则敏感性在发病后 1 周及 2 周分别达到 85%、93%,特异性达到 100%。①DML>150%ULN;②m-NCV<70%LL;③F 波潜伏期>150%ULN;④CMAP 幅度衰减>ULN;⑤远端时间离散度异常:远端 CMAP 时限>150%ULN;⑥时间离散度异常:远端–近端 CMAP 时限比>150%ULN。

CMAP 幅度的衰减并非特异的指标。传导阻滞和不均等的传导减慢可引起所检神经

CMAP 波幅下降，这是脱髓鞘的特征性表现。但也可以出现于肌萎缩侧索硬化(amyotrophic lateral sclerosis, ALS)的患者；或暂时性地出现于神经接受电刺激的两点之间恰好存在沃勒变性的患者。事实上，只有持续恒定出现的离散度异常或传导阻滞才符合脱髓鞘的改变。

（12）病理学标准：活检或尸检发现脱髓鞘改变。因为病变是多灶的，且主要累及运动神经，所以腓肠神经活检多无阳性发现。注意活检存在轴索病变时，不能区分属于原发性还是继发性的轴索损害。

（13）轴索变性的电生理学标准：①远端 CMAP 的波幅下降（非特异性）；②（11）中所有反映神经传导的指标(1,2,3,5,6)在所检至少三条神经中均不满足；③（11）中所有指标在所检至少三条神经中均不满足。

自发性纤颤电位是由轴索损伤引起的典型表现，但通常在无力的 3~4 周后出现，不能用于早期诊断。在原发性轴索损害中，自发性纤颤电位是否出现较早，还不清楚。

（14）轴索变性的病理学标准：尸检发现从神经根至神经末梢均存在轴索变性，而不存在脱髓鞘改变。

2.其他辅助诊断的特征性改变

（1）脑脊液(cerebrospinalfluid, CSF)：CSF 细胞计数正常或轻度升高，原则上<3×10⁶/dl。在一项荷兰临床研究试验中，134 例中仅有 15 例（11%）细胞计数$>3× 10^6$/dl。若$>50×10^6$/dl，需考虑其他疾病，如莱姆病、脑膜癌病。GBS 伴发 HIV 感染，细胞计数也升高。

CSF 蛋白总量升高。50%患者发生在发病后第 1 周，80%患者发生在发病后第 2 周，故敏感性不高。CSF 蛋白升高可见于其他疾病，故特异性不高。

（2）肌电图(electromyography, EMG)：EMG 指标出自 1995 年荷兰 GBS 的一项研究，所选患者均不能独立行走。异常的标准为至少有两条被检神经，在下列至少三个参数中出现异常（即超出正常范围）①远端运动潜伏期（distal motor latency, DML)>正常高限(upper limitof normal, ULN)；②神经传导速度(motor nerve conduction velocity, m-NCV)<正常低限(lower limit of normal, LLN)；③F 波潜伏期>ULN（前提是远端神经传导速度正常）；④远端复合肌动作电位(compound muscle action potential, CMAP)的波幅<LLN；⑤当远端 CMAP 的峰值>5mV，近端/远端 CMAP 值的下降>ULN 或该比值的下降超过正常对照组；当远端 CMAP<5mV 时，该比值应至少下降 1mV；⑥近端/远端(2MAP 时限的比值增高>ULN；⑦复合感觉神经电位的波幅<LLN；⑧募集方式：无或单纯相；⑨出现自发纤颤电位。其中，①、②、③、⑤、⑥提示脱髓鞘的改变，⑤、⑥提示存在传导阻滞；⑧、⑨是失神经支配的改变，说明已发生了轴索变性。④、⑦对区分脱髓鞘和轴索变性没有特异性。

3.GBS 各亚型的诊断标准

（1）运动一感觉型 G.BS 诊断要点：确诊标准为基本标准(1)~(4)以及(5)。

（2）纯运动型 GBS 诊断要点：确诊标准为基本标准(1)~(4)以及(6)。

（3）MFS 诊断要点：确诊标准为基本标准(1)~(4)以及(7)、(8)，或者为基本标准(1)~(4)及(7)~(9)；可能性大的标准为基本标准(1)~(4)以及(7)。注意当仅有共济失调，甚至存在 GQlb-Ab，但缺乏局部麻痹无力的症状，不能诊断为 MFS。

(4)球变异型诊断要点:确诊标准为基本标准(1)~(4)以及(10)。

(5)脱髓鞘型 GBS:确诊标准为基本标准(1)~(4)及(11)(电生理学)或(12)(病理学)。脱髓鞘型 GBS 也可以在 EMG 和病理检查中同时具备轴索损伤的特点。

(6)原发轴索型 GBS:确诊标准为基本标准(1)~(4)以及(14)(病理学标准),且不满足(11)和(12)(即脱髓鞘型 GBS 电生理学及病理学标准);可能性大的标准为基本标准(1)~(4),并且满足(13)①和②;可能的标准为基本标准(1)~(4),并且满足(13)③。

(7)感觉型 GBS:感觉型 GBS 诊断标准由 Asbury 在 1981 年提出,包括:①急性起病,对称性的感觉丧失;②4 周内病情进展至高峰;③腱反射减弱或消失;④肌力正常;⑤EMG 至少在两条神经存在神经传导功能的异常,提示发生了脱髓鞘;⑥表现为单时相的病程;⑦排除其他原因引起的神经病;⑧缺乏神经病的家族史;⑨急性期脑脊液蛋白升高。

依据上述诊断标准,可将患者逐步划归 GBS 的各种亚型。但此标准仍需在大型的相对独立的 GBS 研究中,证实是否适用于不同地区 GBS 的分类,以及对于个体而言,肌电图的诊断标准是否与病理结果吻合。该诊断标准还为阐明不同亚型各自的发病机制或联合作用机制提供了必要的研究基础,有利于针对不同的发病机制开展个体化的治疗。

当利用电生理结果仍不能确诊时,磁共振(magnetic resonance image,MRI)可以辅助诊断。需要指出,MRI 的检查结果没有特异性。脊神经根钆(gadolinium)强化影反映血-脑脊液屏障受到破坏,因此可见于任何炎症性的疾病。但有研究表明,脊髓前根选择性的强化强烈支持 GBS 的诊断。另一项研究表明,83% 的 GBS 患者出现马尾神经根的强化;明显的神经根强化与严重的背痛或腿痛、瘫痪分级增高和预后不良(2 个月内不能恢复至独立行走)显著相关。

【治疗】GBS 是神经科常见的急性病。若在急性期患者能够获得精细的护理和适当的治疗,则大多数患者预后良好。治疗主要包括辅助呼吸等支持性治疗、对症治疗、预防并发症和免疫治疗。

1.支持性治疗

(1)辅助呼吸:呼吸肌麻痹是 GBS 的主要危险,抢救呼吸肌麻痹是治疗重症 GBS 的关键。一些临床表现和监测指标可作为呼衰的早期指征。一般来说,当患者出现呼吸困难及缺氧的症状,肺活量(vital capacity,VC)降低至 20~25ml/kg 体重,动脉氧分压<70mmHg 时,应及早使用呼吸机。最近一项研究为早期发现重症 GBS 提供了新的线索,研究发现:病情进展迅速,出现了延髓性麻痹、双侧面瘫或自主神经功能障碍的患者,需要机械通气的可能性大;当患者符合"20/30/40 原则",即 VC<20ml/kg 体重;最大吸气压力(maxireal inspiratory pressure,PImax)<30cmH$_2$O;最大呼气压力(maximal expiratory pressure,PEmax)<40cmH$_2$O,或上述三个参数均与基线水平相比下降了 30%,则很有可能发生呼衰。上述表现或指标单独或联合出现时,应立即将患者转入重症监护室(intensive care unit,ICU),监测呼吸功能,决定插管时机。该研究未指出进行监测的最佳时间间隔,但建议在疾病进展期每日至少 3 次,而过于频繁的检测,将造成患者不必要的疲劳。在整个治疗过程中不应使用镇静药、神经肌肉阻断药,以免掩盖病情的进展。

(2)营养支持:不能吞咽的患者在 5d 之内必须给予鼻饲或胃肠道外营养支持。

2.对症治疗　重症患者入院后即进行持续的心电监护,直至开始恢复。持续性的窦性心动过速常见,通常不需治疗;心动过缓可能与吸痰有关,可用阿托品或吸痰前给氧预防;严重的心脏传导阻滞和窦性停搏少见,如发生需要立即植入临时性心内起搏器。高血压者,可用小剂量 β 受体阻断药;低血压可补充胶体液或令患者俯卧。疼痛很常见,常用非阿片类镇痛药,或试用卡马西平和阿米替林。

3.预防并发症　精细的护理必不可少。至少每 2h,或更频繁的搬动患者,保证患者体位的舒适,避免皮肤裂痕和压迫性溃疡的形成;对于卧床的患者,深静脉血栓和肺栓塞是常见的并发症,推荐预防性地给予肝素皮下注射,同时间断使用弹力长袜促进血液回流;在急性期预防肌肉挛缩十分重要,物理治疗应在入院的 1~2d 内开始,被动地运动训练应在第 1 天就开始进行;最好避免使用任何麻醉药,否则会引起继发的便秘和胃肠道功能障碍。

4.病因治疗　目的是抑制免疫反应,消除致病因子对神经的损害,并促进神经的再生。

(1)静脉注射免疫球蛋白(intravenous immunoglobulin,IVIg)和皮质类固醇:大型多中心随机试验证明:IVIg 治疗与血浆置换疗法(plasma exchange,PE)同等有效;两者联合应用不能提高疗效;皮质类固醇单独使用无效。但有报道,当皮质类固醇(甲泼尼龙 0.5g/d)与 IVIg[0.4g/(kg·d)]联合使用时,疗效优于单独使用 IVIg,但此结果仍需大型试验进一步证实。在非随机开放式小样本量的试验中,发现 GM1-Ab 或 GM1b-Ab 阳性者,IVIg 较 PE 更有效,提示对于不同的 GBS 亚型可能对不同的治疗手段敏感。有待于进一步通过随机试验明确:IVIg 是否对轻型的 GBS 或发病 2 周后的 GBS 有效;病程中二次应用 IVIg 是否有效;IVIg 的最佳用量应是多少;对儿童应用是否有效。

IVIg 主要的作用机制可能是抑制补体的结合与随后的膜攻击反应、中和自身抗体、减少 B 细胞合成自身抗体、抑制促进炎症及吞噬作用的细胞因子以及阻断 Fc 受体介导的巨噬细胞的吞噬作用。一种假说提出注入大量外源性的 IgG,可使保护性结合因子 FcRn 达到饱和,从而加速了自身抗体的破坏。

IVIg 应用方便、风险小、在各级医院使用预后无显著差异,所以成为目前最受推崇的治疗方法。常用总量为 2g/kg 体重,分 5d 静脉滴注,每天 400mg/kg 体重。

(2)血浆置换疗法(plasma exchange,PE):与接受支持治疗的患者相比,PE 可以显著降低需要辅助通气的患者比例;缩短住院时间、机械通气时间和恢复至可以独立行走的时间;显著减少感染和心律失常的并发症。最近一项法国的大型随机研究得出:轻型 GBS 只需两次 PE,中型及重型的患者至多需要 4 次,再增加 PE 的次数则不能改善已有的疗效。对 12 岁以下的儿童是否有效尚需通过随机试验进一步证实。

PE 的作用机制尚不清楚。曾有 11 例 GBS 患者在两次 PE 后,血清免疫球蛋白的水平显著下降。一项非随机对照试验表明,PE 比其他类型的血浆置换或免疫吸附都能更有效地清除免疫球蛋白和神经节苷脂抗体。

PE 隔日进行 1 次,每次按 50ml/kg 体重或 1~1.5 倍的血浆容量计算。随机对照试验证实,PE 在发病 7d 内进行可获得最佳疗效,发病 30d 后开展也有效。血流动力学不稳定的患者不适合进行 PE,PE 操作中的常见困难包括建立、留置静脉通道和伴发低血压,后者甚至可以发生在置换的过程中。上述因素造成 10%~15% 的患者不能完成预定的治疗计划(而进行 IVIg 者只占 5%)。PE 还可引起败血症、低血钙和异常的凝血。

大部分患者于发病后 8~9d 内完成 IVIg 或 PE 的治疗。完成 1 个疗程的治疗后,一些患者的病情继续恶化,接受 IVIg 者占 18%,接受 PE 者占 17%;约 10% 的患者病情暂时稳定或好转,但在治疗后 10d 左右又出现恶化,这时可用半量的原治疗方案进行处理。这种与治疗相关的病情恶化与接受何种治疗无关,多见于病情进展缓慢、病程迁延的患者,提示可能与这些患者体内延长的免疫攻击有关;不出现在有前驱胃肠道感染、发病时具有显著的远端无力、急性轴索型神经病和 GM1 抗体阳性的患者,其原因不明。

(3)其他治疗

①脑脊液过滤疗法(cerebrospinal fluid filtration,CSFF):最近一项小型前瞻性临床随机对照试验证实,(2SFF、(17 例)至少与 PE(20 例)同等有效。在 CSFF 组,CSF 中出现了一过性的淋巴细胞增多,不伴有明显的并发症,而 PE 的临床并发症较多。该疗法作用机制可能是通过过滤,清除了 CSF 中的炎症介质、自身抗体或其他有害的因子,减轻炎症反应。

②脑源性神经营养因子治疗恢复期 GBS 的严重瘫痪:理论上神经营养因子可促进轴索再生,加速恢复期 GBS 严重瘫痪的康复。最近一项随机对照试验未发现这种治疗方法存在任何严重的不良反应,但可能由于例数少未得出阳性结果。

【预后】

1. 远期预后　一般来说,约有 85% 进入恢复期的患者可获得满意的功能恢复。约 15% 的患者发病一年后仍留有后遗症。

2. 近期预后　在 1996 年一项大型(含 297 例 GBS 患者)前瞻性的研究中,36% 的患者在第 1 周内开始恢复,85% 的患者在发病 4 周内出现改善。病死率高达 13%,但规范的 ICU 治疗广泛应用后,病死率已降至 5%。需要机械通气的 GBS 患者有 20% 死亡。死亡者中 25% 发生在第 1 周,50% 发生在第 1 个月。患者主要死于心脏停搏(占 20%~30%)、肺部感染、肺栓塞或呼吸衰竭等。

经多因素分析,对于呼吸机辅助通气的患者,年龄偏大和转入三级医院超过 2d 是预后不良的独立危险因素。值得一提的是,在 AMAN 的预后是否比 AIDP 差的问题上研究结论不一。Ho TW 报道的 AMAN 与 AIDP 的预后相似。其解释依据为:AMAN 早期轻微的改变仅为郎飞节区或运动末梢轴索病变,如渡过此期,则患者恢复快,预后好;若病变加重至广泛的运动神经沃勒变性,则患者恢复差,预后不良。故可推断预后与轴索暴露和消失有关。在 GM1 抗体阳性是否预示预后不良的问题上,也存在分歧。

恢复不完全的患者复发 GBS 的约占 10%,完全恢复后复发概率为 2%。国内外回顾性研究表明,复发性吉兰-巴雷综合征(recurrent Guillain-Barré syndrome,RGBS)在临床表现、脑脊液电生理检查及病理上均与 GBS 相似,发作间隔及发作次数均无规律,每次发作之间无明显相关。根据 RGBS 的下述特点可与慢性炎症性脱髓鞘型多发性神经病(chronic inflammatory demyelinating polyneuropathy,CIDP)相鉴别:前驱感染高发;病情进展迅速;常累及呼吸肌和脑神经;发作间期脑脊液蛋白正常;病理呈脱髓鞘为主的急性炎症反应,不同于 CIDP 慢性炎症及增生的表现;治疗后基本可获得完全的恢复。

第六节　慢性炎症性脱髓鞘性多神经炎

本病是一组起病缓慢，病程呈慢性进行性或慢性反复发展的肌无力和感觉障碍,对激素依赖性的脱髓鞘感觉运动神经病,常累及四肢。

【病因】　目前病因尚不明确,一般认为属于自身免疫性疾病。通过建立动物模型研究发现该病有对 P2 蛋白致敏的 T 细胞表达。而且 CIDP 患者目前也发现微观蛋白抗体、髓鞘结合糖蛋白抗体, 但无髓鞘素蛋白、GM1 及其他神经节苷脂的自身免疫证据。近年在 HLV 研究后发现,它与易感本病的基因有关,包括 HLAA,DR2,DRw3,Dw3 等有相关性。

【病理】CIDP 的尸检病理报道较少。在腓肠肌活检的病理中发现节段性脱髓鞘,病理检查炎症反应不明显,脱髓鞘与髓鞘再生可同时并存,Schwann 细胞再生,出现"洋葱头样"改变。一般为多灶性,以近端为主;神经束间及神经内膜可见毛细血管的增生;神经内、外膜可见少量吞噬细胞破坏髓鞘,化学染色发现 IgM、IgG 及 C3 沉积;有时可见轴索改变。有人对 56 例 CIDP 患者腓神经活检发现,56%出现脱髓鞘改变,21%表现轴索变性,12.5%为混合病变,18%无异常。

【临床表现】

1.症状　国内报道占 GBS 的 1.4 %~4.7%;男女患病比例相似;各种年龄均可发病,但儿童很少。隐袭起病,多无前驱症状,少数亚急性起病,自然病程有阶梯式进展,稳定进展和复发一缓解三种形式。多数患者出现既有运动又有感觉障碍,一些患者以运动或感觉异常为主。表现为对称性以近端肢体无力为主如上楼及梳头困难和感觉异常如肢体发麻、发紧、刺痛等,有患者仅有手指感觉迟钝。脑神经和呼吸肌有时也可累及,可伴有自主神经功能障碍。

2.体征　常见对称性分布的肢体远端及近端无力,四肢肌张力低,腱反射减弱或消失,病理征阴性,肌肉萎缩较轻。累及脑神经时可出现构音障碍、复视、吞咽困难。感觉障碍中以肢体的震动觉和位置觉障碍更明显。可出现肢体的痛觉减退或过敏,甚至出现感觉性共济失调。严重者可出现有 Horner 征。

【诊断】临床诊断主要依靠临床症状、体征、电生理及脑脊液检查,神经活检。可能的诊断标准:进展或反复发作的肢体运动和(或)感觉障碍的周围神经病,病程超过 2 个月,而且不能用其他已知原因解释的周围神经病,同时符合下列条件之一:

(1)电生理检查有脱髓鞘的改变,包括受损运动或感觉神经传导速度减慢、低于正常低限,传导障碍,离散降低,F 波或远端潜伏期延长。

(2)神经活检出现典型的脱髓鞘或轴索变性。

(3)感觉性周围神经病患者中有明显的感觉纤维缺失,而不是神经节病变造成。

(4)其他支持:包括腱反射消失或减弱和脑脊液蛋白增高。另外,NCV、远端潜伏期、F波潜伏期异常通常比 AIDP 严重。腓肠肌活检常可发现炎症性节段性脱髓鞘,典型洋葱头样改变高度提示 CIDP。

【治疗】本病呈慢性及复发性的病程,确诊的病例应及时治疗,通过治疗大约有 2/3 的患者有效。

1.肾上腺皮质类固醇激素　对多数 CIDP 患者有效。泼尼松是治疗 CIDP 最常用的药物,100mg/d,2~4 周,逐渐减量大多数患者 2 个月后临床出现肌力改善。维持量(大约 25mg/d)9 个月以上。地塞米松 40mg/d 冲击 4d,然后 20mg/d,12d;10mg/d,12d,28d 为一疗程,经 6 个疗程后可有缓解,疗效可保持 15~23 个月。

2.免疫球蛋白　0.4g/(kg·d),连续 5d。其疗效维持时间长。

3.血浆交换　CIDP 患者每周 2 次,连用 3 周,3 周疗效最明显,多数患者反应是暂时的,可多次或定期进行血浆交换。

4.其他　免疫抑制药如环磷酰胺、硫唑嘌呤、环孢素 A 等,通常在其他无效时使用。

第七节　POEMS 综合征

POEMS 综合征是一种原因不明的异常免疫球蛋白血症导致的周围神经、内分泌、血液、消化、皮肤、骨、肾脏、浆膜等多系统脏器损害的疾病。典型的临床特征包括 5 个方面:多发性周围神经病 (polyneuropathy)、脏器肿大 (organomegaly)、内分泌病 (endocrinopathy)、M 蛋白(M protein)和皮肤改变(skin changes)。常以多发性周围神经病为首发症状,但也可以上述其他非神经组织脏器损害为首发症状,一般最终都出现周围神经症状。本综合征于 1938 年由 Scheinker 首先报道;1956 年,Crow 报道 2 例骨髓瘤伴有多发性周围神经病;1968 年,Fukase 从病理学角度报道了本病;1980 年,Bardwick 又报道了 2 例,并复习世界各国报道的 39 例病例后,总结这些病例的特点,将多发性周围神经病(polyneuropathy)、脏器肿大(organomegaly)、内分泌病(endocrinopathy)、M 蛋白(M protein)和皮肤改变(skin changes)五大特征的首写字母缩写为 POEMS,定义为 POEMS 综合征。另外还有 Crow-Fukase 综合征、多因素综合征、PEP 综合征、Shimpo 综合征、Takatsuki 综合征等许多称谓。

【病因】　目前尚未完全清楚。有学者认为可能与浆细胞远隔效应有关。有 70% 的患者血中出现 M 蛋白成分,故可以肯定本病与浆细胞产生的异常免疫球蛋白血症有关。据推测异常免疫球蛋白广泛攻击全身多个系统和脏器,尤其破坏周围神经、肝、脾、肾、甲状腺、性腺和浆膜等。

还有人提出病毒感染学说,认为可能 POEMS 综合征发病与病毒感染有关,但目前尚缺乏有力的客观证据。

【病理】受损周围神经在早期以脱髓鞘为主,晚期以轴索华氏变性为主。无髓鞘神经纤维变性较重,有髓鞘纤维丢失,胶原纤维增生明显,提示为持续进行性病变的性质。没有炎性反应、免疫球蛋白沉积、淀粉样沉积物。无神经膜细胞增生,神经内的血管没有异常。神经不发生肥大性改变,这一点有别于 CIDP。肾脏损害时病理表现为膜性增殖性肾小球肾炎。肿大的肝脏在病理下没有特殊异常表现,晚期出现肝硬化。肿大的淋巴结病理表现为淋巴结反应性增生。皮肤病理可见基底层细胞内黑色素明显增加,还可伴有局灶性血管炎和淋巴细胞浸润。

【临床表现】好发于成年,在19~80岁之间,平均45岁,大多在40岁以上发病。男性多于女性,男女比例为2~3∶1。起病隐袭,缓慢进展。首发症状多样化,但大多数以周围神经病为首发症状,少数可以肝脏病变、性腺功能障碍或甲状腺功能受损等其他系统脏器受损的症状起病。随着病情逐渐进展,一般由一个系统脏器的症状发展为多个系统脏器症状,并且必然出现周围神经病的临床表现。

1.多发性周围神经病 全部患者均出现多发性周围神经病,并且大多数以此为首发症状。即使少数以其他系统脏器损害为首发症状的患者,在中后期也必然会出现周围神经损害。多发性周围神经病以混合性感觉运动型为主,多以感觉受累在先,其后出现运动受累表现,多数为对称性,少数可不对称。感觉障碍和肌无力多从下肢开始,由远端向近端发展,下肢重于上肢,远端重于近端,呈手套一袜子样区域分布。患者可表现为肢体麻木、疼痛、肌无力和肌萎缩。四肢腱反射减弱或消失。病理征为阴性。有少数患者可出现视盘水肿,其他脑神经一般不受累。部分患者可出现多汗、低血压、阳痿、腹泻、便秘和肠麻痹等自主神经功能障碍的症状,但较少见。

2.脏器肿大 80%的患者可出现肝脏大,很少作为首发症状出现,多数是由于严重肝硬化导致腹水或出现其他症状,进行肝脾检查时才发现脏器肿大的表现。在肝脏肿大的患者,其肝功能有轻度损害或甚至正常。有37%的患者可出现脾脏肿大;半数以上的患者可出现多发性弥漫性淋巴结肿大;肾脏肿大极少见,但往往有半数患者有肾脏实质性损害。

3.内分泌异常 80%的患者可出现内分泌功能异常的表现,且不同患者内分泌异常表现并不一致,同一患者可同时具有两种或两种以上的内分泌功能异常。最常受损的内分泌腺体为性腺、甲状腺和胰岛,分别占70%、30%和40%。性腺损害表现为性欲减退或消失、阳痿、男性乳房女性化、月经紊乱、闭经、痛性乳房增大等;甲状腺一般表现为功能减退,如出汗少、耐力差、非凹陷性黏液性水肿等;胰岛受损表现为低血糖甚至昏迷等。

4.皮肤改变 95%患者可出现皮肤异常改变。最常见的症状为患者在发病后逐渐出现皮肤色素过度沉着,一般自远端向近端发展。另外,还有皮肤变厚、多毛、血管瘤、雷诺现象、多发性皮脂溢性角化病、血管炎等。

5.其他表现 多数患者在整个病程中可出现肢体水肿或腔隙积水,如下肢凹陷性水肿、腹水、胸腔积液、心包积液等。部分患者还可出现杵状指、外周动脉血栓形成、体重下降等。

【辅助检查】单纯依靠临床表现对本病很难确诊,主要取决于各种相关的辅助检查。

1.血常规检查 大多数患者血常规检查正常,少数患者可出现轻度贫血或红细胞增多、白细胞增多等。有的患者还可出现血沉增快、出血时间和凝血酶时间延长、高血钙、高血糖等。均没有特异性。

2.血清蛋白电泳 尽量选用灵敏度高的方法检查,并且应在病程中多次检查以期发现M蛋白。在本病中,M蛋白出现率为45%~90%,骨髓异常出现率为70%。M蛋白为IgG

或 IgA 型。M 蛋白绝大多数为 λ 型轻链。一些患者出现 M 蛋白阴性的可能原因是：①浆细胞不分泌 M 蛋白或因跨膜能力差而在血液中检测不到；②常规电泳时因 M 蛋白泳峰隐匿而不被识别；③测定方法灵敏度不够,目前常用的方法在血液中 M 蛋白含量>5g/L 时才能检测到,<3g/L 时检测结果为阴性。故血清蛋白电泳出现 M 蛋白阴性不能作为排除 POEMS 综合征的依据。

3.骨髓穿刺 通过了解骨髓中的浆细胞增生情况,协助诊断本病。在 POEMS 综合征患者,骨髓出现浆细胞增生(正常为<2.1%),半数为轻度增生(2.2%~5%);少数为中度增生(5.1%~10%);个别为重度增生(>10%)。但是仍有 1/3 的患者为正常。一些患者可出现髓外浆细胞瘤。

4.尿常规 11%的患者尿本周蛋白阳性。有肾脏实质损害者,尿液中可出现红细胞、管型等。

5.X 线检查及放射性核素扫描、PET 检查 约有半数患者经 x 线检查可发现有骨骼孤立性或多灶性骨病症,以骨硬化型和硬化兼溶骨型多见。放射性核素扫描及 PET 检查可进行全身骨骼扫描,发现骨病灶的阳性率较高,可达 80%~90%,PET 较放射性核素扫描灵敏度更高。

6. 腰穿检查 颅内压及脑脊液细胞数多数正常, 脑脊液蛋白质明显增高, 类似于 AIDP 的脑脊液改变。

7.组织活检 可进行腓肠神经、肝脏、肾脏、皮肤等处的组织活检,以协助鉴别和明确诊断。

【诊断】 最标准诊断条件应该是同时具有 5 个方面的损害表现, 即多发性周围神经病、脏器肿大、内分泌功能异常、M 蛋白及皮肤病变。但由于个体差异、各种症状的发病早晚以及病程的演变等各种因素的影响,并非每个患者都同时具有上述 5 个诊断条件。一般只要具有 3 或 4 个系统损害的表现即可做出本病的诊断,但必须包括多发性周围神经病的临床表现,其他系统受损的表现不是必需的。出现多发性周围神经病的临床表现,并伴有其他系统脏器损害的患者应高度怀疑本病的可能。

【鉴别诊断】

1.慢性炎症性脱髓鞘性多发性神经病(CIDP) 是一种慢性进展性周围神经病,呈慢性进行性或慢性复发性病程,主要表现为自远端向近端发展的对称性肢体麻木、无力,且脑脊液蛋白含量均增高,肌电图均提示为神经受损表现,以及对激素治疗均有效果。这些表现均与 POEMS 综合征颇为相似。两者主要区别在于 POEMS 综合征伴有许多其他系统脏器损害的表现,而 CIDP 仅仅表现为周围神经受损。但是,当 POEMS 综合征只表现出周围神经受损而未出现其他系统脏器损害的表现时,确实难以区别两者。此时应该在治疗 CIDP 的同时,对其他系统脏器进行检查,以鉴别是否有 POEMS 综合征的可能性。

2.伴有周围神经病的多发性骨髓瘤 这是一种浆细胞异常增生的恶性肿瘤,是由于异常浆细胞即骨髓细胞浸润骨髓和软组织,并产生 M 蛋白及其多肽链,导致以神经系统受损、骨髓破坏、贫血和肾脏病变为主的多个脏器受损表现。多发性骨髓瘤引起神经系统受损的机制是：①骨髓瘤直接压迫；②骨髓瘤直接浸润；③病理性骨折压迫；④淀粉样物质浸润;⑤髓鞘与轴索变性。因此患者可出现多种神经系统受损的表现,如周围神经病变、截瘫、偏瘫、单瘫等。POEMS综合征与伴有周围神经病的多发骨髓瘤的主要鉴别在于多发性骨髓瘤患者的骨髓中有大量的异常浆细胞,即骨髓瘤细胞,这些细胞与POEMS综合征增生的骨髓浆细胞完全不同,即骨髓瘤患者的增生细胞大小形态不一,成熟程度不同,细胞核偏干一侧,有1或2个核仁,核染色质细致,没有轮轴样排列,胞质内初选嗜酸性球状包涵体。

3.糖尿病引起的周围神经病　糖尿病是引起周围神经并发症的常见原因,并且也常常并发其他相应脏器的损害,如肾脏、内分泌系统等。糖尿病周围神经病好发于40岁以上血糖控制不良或病程较长的糖尿病患者,可以表现为感觉性、运动性、自主神经性或混合性周围神经障碍,特点是感觉障碍重于运动障碍,远端重于近端,有明显的肢体麻木及疼痛,并且有明确的糖尿病史及血糖升高,而脑脊液蛋白不高,应用激素后病情反而加重,这些方面是与POEMS综合征鉴别的关键。

4.副肿瘤性周围神经病　可以与原发性肿瘤同时发生,也可先于肿瘤数月或数年,病情进行性加重。可以感觉障碍为主,也可表现为感觉运动性神经病。感觉症状突出,可出现感觉性共济失调。重复电刺激出现高频递增是癌性肌无力的特征之一。尤其老年人存在不能解释或不明原因的周围神经病时,应考虑到癌肿所致周围神经病的可能性,从而进行深入细致的检查。

5.其他　如POEMS综合征还应与遗传性感觉运动神经病、结缔组织病引起的周围神经病、多灶性运动神经病等相鉴别。

【治疗】

1. 激素治疗　多数患者应用激素治疗有较好的疗效。可静脉用甲泼尼龙1 000mg,1次/d,连用3d;或氢化可的松200mg,1次/d,连用7~10d;或地塞米松20mg,1次/d,连用7~10d。之后改用口服泼尼松50mg,并每3~5d减量5mg,直至10mg时一直维持3~6个月。如复发时,可再次应用。

2.免疫抑制药　在应用激素治疗无效或效果不佳时,可换用或加用免疫抑制药,如硫唑嘌呤或他莫昔芬等。

3.其他治疗　有条件者可进行血浆置换;发现孤立性浆细胞瘤者可进行手术切除或放射治疗。

【预后】如能早期发现并积极治疗则有较好效果;确诊、治疗较晚者,其效果欠佳。

第八节　多灶性运动神经病

1982年,Lewis等报道了5例慢性、非对称性、主要累及上肢的运动感觉神经病。电生理表现为持续性、多灶性的运动神经传导阻滞,尺神经活检显示脱髓鞘。作者当时认为这是CIDP的变异型。1985~1986年,Parry、Clark、Roth、Chad等几乎同时报道了4例伴有持续性、多灶性部分运动传导阻滞的慢性、非对称性、单纯运动神经病,而不伴有或仅有轻微感觉症状的患者。至今全世界已有近 200 例类似的运动神经病报道,定名为多灶性运动神经病(multifocal motor neuropathy,MMN),又称 Lewis-Summer 综合征。

【发病机制】MMN 为一种少见的周围神经疾病,患病率约为 1/10 万。发病机制尚未完全明确。由于免疫性治疗有效,故推测有免疫学因素参与发病,但究竟靶抗原和具体的发病机制尚不明了。部分患者血清 IgM 型抗神经节苷脂 GM1 抗体滴度增高,提示 GMl 可能是靶抗原之一。抗 GM1 抗体可选择性与周围神经节苷脂结合,激发免疫反应,导致运动神经及前根的运动纤维脱髓鞘;另外,结合在轴索表面的抗 GM1 抗体还可阻止髓鞘的再生。

近年来半乳糖脑苷脂与周围神经病之间关系的研究颇引人关注,有人提出抗 Gal-c 也是 MMN 致病原因之一。Hirota 研究指出单独应用抗 GMl 抗体不能完全模拟 MMN 患者中神经传导阻滞情况,而抗 Gal-c 血清可导致脱髓鞘,影响神经传导。Pestron 从 MMN 患者血清中提取到高滴度选择性的 IgM,该 IgM 对 GGC(含半乳糖脑苷脂、胆固醇、GMl 的类膜髓鞘液体)具有更强亲和性。研究还发现 MMN 患者血清中 GGC 相关 IgM 抗体比 GMl IgM 抗体多 40%。因此推测半乳糖脑苷脂与 MMN 发病密切相关。

由于其在临床和电生理、抗 GM1 抗体方面与 CIDP、进行性脊肌萎缩症有很多重叠和相似之处— MMN 是否为一独立的疾病?

【病理】 MMN 患者并不需要常规行神经活检。但研究表明运动神经传导阻滞区域或异常离散区域神经可有增粗表现,组织学观察证实此区域呈局灶性多发性脱髓鞘改变,与 CIDP 不同的是很少有炎性细胞浸润,感觉神经正常或轻度异常。腓肠神经活检可能正常或呈轻度髓鞘脱失及再生不良。Botlch 对 12 名 MMN 患者进行了感觉神经活检,结果 5/12 例未见异常;4/12 例神经纤维密度正常,神经纤维剥离标本中神经纤维亦未见异常,而半薄切片可见新生的神经纤维束;1/12 例表现为神经轴索损害与神经纤维增生同时存在;2/12 例在神经剥离和半薄切片中均表现为神经纤维脱髓鞘与髓鞘再生同时存在现象。

【临床表现】慢性、进行性、非对称性的肌肉无力和萎缩、感觉正常或轻度受累是 MMN 的临床特征。

发病年龄 15~70 岁,平均 41.4 岁,文献报道 80% 在 20~50 岁间发病,男女比例约 2~3:1。隐袭起病,缓慢进展,病程 3 个月~30 年,平均 7.5 年。94% 的患者仍能正常工作。少数有阶梯性进展和自发缓解现象。预后良好,只极少数急性起病者因呼吸衰竭死亡。肢体无力呈非对称性,90% 远端重于近端,上肢重于下肢。多以一侧上肢痛性痉挛和肌束颤动首发,约 80% 的患者症状首先出现于手部远端。无力多局限在单个神经的分布区,如桡神经(约 1/3 患者表现桡神经支配腕、指伸肌受累)、尺神经、正中神经。肌张力减低或正常。无力的部位可伴肌萎缩,但亦可不明显,肌萎缩程度与肌无力不平行。2/3 的患者有肌束颤动、肌阵挛。无力和萎缩的肌肉 50% 有腱反射减低,25% 腱反射普遍减低,偶见腱反射活跃的患者,原因不明。没有上运动神经元损害的体征。20% 存在感觉障碍,以轻微的主观麻木感为主,多无客观体征。罕见脑神经受累,有动眼神经、面神经、舌咽神经及舌下神经损害的报道,可表现为首发症状。

【辅助检查】

1.脑脊液检查　检查多正常或蛋白轻度增高。

2. 抗 GMl 抗体　50%~80%患者血清中抗体滴度增高，此高滴度抗 GMl 抗体通常为 IgM 单克隆抗体。但此项检查的敏感性和诊断价值取决于测定方法。极高滴度(>1:6 400)对 MMN 诊断的特异性可达 80%~90%，但只有 20%~30%的患者血清中抗 GM1 抗体滴度能高达 1:1 800 以上。1:400~800 的滴度水平特异性不高，可见于运动神经元病和其他一些下运动神经综合征。联合的 ELISA 法较为敏感。

3.血肌酸肌酶　可见肌酸肌酶增高，一般不超过正常值的 3 倍。

4.影像学检查　一般不作为 MMN 诊断的常规。但如果臂丛神经、脑神经受累，可见局部长 T2 信号，无强化。应注意与臂丛放射性损伤或外伤、肿瘤等鉴别。

5.电生理检查　MMN 的电生理检查表现为部分性周围运动神经传导阻滞，而感觉传导多正常。持续性、多灶性、部分运动传导阻滞(motor conduction blocks)是本病电生理特征，指运动神经复合肌肉动作电位(compound muscle action potential，CMAP)波幅或面积，近端:远端<50%。受损区域运动神经传导速度减缓；运动神经 CMAP 出现暂时性离散或近端 CMAP 时限较远端延长 20%；F 波异常等表现。

Vinay Chaladhry 对 9 例 MMN 患者电生理研究表明多发性部分运动传导阻滞是诊断此病主要特点，位于较短的神经节段内(<50mm)，但多灶性运动神经脱髓鞘所附加的特征也存在，包括暂时性离散(5 例)，运动速度节段性降低(7 例)，远端运动潜伏期延长(4 例)，F 波潜伏期延长(9 例)。PierreBouche 研究发现远端复合肌肉动作电位在一些传导阻滞中可有很大幅度减低，且多数 CMAP 减低幅度与肌肉萎缩有关，9/24 例上肢轴突反射电生理中发现中间波 (aninternediate wave)，11/24 例肌电图示患肢远端出现肌肉纤颤电位，干扰像减少，不出现巨大电位。运动神经传导阻滞可见于包括前根、臂丛和四肢周围神经的许多节段。但也要注意传导阻滞并不是 MMN 所特有的电生理表现，其病理基础为运动神经多发节段性脱髓鞘。

【诊断】　尚无统一的诊断标准，包括临床、电生理、实验室检查、活检、实验性治疗。目前可采用 MMN 的诊断标准(Dutch Neuromuscular Research Support Centre 荷兰神经肌肉研究中心 1996)：

(1)起病 8 周后达高峰，病情在数月至数年内进行性或阶梯式进展，可有波动。

(2)临床主要表现为肌肉无力、萎缩、束颤、痛性痉挛。肌无力可不伴萎缩，轻微的感觉障碍不能除外此病，脑神经极少受累。

(3)体征不对称。

(4)症状多首发于上肢远端。

(5)受累肢体的腱反射减低或消失，亦可见全身腱反射消失。

(6)可见运动神经传导阻滞。MCV 的变化与多灶性非对称性脱髓鞘一致。感觉神经传导(包括有运动传导阻滞的节段)正常，或轻度异常。EMG 显示非对称性分布的肌纤维自发电位、多向电位、巨大电位。(四肢的运动神经传导、F 波都应检测，包括双侧正中神经、尺神经、腓神经。若没有发现 CB，应进一步检测下肢或上臂的无力却没有肌萎缩的神经,如正中神经、肌皮神经、腋神经、胫神经。应刺激患侧正中神经、尺神经、腓肠神经的远端,尤其是有 CB 的节段,以测量感觉传导速度)。

(7)CSF 中蛋白含量正常或轻度增高(<lg/L)。

(8)应排除单纯的感觉神经病、轴索型神经病、Charcot Marie Tooth(CMT)、脑脊膜癌病、淋巴瘤病、其他具有波动性病程的神经病 (遗传性压力易患性周围神经病、Refsum disease/多神经炎型遗传性运动失调病、Tangier 病)、其他脱髓鞘性神经病(副蛋白血症性神经病、易染性脑白质营养不良等)、PNS 的感染性疾病如 Lyme 病、医源性、中毒性及代谢性神经病。

(9)当符合可能诊断,而不是极可能时,可测血清抗 GMl 抗体协助诊断(据推算阳性率为 20 %~60%至 50%~85 %)。

(10)诊断标准参考:诊断标准:(1),(2),(3),(6),(8)全具备。若有肯定的 CB,则无需其他的脱髓鞘证据。(4),(5),(7),(9)支持诊断,但不是必需的。

(11)很可能诊断标准:具备(1),(2),(3),(8),不完全的(6)(可能的 CB,有或无其他的脱髓鞘证据)。(4),(5),(7),(9)支持诊断。

(12)可能诊断标准:有(1),(2),(3),(8),第 6 条有脱髓鞘证据却无 CB。(4),(5),(7),(9)支持诊断。

【鉴别诊断】

1.慢性炎性脱髓鞘多神经病(CIDP) CIDP 表现为对称远、近端肌力减弱,MMN 为不对称远端肌力减弱;CIDP 运动感觉神经传导阻滞,MMN 感觉神经传导缺乏明显障碍表现;CIDP 脑脊液蛋白明显增高,MMN 脑脊液正常;CIDP 患者神经活检运动及感觉神经脱髓鞘表现,MMN 神经活检神经感觉纤维正常或轻度异常;CIDP 很少有高滴度抗 GMl 抗体,MMN 多数有高滴度抗 GMl 抗体;CIDP 经泼尼松、血浆置换或免疫球蛋白治疗在数周至数月均有明显改善,MMN 对泼尼松多无效。

2.肌萎缩侧索硬化症(ALS) 当无力与肌肉萎缩、束颤并存时,与运动神经元病很难鉴别。ALS 有舌肌及吞咽肌受累,出现节段性肌萎缩,而 MMN 极少累及舌及咽部肌肉;且仅有 10%~50% 的 ALS 有高滴度抗 GMl 抗体 (1:350~7 000),绝大多数为低滴度抗 GMl 抗体(1:25~1:350)。

【治疗】

1.激素、血浆置换疗法 无效,并可能加重病情。

2.静脉内大剂量免疫球蛋白(IVIG) 2g/kg,2~5d。有效率 80%,起效快,数小时至数天,2 周达高峰,持续数周至数月。多数需重复和维持剂量给药。间隔和剂量需个体化:2g/kg 每 3~6 周,或 400mg/kg 每周。合用环磷酰胺可延长丙球的用药间隔。若首次,至多 2 次治疗无效,则不要再继续,应考虑换药。不良反应:一过性头痛、寒战、肌痛、恶心,非甾体类抗炎药、减慢输液速度、用药 30min 前给 diphenhydramine 25~50mg,静注,或 mehtylprednisolone60~100mg,静注。老年人、IgA 缺乏、心肾功能不全者慎用。对于肌萎缩不明显的患者经静脉输注免疫球蛋白治疗后病情有所改善,并在随访中肌萎缩不再发展。而具有明显肌萎缩的患者对免疫球蛋白治疗效果不满意。IVIg 不降低抗 GMl 抗体,有报道在用药期间病情持续进展,故 IVIg 究竟只是改善症状,还是真正能抑制病理生理过程目前尚不明确。

3.免疫抑制药 环磷酰胺。有效率 50%~80%,用法用量:静脉给药 3g/(kg·d),继以 100~150mg/d,口服,6~12 个月。有效剂量必须能使抗 GMl 抗体降低 60%以上。不良反应:致癌(>75g)、骨髓抑制、感染、出血性膀胱炎、恶心、呕吐、脱发、不育、致畸等。故此普遍认为治疗 MMN 免疫球蛋白为一线用药,环磷酰胺为二线用药。

第四章　脊髓疾病

第一节　急性脊髓炎

急性脊髓炎(acute myelitis)又称急性非特异性脊髓炎,系指一组原因尚属不明的急性脊髓横贯性损害的炎症性疾病,亦称横贯性脊髓炎。是神经科较常见的疾病之一,一年四季各地均有发病。

【病因】病因至今尚不明了,可能为病毒感染或感染后所诱发的一种自身性免疫性疾病。多数病者常在脊髓症状出现前1~2周有发热、腹泻等病毒感染症状,也可以有上呼吸道急性感染症状。过度疲劳、外伤、受寒可能为其诱因。国内已有报道从急性脊髓炎患者脑脊液中检测到单孢Ⅱ型病毒抗体。

【病理】急性脊髓炎可以累及脊髓全长的任何一个节段,但以胸段受累为最多,因胸髓较颈、腰髓长,且血液供应不如其他处丰富,因此易于受累,其次为颈段和腰段。多数病例以软脊膜、脊髓长束受损为主,少数累及中央灰质。病变以横贯性为主,但亦可为局灶性或多灶融合。肉眼观察病变部位软膜充血、混浊,脊髓肿胀,严重者质地变软。横切面可见灰质与白质界限不清,有点状出血。显微镜下软脊膜及脊髓血管充血、扩张,血管周围淋巴及浆细胞浸润;灰质中神经细胞肿胀、虎斑消失、胞核移位继而细胞溶解、消失;白质髓鞘肿胀、变性和脱失。严重者晚期可有脊髓萎缩。

【临床表现】各年龄组均可发病,但以青壮年为多。男女发病无明显差别,以秋冬及冬春相交时较多见。大部分患者在脊髓症状出现之前1~2周内有发热、全身不适等上呼吸道感染症状或腹泻病史。脊髓症状出现较急,多数患者在肢体瘫痪前有病灶水平神经根刺激症状,脊背部疼痛和束带感,同时出现肢体麻木、乏力、步履沉重。常在数小时或数天发展为完全性瘫痪。

1.运动障碍　运动障碍是脊髓炎的主要症状,表现为脊髓性瘫痪。脊髓各节段均可以受累,胸段受累约占3/4,尤以中上胸段为主;颈、腰髓占1/4。早期肌张力低下,肌腱反射减弱或消失,病理反射阴性,腹壁反射、提睾反射均消失,肢体呈弛缓性瘫痪,此时为脊髓休克期。休克期越长,说明脊髓损害越严重,若合并尿路感染、褥疮,均可以影响脊髓功能的恢复,延长脊髓休克期。一般在2~3周后,脊髓休克逐渐解除。受累节段所支配的肢体运动障碍仍呈软瘫,并有肌肉萎缩,提示为下运动神经元前角细胞损害;而受累节段以下脊髓所支配的肢体肌张力逐渐增高,腱反射亢进,病理反射阳性,呈现痉挛性瘫痪。此时肌力开始恢复,由远端足趾开始,逐渐膝、髋关节运动也在恢复。

由于脊髓受损节段不同,临床表现也有不同。胸腰段脊髓炎时出现截瘫;腰膨大脊髓炎时为弛缓性截瘫;高颈段脊髓炎时两上肢为弛缓性截瘫,双下肢为痉挛性瘫痪;若为上升性脊髓炎,可以累及延髓支配的肌群,出现吞咽困难、构音不清、呼吸肌瘫痪。

脊髓严重损害时,脊髓本身的兴奋性也在增高,刺激下肢,如大腿内侧、足底或腹部可以引起肢体的屈曲痉挛,严重者同时伴有出汗、立毛,甚至大小便失禁,临床称之为"脊髓总体反射",提示脊髓功能较难恢复。若仅有屈踝、屈膝、屈髋则称为"三屈反射"又名"三段反射"。

2.感觉障碍　脊髓炎的感觉障碍为传导束型。重症病例在急性期,病变脊髓节段以下所有感觉消失,同时在感觉消失的上缘有 1~2 个节段的感觉过敏或束带样感觉异常。轻症病例感觉水平可以不明显。部分病例由于脊髓横贯损伤不完全,可以表现为脊髓半切综合征型的感觉障碍或痛觉消失明显,而触觉和深感觉减退较轻。多数病例随着病情的好转,感觉障碍的水平逐渐下降至恢复正常。感觉障碍的恢复远比运动障碍的恢复慢和差。

3.膀胱直肠功能障碍　脊髓炎早期尿潴留。膀胱无充盈感觉,逼尿肌松弛,呈无张力型神经源性膀胱,容量可达 1 000ml 以上。当膀胱充盈过度,超过括约肌承受能力时,尿液可自动流出,为充盈性尿失禁。随着脊髓功能的恢复,膀胱逼尿肌逐渐出现节律性收缩,有了尿意和排尿功能。大约 50 % 的患者 2~3 周内恢复排尿功能;骶部脊髓炎者,由于直接损伤骶髓排尿中枢,则括约肌呈无张力型,易出现尿淋漓和失禁。

4.其他自主神经症状　由于自主神经受损,受累脊髓节段以下的皮肤干燥、少汗或无汗。颈胸段病变,累及到颈交感神经或睫状脊髓反射中枢时,可以出现 Horner 综合征。截瘫肢体的皮肤变薄,温度降低,趾甲脆裂。

【辅助检查】

1.周围血象　大多正常,伴发热者白细胞可以增高。

2.脑脊液检查　压力、动力测定一般显示压力正常,椎管通畅。个别病例急性期因脊髓肿胀严重,出现部分阻塞。约半数以上的病例白细胞增高[(0.05~0.1)×109/L]。早期中性粒细胞增多,以后以淋巴细胞为主。蛋白轻至中度增高,多在100mg/L 以下,个别高达 400~1 000mg/L。脑脊液中免疫球蛋白、糖和氯化物基本正常。

3.磁共振(MRI)检查　可以早期明确脊髓病变的性质、范围和程度,是诊断急性脊髓炎的重要检查之一,其分辨率和准确率均优于 CT。急性脊髓炎的 MRI 表现为,急性期病变的脊髓节段水肿,增粗,髓内显示斑片状长 T1 长 T2 异常信号,增强扫描病灶可呈斑片状强化。

【诊断】根据病前有上呼吸道或腹泻等感染时,起病急,迅速出现的截瘫、传导束型的感觉障碍及括约肌障碍;无周围神经损害;脑脊液及磁共振检查符合脊髓炎表现,诊断不难。

【鉴别诊断】

1.视神经脊髓炎　视神经症状可在脊髓症状前或后出现,脑脊液蛋白多数增高,视觉诱发电位(VEP)异常,病情多有缓解和复发。

2.急性化脓性脊髓炎　多在全身或局部细菌感染之后出现脊髓炎症状和体征,常有发热,脑脊液呈化脓性改变,中性粒细胞增高为主,蛋白增高,糖和氯化物降低。

3.硬膜外脓肿 有化脓性病灶或细菌感染史,脊髓损伤可以不完全,病变部位有压痛,腰穿显示椎管有梗阻。CT 或 MRI 检查可以显示椎管内脓肿的部位和范围。

4.脊髓血管畸形 可以急性或亚急性起病,根痛症状明显,脊髓可以是横贯性损伤或不完全损伤,脑脊液可以呈血性,蛋白增高,磁共振显示 T1 为混合信号,T2 为高低信号不同。

5.周期性瘫痪 须与急性脊髓炎休克期鉴别。反复发作性的四肢无力,无传导束型感觉障碍和括约肌障碍,血清 K 低于 3.5mmol/L,补钾后迅速恢复。

6.吉兰-巴雷综合征为急性发病的四肢弛缓性瘫痪,与急性脊髓炎休克期相似,但其感觉障碍为末梢型,肢体瘫痪远端重于近端,脑脊液有蛋白细胞分离现象。

【治疗】及早治疗,防止并发症,促进脊髓功能恢复,减少后遗症是本病的重要治疗原则。

1.急性期治疗

(1)肾上腺皮质激素:为主要治疗药物。常用地塞米松 5~20mg/d 或氢化可的松 100~300mg/d,7~14d 为一疗程。以后改为口服泼尼松 30~60mg/d,每周减量一次,6~8 周内逐渐停用。

(2)维生素及抗生素:联合应用维生素 B1、维生素 B2、腺苷辅酶 B12,有助于神经功能恢复。为预防并治疗肺、尿路及褥疮感染可使用青霉素类抗生素或根据细菌学检查、药物敏感状况选用敏感抗生素。

(3)中药治疗:清热解毒药物如大青叶、板蓝根、银花、连翘等,加上活血通络药物如丹参、当归、牛膝、杜仲、地龙等联合应用,可以促进肢体功能恢复。

(4)近年来国内有人试用免疫球蛋白,每天 0.4mg/kg,3~5d,静脉点滴,可以缩短病程。

(5)血液疗法:目的是提高机体免疫功能,改善脊髓血供及微循环功能,促进神经肌肉功能恢复。

①血浆输入疗法:健康人血浆 200~300ml 静脉输入,每周 2 或 3 次。

②紫外线照射充氧回输疗法:用自身全血 150~200ml 经充氧紫外线照射 8~10min 后回输给患者,每周 1 或 2 次,5~10 次为一疗程。

2.康复期治疗 对瘫痪肢体应早做被动运动,使瘫痪肢体置于功能位,防止肢体痉挛和畸形、足下垂。鼓励患者积极锻炼,做主动活动并辅以针灸、按摩和理疗以促进瘫痪肢体的康复。肌张力增高者可给予地西泮、脊舒或卡马西平对症治疗。

【预后】凡早期激素治疗,脊髓损害轻或部分损害者预后较好,1~3 个月康复;若合并尿路感染、褥疮或呼吸系统并发症及老年患者则预后较差。

第二节 脊髓压迫症

脊髓压迫症是指由各种性质的病变引起的脊髓、脊神经根及其供血管受压的一组病症。

【分类】

1.依据病变的解剖部位分类

(1)脊柱病变:可由椎骨骨折、脱位、椎间盘脱出、椎管狭窄症、脊椎结核、脊椎的原发肿瘤及转移瘤等引起。

(2)椎管内脊髓外病变:如神经纤维瘤和脊膜瘤等髓外肿瘤、脊髓蛛网膜炎、脊髓血管畸形、硬脊膜外脓肿等。

(3)脊髓内病变:如肿瘤、结核球、出血等。

2.依据发病速度分类

(1)急性压迫症:通常为外伤引起。

(2)亚急性压迫症:通常是由髓外的肿瘤,硬脊膜下或硬脊膜外脓肿或血肿,或颈椎间盘脱出所引起,

(3)慢性压迫症:可以由骨质或软骨组织突出侵入颈段,胸段或腰段椎管强硬,特别是在先天性椎管狭窄的病理基础上或缓慢生长的髓外或髓内的肿瘤所造成。

【发病机制】脊髓位于骨性椎管腔内,质软而脆弱,不可压缩,在受挤压时容易遭受损害。早期可通过移位,排挤脑脊液和表面静脉的血液而减轻脊髓实质受压,此时脊髓外形虽有改变,但由于内部的神经传导路径仍能维持正常功能,所以可不表现临床症状。随着挤压程度的加重,脊髓实质受损,传导路功能失代偿而出现临床症状和体征。

任何压迫因素造成脊髓损害总是通过两方面的影响,一是机械压迫直接导致脊髓损伤,二是挤压脊髓供应血管导致脊髓缺血性损害。脊髓受压后的临床表现取决于两方面因素的影响。

1.急性压迫 病灶占位体积在短时间内便超过了脊髓腔的储备间隙,代偿机制不能充分发挥作用,造成的脊髓损伤十分严重。脊髓受到损害的症状出现较早,进展迅速。

2.慢性压迫 由于病变发展速度缓慢,脊髓腔储备间隙的代偿机制能够发挥作用,使脊髓受压得到减轻。临床症状出现较晚,发展也较慢。解除压迫后脊髓功能恢复较好。

【临床表现】急性脊髓压迫起病急骤,进展迅速,在数小时至数天内脊髓功能便可完全丧失,表现为脊髓横贯性损害,初期常有脊髓休克。慢性脊髓压迫起病缓慢,症状呈进行性发展,自然病程大体可分为三个阶段,即根性神经痛期、脊髓部分受压期和完全受压期。

1.根性神经痛期 多见于髓外压迫的初期。早期病灶尚小,仅造成脊神经根和硬脊膜的刺激现象。后根症状往往从一侧开始,刺激症状表现为神经根疼痛,疼痛局限于神经根分布的皮节区域。当用力、咳嗽、喷嚏或排便等导致胸、腹腔压力突然增高可触发或加剧疼痛,体位改变可加重或减轻疼痛。脊膜刺激症状表现为对称的脊柱压痛和叩击痛,部分患者有颈部抵抗和直腿抬高试验阳性。随着病情的进展,压迫程度加重,后根发生破坏性损害,出现节段性感觉减退或缺失。

2.脊髓部分受压期椎管内压迫性病变发展到一定程度后,脊髓损害加重,长束传导功能受损,表现为受压平面以下肢体运动、感觉以及括约肌功能障碍。髓内压迫者,早期可有分离性感觉障碍。痛、温觉障碍自病变节段水平向下发展,"鞍区"(骶3~5)感觉保留至最后才受累(马鞍回避),括约肌功能障碍较早出现。髓外压迫者,痛、温觉障碍自下向上

发展至病灶节段,可有半横断综合征,括约肌功能障碍出现较晚。如压迫累及皮质脊髓束,早期表现乏力、精细动作困难和步行易疲劳,最终表现受压平面以下的上运动神经元性瘫痪。脊髓压迫症所造成的瘫痪一般为截瘫或四肢瘫,单肢瘫少见,偏瘫罕见。如压迫累及后索,则表现受压平面以下深感觉障碍。

3.脊髓完全受压期 脊髓压迫症晚期整个脊髓实质均发生功能障碍,表现为脊髓横贯性损害,病变水平以下各种感觉缺失,肢体瘫痪,括约肌功能障碍,以及皮肤、指(趾)甲营养障碍、汗腺分泌障碍、血管舒缩障碍和竖毛反射等自主神经症状。

4.不同水平特征症状

(1)上颈段(颈1~3)受压可有后枕、颈部疼痛,四肢瘫痪、呃逆、呕吐和呼吸困难以及颅内压增高和眼底水肿。

(2)颈中段病损则有四肢瘫痪,肩胛部疼痛和肱二头肌腱反射消失,肱三头肌腱反射亢进等特点。

(3)下颈段(颈7、8胸1)则为手臂部疼痛、手肌无力萎缩而下肢腱反射亢进。

(4)胸段病变(胸12~12)为典型的运动、感觉和膀胱直肠功能障碍。

(5)腰段脊髓受压则按节段出现屈髋和股内收困难(腰1~2),小腿外侧和大腿外侧疼痛,踝反射消失。

(6)下腰段(腰3~5骶1~2)病变。出现鞍区疼痛、感觉障碍、性功能和两便障碍而下肢运动功能受累较少者为圆锥马尾受压之特点。

【辅助检查】

1.MRI 应当作为脊髓压迫症的首选检查。绝大多数病例可以明确诊断,但它的缺点是不能常规的显示全部脊髓,对于多发的转移瘤的患者,可能有些病灶被遗漏。

2.CT与脊髓造影 在MRI应用前是重要的检查手段,对于不能进行MRI检查的患者仍是必要的检查手段。但是脊髓造影的不良反应使其应用受到了限制。

3.腰穿检查 怀疑脊髓压迫症的不宜做腰穿,以免加重病情。

【诊断】根据患者的临床症状、检查体征和辅助检查,多数患者诊断不困难。但特别注意下列问题:

1.哪个节段受压 根据不同节段的临床特点予以诊断,如颈5~8受压出现上肢弛缓性瘫,下肢痉挛性瘫;颈。、胸,受累出现Horner征;胸19~10受压出现腹肌收缩时脐孔上移(Beevor征):腰1~2受累而屈髋、上楼不能等。

2.病变位于髓内还是髓外 借助髓外病变所致之感觉由远端到近端,髓内病变之感觉由近端至远端,有根痛、脊柱压痛、晚期出现括约肌症状等为髓外,无压痛、无根痛和早期括约肌症状者髓内等特征予以临床鉴别,需CT或MRI予以证实。

3.压迫的性质 起病急,疼痛明显者为硬膜外病变,不伴发热者转移性病变可能性大。椎管内髓外的慢性压迫者绝大多数为良性肿瘤:神经鞘膜瘤可能性最大;腰段或下腰段压迫者以椎间盘突出为最多见。范围广泛,斑块状感觉缺失和症状被动者以蛛网膜炎可能性大。

【鉴别诊断】

1.急性脊髓炎 常有全身不适及发热症状,起病较急,病情进展很快,发病后不久(数小时至数天)就表现横贯性脊髓损害。受累平面较清晰,病灶平面以下运动、感觉和自主神经功能障碍。腰穿检查,有白细胞和蛋白含量增加,MRI 检查椎管内无占位征象。

2.脊髓蛛网膜炎 起病较缓慢,病程中症状有缓解和复发。可有根性神经痛和感觉减退,但分布不规律,常较弥散。有合并囊肿者可同时存在脊髓压迫,需要结合临床表现和MRI 检查以确定病因。

3.脊髓空洞症 起病隐袭,进展缓慢,病程长。突出特点是病变节段分离性感觉障碍,即:痛、温觉缺失,触觉和深感觉保留。

4.肌萎缩侧索硬化症 起病隐袭,进展缓慢,以运动障碍为主,一般无感觉障碍,常常以肌束震颤和肌肉萎缩更突出,MRI 检查排除椎管内占位病变。

与椎管外疾病的鉴别:某些内脏疾病如心绞痛、胸膜炎、胆囊炎、结石等可以引起体表牵涉痛,但都无运动和感觉障碍。可以与脊髓压迫症鉴别。

【治疗】

1.支持治疗 在诊断明确之前及术后支持治疗都非常重要,多是大量的维生素及皮质类固醇等药物,尤其是对疼痛的环节有帮助,而且可以改善患者的预后。使用皮质类固醇剂量报道不一,但大量使用要注意激素治疗的不良反应。对于脱水药物的疗效尚无定论。

2.手术治疗 过去多为硬膜后路减压椎板切除术,但术后脊髓的稳定性被破坏了。现在常用前路或者前侧路到达受累的椎体,剔除肿瘤用骨组织或甲基丙烯酸酯的填充以保持脊椎稳定。

3.放射治疗 绝大多数转移瘤患者需要放疗。以抑制肿瘤生长,减轻神经功能缺损,疼痛缓解程度是放疗有效的评判尺度。

4.化疗 应用小剂量进行精确放疗称为立体定向放射手术治疗。这也是目前化疗新的进展。

【预后】首先取决于压迫的病因及其解除的程度。特别强调尽快解除压迫病因,越早预后越好。

第三节　脊髓血管畸形

脊髓血管畸形是一种少见病。在临床上由于误诊和漏诊,给人的印象是更为少见。He—boldt 早在 1885 年就提出脊髓血管畸形可以引起蛛网膜下隙出血,但直到 20 世纪60 年代脊髓血管造影术出现以后,人们对这种疾病的认识才开始不断地深入。在脊髓血管造影术和磁共振成像技术应用以前,临床上仅能靠椎管造影对部分血管畸形做出初步诊断;有的脊髓血管畸形在很长时间内不表现明显症状,或者症状很轻,临床上认为没有必要进行磁共振成像或脊髓血管造影检查;目前缺乏大宗脊髓尸检材料的报道。因此尚没有脊髓血管畸形的人群发病率的准确数据。文献中报道占椎管内占位病变的2%~11.5%,LasjaLlnias和Berenstein认为脊髓血管畸形的发病率与脑血管畸形发病率相比即脊髓与脑的体积之比,约等于1:4~1:8。

脊髓血管畸形的危害很大。Aminoff和Logue对60例未经治疗的脊髓血管畸形进行随访,发现19%的患者在出现症状后的6个月内,迅速出现运动障碍。50%的患者在3年内逐渐出现运动障碍,其他患者症状发展较为缓慢。在平均8年的随访中,1/3的患者死亡,其中85%死于疾病本身或并发症。尽管当时作者对于脊髓血管畸形的各种分型还没有认识,无法分开叙述,但是也足以说明脊髓血管畸形的危害性,因此及早的治疗是非常必要的。

20世纪80年代以来,医学影像学有了飞速的发展,越来越多的脊髓血管畸形被检出,原来有被误诊为脊髓变性疾病或炎症等的一些疾患,通过磁共振和脊髓血管造影检查,被确诊为脊髓血管畸形。随着介入神经放射学和显微神经外科的进步,对于脊髓血管畸形的病理解剖和病理生理的认识不断深入,治疗手段不断进步,效果越来越好。

【发病机制】

1.出血 脊髓血管畸形可以造成蛛网膜下隙出血或脊髓内血肿。蛛网膜下隙出血多表现为颈胸疼痛,逐渐出现头痛。伴有或不伴有脊髓功能障碍或局部神经根刺激症状。部分患者因病情进展迅速,甚至会出现意识障碍,临床上往往忽略了较轻的脊髓功能障碍,首先诊断为自发的颅内蛛网膜下隙出血。头颅CT一般显示为第四脑室出血,也可向上波及整个蛛网膜下隙。有的头颅CT未显示明显的出血,而腰穿证实为蛛网膜下隙出血。脊髓内血肿都会造成严重的脊髓功能障碍,通过查体和磁共振的检查,一般都可以较好的定位和定性。

2.动脉偷流 在存在有较大或较多动静脉瘘的脊髓血管畸形中,脊髓正常的血供因向动静脉短路偷流,造成脊髓灌注减少,引起进行性脊髓功能障碍。

3.占位效应 有的血管畸形团对脊髓直接造成压迫,有的血管畸形内存在逐渐扩大的动脉瘤,有的血管畸形引流静脉动脉瘤样扩张,均可以形成占位效应压迫脊髓引起症状。

4.椎管内静脉高压 正常的脊髓静脉直接接受来自血管畸形的动脉血,造成静脉压力增高,而且部分病例中,向椎管外的静脉引流出路明显减少,造成脊髓静脉压进一步升高,引起脊髓淤血性水肿。

【分类】文献中一直在讨论脊髓血管畸形的分类,理想的分类方法应该符合疾病的病理解剖和病理生理特点,又对治疗有指导意义。笔者通过对549例脊柱脊髓血管畸形的影像学资料、介入治疗和手术治疗的详细分析。

在单病种中,脊髓动静脉畸形最多(占36.2%),硬脊膜动静脉瘘次之(占28.4%)。

总体来看,脊柱脊髓血管畸形的发病年龄有两个高峰,20岁左右是最高峰,40岁左右是第2高峰。各病种的发病年龄曲线各有特点,最具特点的是脊髓动静脉畸形和硬脊膜动静脉瘘,前者的发病高峰是在青年早期(20岁左右),后者的发病高峰是在中年后期和老年早期(55 岁左右)。

1.脊髓海绵状血管瘤 海绵状血管瘤不是肿瘤,而是一种血管畸形,它的"生长"是因为畸形血管反复破裂出血,周围胶质增生造成病灶的体积不断扩大。海绵状血管瘤是最常见的脊髓造影阴性的血管畸形,病理上动静脉畸形和海绵状血管瘤很容易区分,脊髓磁共振影像上是否伴有血管流空影,是临床上术前鉴别海绵状血管瘤和动静脉畸形的主要依据。

2.脊髓动静脉畸形 一般都有较明确的畸形团,供血可以来自本节段或者其他节段的脊髓前后动脉和(或)软膜动脉。供血动脉可以是单支,也可以是多支。畸形团可以位于脊髓的任何部位,或多或少嵌入脊髓软膜下。畸形团与脊髓组织之间有结缔组织界限。畸形团内有大量或多或少的动静脉短路。引流静脉的多少、粗细以及纤曲程度与血流量和出口数目、位置相关。引起脊髓功能障碍的原因可以是出血、占位、偷流或者椎管内静脉高压。

脊髓动静脉畸形团完全位于软膜下,称作髓内型;有一些病例畸形团部分位于软膜下,部分在软膜外,称作髓内—髓周型;完全位于软膜外的称作髓周型。

3.髓周动静脉瘘 是动静脉之间异常的直接交通,瘘口一般较大而且数量较少,没有形成畸形团。供血动脉是脊髓前动脉、脊髓后动脉、根软膜动脉等脊髓正常的供血动脉,引流静脉粗细和纤曲程度由于瘘口血流量和出孔的数量位置而变化。根据瘘口的数量和引流静脉纤曲扩张程度,将髓周动静脉瘘分为三型:Ⅰ型为单支供血,单支引流,瘘口较小;Ⅱ型为多支供血,多支引流,瘘口中等;Ⅲ型为多支供血,多支引流,瘘口较大,并且伴有动脉瘤样扩张。

4.脊髓动脉瘤 虽然在脊髓血管畸形的病例中经常遇到与畸形伴发的动脉瘤和引流静脉动脉瘤样扩张,但是单纯脊髓动脉瘤非常少见,往往是继发于血管结构不良和血流动力学原因,是一个独特的亚型。

5.硬脊膜动静脉瘘 是最多见的脊髓血管畸形之一,但是常常被误诊,确诊前症状往往已经持续较长的时间。其病理基础是在神经孔附近硬膜上多发的动静脉短路,引流入硬膜内脊髓表面正常的静脉系统,造成脊髓静脉性淤血,引起进行性脊髓功能障碍,最终导致脊髓坏死。

发病年龄多以中老年为主。男性明显居多,男:女=7.8:1。主要临床症状为进行性,自下而上的肢体麻木无力,进而出现括约肌功能障碍。临床上常被认为是坐骨神经痛、蛛网膜炎、脊髓炎等而延误诊断。发生症状以后不超过 4 年则可能完全瘫痪,无法恢复。

6.椎管内硬膜外血管畸形 分为海绵状血管瘤和椎管内硬膜外动静脉畸形,前者以脊髓慢性压迫症状起病,后者以突发的硬脊膜外血肿起病,自发性硬脊膜外血肿病例的4%~6.5 %是由椎管内硬膜外动静脉畸形出血造成。

7.椎体血管瘤 在正常人群中很多见,但引起脊髓功能症状的很少,它也不是肿瘤,而是椎体上薄壁血管组成的多发静脉窦或动静脉畸形。大部分的椎体血管瘤是偶然发现的,没有症状。少部分呈浸润性生长,产生慢性压迫症状,或者造成椎体不稳引起腰背部疼痛。

8.椎旁血管畸形 是一类单独的分型,包括动静脉畸形和动静脉瘘,这一类畸形是椎管外畸形团或动脉以单个瘘口引流入髓周静脉,造成脊髓淤血水肿。如果不引起脊髓功能障碍或皮肤表现时很难被发现。另外向椎旁静脉丛引流的椎旁血管畸形也可以造成脊髓功能障碍。根据静脉引流的途径分为向髓周静脉引流、向椎旁静脉引流以及向两者都有静脉引流等三个亚型。

9.体节性脊柱脊髓血管畸形 即 cobb 综合征这类血管畸形累及发生于同一体节的脊髓、椎体、肌肉和皮肤。造成脊髓功能障碍的原因可以通过上述各种致病机制。

10.其他 在本组和文献报道的病例中,发现 KTW 综合征、ROW 综合征和 Robertson 巨肢综合征可伴有脊髓血管畸形,而且以髓周动静脉瘘为主。它们在发生上有密切的关联,作为治疗和研究脊髓血管畸形的发生发展上有重要的意义。

【治疗】 由于受到设备、材料、条件等的限制,以前的治疗往往是姑息性的,譬如椎板减压、供血动脉近端的栓塞等。随着介入神经放射学和显微神经外科的飞速发展,目前大部分脊柱脊髓血管畸形可以通过手术和(或)栓塞手段进行根治。基本的治疗原则是,去除或者闭塞瘘口及畸形团,不损伤供血动脉和引流静脉。而且对于脊髓组织的损伤要减少到最小。

1.脊髓动静脉畸形 治疗原则是尽早去除出血因素,在最大限度保证脊髓功能的前提下,尽可能完全消灭畸形团。治疗的方法有栓塞、手术以及栓塞结合手术。理想的栓塞治疗是用胶栓塞,关键点在于微导管超选择入畸形团内,确定没有侧支存在,脊髓血管一般较细而长,栓塞时需要选择细而柔软的微导管和微导丝。胶的浓度不能过低,要恰当而且精确地注胶,胶量一般较少。在出血起病的畸形造影中,如果发现有明确的动脉瘤或假性动脉瘤,需要将它作为主要的栓塞目标。如果动脉瘤位于畸形团内或者是引流静脉近端,导管可以到位,则使用胶进行栓塞,胶的致凝性很强,较少量的胶就可以达到闭塞的目的,注入过多会引起脊髓内占位。导管无法到位者,可以用颗粒飘入畸形和动脉瘤内。无法避开正常血管,可控式弹簧圈栓塞动脉瘤。与畸形血流相关的位于供血动脉主干的动脉瘤,如果是出血原因,应选用可控式弹簧圈进行栓塞,但是不仅要保证载瘤动脉的即刻通畅,还要防止由于畸形团消灭后血管回缩引起的载瘤动脉闭塞。

对于微导管无法到位,而且单纯手术较为困难的脊髓动静脉畸形,可以用线段、颗粒等固体栓塞物进行暂时的术前栓塞,以降低手术切除时血管的张力。

少数畸形团比较弥散,手术较为困难。少部分动静脉畸形完全位于脊髓前方,手术入路需要切除椎体,较为困难。位于脊髓背方、侧方、侧前方,甚至脊髓实质内的动静脉畸形,均可以手术切除。手术的关键是在高倍手术显微镜下,结合脊髓血管造影和部分栓塞的畸形血管,辨别供血动脉和引流静脉的来龙去脉,分辨畸形团与正常脊髓的结缔组织界限,用精细的显微手术器械仔细将畸形团分离切除。部分畸形需要切开脊髓才能暴露,脊髓切开处应选在脊髓背方最薄处。

2.髓周动静脉瘘 无论哪一型,治疗的原则都是消灭瘘口。治疗的方法有手术和(或)栓塞。理想的治疗是闭塞或者切除瘘口和引流静脉近端。Ⅰ型的髓周动静脉瘘供血动脉细,瘘口小,目前只能靠手术切除瘘口。Ⅱ型和Ⅲ型的髓周动静脉瘘,可通过粗大的供血动脉进行栓塞,无法栓塞的瘘口,可以手术切除。栓塞材料可以是球囊、弹簧圈或者胶。如果引流静脉长而纡曲,栓塞和手术后需要部分抗凝,以防止血栓过度形成,闭塞脊髓的正常静脉引流。

3.硬脊膜动静脉瘘 治疗原则是阻断引流静脉的近端。治疗方法有手术或者栓塞,手术的方法是切断硬膜内引流静脉近端。栓塞目前只能选用胶(NBCA)通过瘘口弥散到引流静脉近端。用固体栓塞物进行栓塞硬脊膜动静脉瘘是错误的,复发率很高。用胶栓塞前必须确认此节段和相邻节段没有脊髓功能血管发出。栓塞或手术后均需要部分抗凝,以防止血栓过度形成,闭塞脊髓的正常静脉引流。

4.椎管外动静脉瘘向脊髓表面引流 瘘口一般较大,多采用栓塞瘘口的方式治疗,栓塞材料多采用可脱式球囊。无法栓塞者,可以手术切断硬膜内引流静脉近端。

5. 体节性脊髓血管畸形 如 Cobb 综合征, 这类血管畸形累及发生于同一体节的脊髓、椎体、肌肉和皮肤。造成脊髓功能障碍的原因可以通过上述各种机制。目前这种疾患不可能达到解剖治愈。但是可以通过栓塞减少偷流、减少出血危险、减轻椎管内静脉高压等方面达到改善症状的目的。以出血或者压迫脊髓起病的,可以在栓塞的基础上,手术切除椎管内部分。

6.椎体血管瘤 传统的治疗方法有放射治疗和椎体置换手术。文献中报道的介入治疗方法有经皮注射无水乙醇或者经皮注射骨水泥椎体成形术。作者对于占位效应明显的椎体血管瘤,采用经皮穿刺注射无水乙醇消灭占位效应,同时注射骨水泥椎体成形增加脊柱稳定性;对于占位效应不明显,仅为部分压缩骨折和椎体不稳的椎体血管瘤,采用经皮穿刺注射骨水泥椎体成形术。

7.脊髓海绵状血管瘤 目前治疗方法只有手术切除。

总之,脊髓脊柱血管畸形是一种少见病,但是早期恰当的诊断和治疗对于提高疗效是至关重要的。正确的分类有助于治疗策略的制定和实施。通过精湛的显微神经外科手术和细致的血管内介入栓塞的有机结合,脊髓血管畸形不再是不治之症,可以达到功能和解剖治愈。

第五章　肌肉疾病

第一节　重症肌无力

重症肌无力(MG)是由乙酰胆碱受体抗体介导、细胞免疫依赖性、补体参与的自身免疫性疾病,导致神经肌肉接头处突触后膜乙酰胆碱受体自身致敏和破坏。肌肉重复运动后出现疲劳及无力,休息或抗胆碱酯酶药物可使症状缓解。

【病因】 MG免疫学异常的病因尚无定论。自身免疫性疾病多发生在遗传的基础之上,有人认为本病的发生与胸腺的慢性病毒感染有关。遗传为内因,感染可能为主要的外因。

HLA的表达受主要组织相容性抗原复合物(MHC)控制,人类HLA抗原的基因位于第六对染色体的短臂上,由A、B、C、D 4个位点组成,每个位点又由许多等位基因组成。HLA系统都从父母遗传下来,参与机体的免疫反应、免疫细胞间的相互作用,因而与某些疾病的易患性有关。重症肌无力症时在高加索人中发现HLA-B8、DR3和DQw2频度增高,尤其是有胸腺增生的年轻女性;也有作者发现胸腺瘤的患者HLA-B5增加。近年来的研究发现,许多自身免疫性疾病不仅与(MHC)基因有关,而且与非MHc基因相关,如T细胞受体(TCR)基因、免疫球蛋白基因、细胞因子基因和凋亡基因等。TCR基因的异常重排与MG相关,也可能与胸腺肿瘤相关。

【发病机制】

1.电生理学　众所周知,Ach被储存于突触前膜的神经末梢中,在静息的神经末端能自发的释放Ach量子,作用于突触后膜受体,引起受体轻度去极化,出现幅度为0.5~1mV的微小终板电位。这一电位达不到产生动作电位的阈值,可自行消失。微小终板电位是每个量子Ach使终板受体去极化的结果。当神经冲动到达神经末梢时,许多(50~300)量子的Ach同时释放。因此,终板电位是微小终板综合的结果。在正常的神经肌肉接头,终板电位足以产生肌动作电位;在MG,AchRs的数量下降,终板电位随之下降,导致在一些接头部位无法传递。当许多接头点都传递失败时,整块肌肉的力量下降,临床表现为力弱或持续运动后的疲劳。

2.体液免疫　重症肌无力症时产生的抗体Ach受体抗体与Ach受体结合,形成抗体一受体复合体,通过不同的机制,包括阻断受体分子中活化中心,增加降解、减少合成以及对受体的阻滞、封闭,均使神经肌肉接头处Ach受体数目减少,产生神经肌肉接头传递阻滞,出现肌无力,因此体液免疫在本病发生中起着重要作用。

3.细胞免疫　T细胞在MG自体免疫应答中起关键作用。体液免疫大量研究资料阐明

AchR 作为 MG 的靶子遭到损害,是由 AchR-Ab 介导的;而 AchR-Ab 对 AchR 免疫应答是 T 细胞依赖性的,AchR 反应性 T 细胞系或克隆已从肌无力患者周围血淋巴细胞中分离出来,并在生物体外繁殖。AchR-Ab 的产生必须有 nAchR 特异性 CD4+T 细胞的参与。AchR 特异性 CD4+T 细胞先通过其受体(TCR)对 AchR 特异性位点的识别,然后由 T 辅助细胞(Th)将 AchR 主要免疫原区特异性抗原提供给 B 细胞,促使 B 细胞分泌高致病性的 AchR-Ab。Th 细胞通过分泌细胞因子来实现对 AchR—Ab 分泌的调节。其中 I 类辅助细胞(Thl)产生 IL-2、γ-IFN、β-IFN,参与迟发性变态反应;II 类辅助细胞(Th2)则分泌 IL-3、IL-4、IL-6,与产生 AchR-Ab 有关。已知抗原提呈细胞(APC,包括巨噬细胞、树突状细胞及 B 细胞),把特异性抗原 AchR 提呈给 II 类主要组织相容性复合物 (MHC-II)的 CD4+T 细胞,因此,TCR-AchR-

MHC 产物构成复合物,该复合物形成 MG 免疫应答的基础。

4.补体参与　MG 活动器患者血清中补体含量减少,且其程度与I}缶床肌无力的严重程度一致;突触后膜区可见 nAchR-Ab 和补体形成的免疫复合物沉积;把 MG 患者血清注入补体

不足的啮齿动物,则其 MG 的被动转移就不能成功。

【病理】

1.肌纤维在急性期可出现肿胀、坏死,肌纤维内及肌纤维间出现细胞浸润,后期可出现肌纤维萎缩,或呈单个分布,或呈群分布,但呈群分布更多见。淋巴细胞在萎缩肌纤维周围的聚集称为淋巴漏,为一有重要意义的改变,说明本病为自身免疫性疾病。

2.神经肌肉接头　可见不同的形态学改变,包括一个运动轴突在同一肌纤维上出现多个终板,肌纤维表面终板过长,终板扩张部皱缩和侧支形成。电镜下可见突触间隙加宽,间隙内有碎片堆积,突触后膜皱褶稀少、几何构形高度简单化,一些区域内次级间隙完全消失。突触后膜长度及与单位区域内突触后膜长度(突触后膜密度)减小。突触前结构包括囊泡的数量及大小正常,突触后膜 AchR 明显减少,但是未发现在突触区域外出现AchR。

3.胸腺病理 MG 患者 10% 出现胸腺瘤或其他新生物,胸腺瘤可呈上皮样、纺锤样、淋巴样或淋巴-上皮样各型,以淋巴-上皮样最多见。未发现肿瘤的患者 80% 胸腺中可出现生发中心、淋巴细胞和浆细胞增多、髓质、皮质连接部网状纤维数目及肥大细胞、巨噬细胞增多,以及出现胸腺肌样细胞。

【临床表现】

1.发病特点

(1)近来报道患病率为 2~7/万,男、女均可受累,女性发病高于男性,任何年龄均可发病,但有两个发病高峰,女性以 30 多岁为多,而男性以 60~70 岁发病率高。有作者报道女性患者在 0~10 岁及 21~30 岁有两个发病高峰。重症肌无力症只有极少数病例有家族史,绝大多数均为散发。

(2)发病隐袭,也有突然发病。感染、精神刺激、过度疲劳、外伤、分娩、中毒及应用某些抗生素(链霉素、新霉素等)可引起发病或使症状加重,亦有在妊娠期缓解者。肌疲劳及

肌力弱为本病的主要临床表现。症状波动表现为持续活动后出现肌肉疲劳和力弱,休息后症状减轻,典型表现是晨轻暮重。在不同时间内可交替出现缓解、减轻、复发、恶化,但部分患者亦可表现为持续性肌肉力弱。

(3)90%以上的 MG 患者出现上睑下垂及眼球运动障碍,上睑下垂通常为本病的首发症状,初起累及一侧,可从一侧发展成两侧,所需时间不等,大部分在半年以内,少数长达15年。眼球运动各方向均可受限,常伴有复视,晚期可出现眼球固定。瞳孔括约肌一般不受累。面肌无力表现鼓腮漏气、噘嘴不紧、闭眼不紧。咀嚼肌和咽喉肌受累时表现咀嚼和吞咽困难、进食呛咳、言语含糊、声音嘶哑或带鼻音。舌肌受累时伴有伸舌困难。四肢肌肉以近端受累为主,上肢伸肌比屈肌重,下肢屈肌比伸肌重。颈屈肌受累为一重要表现,以致患者坐位时常需以手支颈。腹肌、肋间肌、呼吸肌、膈肌亦可累及,常与其他肌无力并存,但有时亦可单独出现。在肌无力危象时最易出现呼吸肌无力。重症肌无力可伴有其他疾病,如胸腺瘤、其次为甲状腺功能亢进,少数伴类风湿关节炎、红斑狼疮、自体溶血性贫血等。

2.临床分型 为标明 MG 肌无力分布部位、程度及病程,一般还采用 Ossermen 改良法分型,近来由 ad hoc 委员会标准化,分为以下类型:

Ⅰ型(眼肌型):仅眼外肌受累,可有眼闭合力弱。

Ⅱ型(全身型):全身肌肉轻度力弱,也可有不同程度的眼肌力弱;其中Ⅱa 型,主要累及肢体和(或)轴性肌肉,咽肌受累可能较轻,Ⅱb 型,主要累及咽肌和(或)呼吸肌,肢体肌肉、轴性肌肉同等受累或较轻。

Ⅲ型:全身肌肉中等度力弱,也可有不同程度的眼肌力弱。其中Ⅲa 型,主要累及肢体和(或)轴性肌肉,咽肌受累可能较轻;Ⅲb 型,主要累及咽肌和(或)呼吸肌,肢体肌肉、轴性肌肉同等受累或较轻。

Ⅳ型:全身肌肉重度力弱,也可有不同程度的眼肌力弱;Ⅳa 型,主要累及肢体和(或)轴性肌肉,咽肌受累可能较轻;Ⅳb 型,主要累及咽肌和(或)呼吸肌,肢体肌肉、轴性肌肉同等受累或较轻。

Ⅴ型:插管,用或不用机械通气,常规术后处理除外。需要鼻饲但不需要插管者分类在Ⅳb。

3.各种危象。危象是肌无力突然加重,特别指呼吸肌(包括膈肌、肋间肌)及咽喉肌严重无力,导致呼吸困难,喉头与气管分泌物增多而无法排出,需人工呼吸排痰。多在重型基础上诱发,伴有胸腺瘤者易发生危象。危象可分为三种:

(1)肌无力危象:为疾病本身发展所致,此时胆碱酯酶抑制药往往药量不足,加大药量或静脉注射依酚氯铵后肌力好转。常由感冒诱发,也可发生于应用神经一肌肉阻滞作用的药(如链霉素)、大剂量皮质类固醇、胸腺放射治疗或手术后。

(2)胆碱能危象:是由于胆碱酯酶抑制药过量引起,除肌无力症状外,主要表现胆碱能毒性反应:肌束颤动、瞳孔缩小、出汗、唾液增多;头痛、精神紧张。注射依酚氯铵无力症状不见好转,反而加重,但用阿托品以后症状可以减轻。

(3)反拗性危象:主要见于严重的全身型患者,多在胸腺手术后、感染或其他不明原因所引起,对胆碱酯酶抑制药暂时失效,加大药量无济于事。

【辅助检查】

1.肌电图检查

(1)常规肌电图检查:大多数重症肌无力患者针极肌电图正常,部分患者出现插入活动延长、纤颤、正相电位、收缩时运动单位电位时限缩短、电压降低、多相电位增加、重收缩时呈病理干扰相。

(2)重复电刺激实验:用低频或高频刺激支配四肢的神经,都能使动作电位幅度很快降低 lo% 以上者为阳性。神经重复刺激的阳性率与选择肌肉有一定关系,国内沈氏等测定 40 例重症肌无力症,眼轮匝肌阳性率 61.8%,外展小指肌阳性率为 28.6%。stalberg 等测定 164 例,外展小指肌阳性率 31%,三角肌 65 %;提示近端重于远端。

(3)单纤维肌电图:重症肌无力症时表现为 Jitter 延长,甚至出现部分及完全性传导阻滞,

阳性率达 94%,临床症状重的肌肉 Jitter 值延长显著,并出现部分及完全性传导阻滞,无临床症状的肌肉阳性率亦高达 75.7%。

2.血液检查 85 % 的全身型和 60% 的眼肌型 MG 患者血中 AehR-ab fit 性;活动期患者血清中补体含量减少,且与临床肌无力的严重程度相关。

3.胸腺的影像学检查 胸部 X 线检查发现纵隔增宽,胸腺 CT 扫描可以发现 5%~18% 有胸腺肿瘤,70 %~80% 有胸腺增生;纵隔 CT 阳性率可达 90% 以上。

【诊断】本病重复运动后出现肌疲劳、力弱,症状有波动性,甚至一日内可有差别,波及脑神经支配的眼外肌、面肌、咀嚼肌、延髓肌、颈肌及肢体肌肉,休息后症状减轻,无神经系统的其他阳性体征,可考虑本病。对有疑问的病例,做如下检查。

1.肌疲劳试验 令患者连续闭目睁眼 50 次出现垂睑,或作其他的重复运动如外展上臂、仰卧位连续抬头、紧握放松拳头、连续叩击膝反射出现肌疲劳;

2.药物试验

(1)依酚氯铵试验:静脉注射依酚氯铵 2mg,如无特殊反应,再注射 8mg,lmin 内症状好转。

(2)新斯的明试验:肌内注射新斯的明 0.5~lmg,30~60min 内症状减轻或消失。

3. 肌电图检查 经重复电刺激检查出现动作电位波幅下降,低频刺激递减程度在 10%~15% 以上,高频刺激递减程度在 30% 以上为阳性。

4.血清 AchR-Ab 滴度测定 对 MG 的诊断有特征性意义。

【治疗】胆碱酯酶抑制药、激素隔日疗法、免疫抑制药、血浆置换和胸腺切除是本病的有效治疗方法。胆碱酯酶抑制药适用于各型重症肌无力;血浆置换只有短期治疗作用,适用于严重型及危象时,胸腺切除是胸腺瘤的绝对指征。

1.胆碱酯酶抑制药 能抑制突触间隙中的胆碱酯酶,防止乙酰胆碱水解,使间隙中保持相当浓度的乙酰胆碱,引起肌膜的去极化,促进神经冲动传导,改善肌无力症状。常用溴吡斯的明,起效在 15~30min 后,持续 3~4h。成人用法为 60~90mg/次,4 次/d。通常情况下,抗乙酰胆碱药物在大多数患者只部分改善症状,经数周或数月的治疗后它们的作用

减弱。

2.胸腺切除 所有全身型的成人重症肌无力症患者均建议做手术;青春期前如出现严重功能障碍,以及影响生命时也可做手术;无胸腺瘤的眼肌型以及青春期 X 线无胸腺瘤者,一般不宜手术,但这一标准并非绝对。一些作者发现即使临床、X 线未显示胸腺瘤的患者,手术中仍见有胸腺瘤。无胸腺瘤者胸腺切除术后症状缓解率达 85%,有胸腺瘤者症状缓解率达 25%~76.2%。胸腺切除术后临床症状改善时间可维持 1~3 年或更长。如果 MG 严重或患者有球肌或呼吸肌功能障碍,胸腺切除必须在用血浆交换,IVIg 治疗或其他免疫调节药治疗病情稳定后才能进行。

3.激素治疗 激素治疗重症肌无力症的机制不清,但与纠正免疫功能有关。治疗的有效率达 96%,其中缓解和显效率为 89~%。

(1)大剂量冲击疗法:甲泼尼龙 1 000mg/d,静脉滴入,连续 3~5d,改用地塞米松 10~15mg/d,静脉滴入,连续 5~7d 后可改泼尼松 100mg/d,晨起顿服,症状基本消失时每周 2 次减量至隔日减量,至隔日晨起顿服 40mg,维持 1 年以上。无病情反复,可以继续逐渐减量至停药。

(2)小剂量持续疗法:泼尼松 15~20mg/d,在能耐受的情况下,每 2~3d 增加 5~10mg,直到达到 60mg/d,持续 1~3 个月或接近或达到最大改善,逐渐减量。

激素治疗出现疗效时间最早为开始治疗后 1~50d 不等,若 2~3 个月未获疗效应停止治疗。症状改善后维持时间 1~5 年不等。不良反应为库欣综合征、糖尿病、高血压、消化道溃疡、骨质疏松、股骨头无菌性坏死和胃肠道出血等,应予注意。在疗效未出现前应继续佐用胆碱酯酶抑制药,剂量可减少。

4.免疫抑制药治疗

(1)硫唑嘌呤:Hertel 应用硫唑嘌呤 150~200mg/d 治疗 64 例,33 例在胸腺切除术后给药,促进和加强了术后的疗效。严重型 15 例同时用激素及硫唑嘌呤治疗,14 例取得进步,另一例出现严重骨髓抑制。

(2)环磷酰胺:水野等用环磷酰胺 2mg/(kg·d),治疗 15 例,显效 20%,有效 53%。

(3)其他免疫抑制治疗:也有用胸腺素、转移因子、环孢素和左旋咪唑等治疗有效的报道。

5.血浆替换治疗 能迅速清除血浆中 AchRab 及免疫复合物等。适用于抢救危象,但必须接上后续治疗,加用硫唑嘌呤或胸腺手术。

6.丙种球蛋白 用大剂量丙种球蛋白,0.4 g/(kg·d),静脉滴注,连用 5d。如果能耐受,可在 3d 内输完全部剂量。治疗病情严重全身型 MG 患者,可取得显著疗效,迅速扭转危象。大约 70%的患者症状在用药时或几天后得以改善,可维持数周至数月。以后须及时加用其他治疗,如胸腺放疗或手术。治疗机制可能是直接作用 CD4+细胞,抑制抗体形成;或通过独特型网络机制,阻断 AchRab 与 AChR 的结合。

7.危象的处理 肌无力危象一旦发生,应及时做气管切开行机械呼吸,保持呼吸道通畅、维持通气量,然后确定为何种危象。

(1)胆碱能危象时应停用一切抗胆碱酯酶药物,为减少呼吸道分泌物可肌注阿托品1mg。

（2）肌无力危象时可静脉滴入新斯的明（5%葡萄糖液 500ml 内加 1.0mg 新斯的明）；也有作者认为即使肌无力危象，抗胆碱酯酶药物也停用，给予血浆交换或免疫球蛋白，呼吸逐渐恢复后再缓慢给予抗胆碱酯酶药。

（3）反拗性危象时立即停用抗胆碱酯酶药，过一段时间后重新调整剂量或改用其他方法治疗。

【展望】虽然目前对 MG 的免疫抑制治疗合理而有效，但也有着严重的缺陷。免疫系统被抑制，增加了感染和肿瘤的风险；免疫抑制药还有许多其他不良反应。治疗必须持续，而患者很少能治愈。对 MG 的理想治疗应该是消除对 AchR 的特异性致病性自身免疫反应而不抑制免疫系统，应有最低或无不良反应，而且作用持久或永久。因此，研究者在如下领域做了探索。

目标指向 B 细胞：在 MG 中 B 细胞产生致病性抗体，因此理论上应在这一步干扰疾病的进展。为此，需要锁定所有产生 AchR 特异性抗体的 B 细胞。但即使所有的 B 细胞被消除，B 细胞基因变异和重排的能力能够形成新 AchR 特异性 B 细胞，对抗原刺激上调，导致 MG 再发。

重新启动免疫系统：重新启动的策略是清除 MG 患者已经存在的成熟免疫系统，用新的正在发育的免疫系统取而代之。Vincent 等用大剂量的环磷酰胺来清除 2 名需定期血浆交换的 MG 患者成熟的免疫系统，而不损害骨髓造血干细胞，随后用粒细胞克隆刺激因子在 3 周内加速免疫系统重建。骨髓干细胞产生的新免疫系统对自身抗原有相对的耐受性，2 例在治疗后 1~2 年中不再需要血浆交换。

目标指向 T 细胞：AchR 抗体是 T 细胞依赖性的，AchR 特异性 T 细胞的清除能在一关键点有效干扰免疫反应，使临床症状改善。如目前已采用 CD4+-McAb 清除 T 细胞，25mg/d 静脉滴注，共 7d，治疗有效。用抗树突状细胞单克隆抗体（抗 DC-McAb）能阻止抗原提呈细胞提呈 nAchR；还可试用抗 MHC-Ⅱ类抗体、抗 TCR-McAb，干扰 T 细胞识别抗原等。但目前还处于实验研究阶段，过渡于临床还需做大量工作。

第二节　肌营养不良

一、进行性肌营养不良症

进行性肌营养不良症（progressive muscular dystrophy，PMD）是一组原发于肌肉组织的遗传病，临床特征为缓慢进行性对称性加重的肌肉萎缩和无力。本病根据遗传方式和临床表现的不同，可分为不同的临床类型。

【病因及发病机制】数十年来，关于肌营养不良症的发病原因曾有许多学说，如血管源性、神经源性、肌纤维再生错乱和肌细胞膜功能障碍等。然而，不管任何形式的肌营养不良症，几乎均与遗传有关。其中以 Duchenne 型肌营养不良症（DMD）和 Becker 型肌营养不良症(BMD)的研究最为深入。DMD/BMD 是 X-连锁隐性遗传病,DMD 基因是第一个通过定位克隆技术克隆的人类遗传性疾病基因。DMD 基因也是迄今为止发现的最大的人类基因,此基因定位于 X 染色体短臂的 2 区 1 带(Xp21),长约 2 500kb,含 79 个外显子,编码一分子量为 42.7 万 kD 的细胞膜骨架蛋白,该蛋白被命名为抗肌萎缩蛋白(Dystrophin)。目前较为一致的观点是:假肥大型肌营养不良症的病因是由于抗肌萎缩蛋白的基因的突变导致肌细胞膜上骨架蛋白——抗肌萎缩蛋白的结构和功能改变。这种抗肌萎缩蛋白质位于肌细胞膜的内层,可与肌动蛋白结合,具有对抗机械张力,维持细胞结构完整性及正常功能的作用。肌纤维缺乏抗肌萎缩蛋白,致使细胞膜功能缺陷,使大量的游离钙离子、高浓度的细胞外液和补体成分进入肌纤维内,引起肌细胞内的蛋白质释放和补体激活,导致肌原纤维断裂坏死和巨噬细胞对这些坏死组织的吞噬和清除。由于 DMD 患者抗肌萎缩蛋白几乎缺如(不足正常人的 3%),故 DMD 患者临床症状重、预后不良。而对于 BMD 而言,大约 85%的患者表现为抗肌萎缩蛋白的分子量的改变,其余 15%的患者表现为抗肌萎缩蛋白的含量减少,故 BMD 患者临床症状相对比 DMD 患者要轻,预后相对要好。

【病理】进行性肌营养不良症不同的临床类型其临床表现不同,但其病理改变却基本相同。在发生临床症状之前,肌肉即有病理改变,包括肌纤维、肌膜、肌内血管、肌梭等形态改变。肉眼可见受累的骨骼肌较正常的苍白,质软而脆。光学显微镜下早、中期可见灶性坏死,肌纤维粗细不均,并有散在的蛀虫样变;肌纤维内有横纹消失、空泡形成,肌细胞呈链状排列并往中央移动。肌纤维逐渐减少和消失,代之以脂肪和纤维组织增加,特点是大圆形变形纤维,肌核呈簇状分布,存在异常再生纤维。晚期,肌纤维消失殆尽,以大量脂肪和纤维组织填补。用组织化学方法染色,两种肌纤维均见受累,呈现非特异性改变。电镜下所见除肌纤维变性坏死等一般改变外,部分肌纤维细胞灶性缺损,肌细胞膜有锯齿状变,病变加重时有线粒体减少、肿胀、空泡化、萎缩,肌浆膜受损,肌浆网扩张及肌溶灶。

【临床表现】进行性肌营养不良症根据主要特征、起病年龄、肌无力的分布和病程的不同可分为以下几型:

1.Duchenne 型肌营养不良症 Duchenne 型肌营养不良症 (D1achenne muscular dystlrophy),即假肥大型肌营养不良症,在儿童期起病,较快地出现进行性肌无力,为预后不良的一种常见的肌营养不良症。本病属 X-连锁隐性遗传病,发病于男孩,女孩仅为异常性染色体的携带者,并不发病。临床特点为早年起病,以骨盆带肌肉的无力为突出症状,多数伴有肌肉的假性肥大,病情进展较为迅速。患者学会行走较晚,在学会走路后病情易被家属察觉,跑、跳等动作发育落后于同龄儿童,大部分患儿在 4 岁前通常已有行走缓慢、不能奔跑、易于跌倒、上楼和下蹲后站立困难等症状。肢带肌群并非普遍均匀的受到影响,某些肌肉的无力和萎缩较其他肌肉发生早且严重。患儿由于背脊伸肌的无力,在直立位时腰椎过度前突。因臀中肌的无力,行走时骨盆向两侧上下地摆动而呈典型的鸭行步态。髂腰肌和股四头肌无力,登楼梯日益困难。因腹肌、髂腰肌的无力使患儿从仰卧位起立时必须按下列顺序完成——从仰卧转为俯侧卧位,然后双上肢逐步撑起,双膝碰地,双手逐渐支撑,经胫骨、膝、大腿部位,最后支撑起立身体,并同时将躯干重量后移,才能完全站起。这种站立现象称为 Gowers 现象。在下肢症状相当明显时，肩胛带肌肌力也多明显减退。患儿可表现"游离肩"—肩胛带松弛，以致两肩可被动上举至耳朵的高度；"翼状肩胛"—前锯肌无力，两肩胛呈翼状突起于背部，在两肩前推时最为明显。90%患儿有肌肉的假性肥大，以腓肠肌最常见，其他如臀肌、股四头肌、三角肌、冈下肌或肱三头肌等也可发生。患儿病程进展相当迅速，多数在 15 岁左右即不能行走，出现肢体挛缩以及骨骼的畸形和萎缩，最后呼吸变浅，甚至无力咳嗽。脑神经支配的肌肉始终不受影响，与颈以下周身肌肉的严重病变对比鲜明。本病可累及心肌和心脏传导系统，以单纯心电图异常改变最为常见，病程晚期可出现各种类型的心律失常，甚至发生心力衰竭。

大约 1/3 的患儿有智力障碍。有病理研究表明大脑皮质结构异常，提示出生前发育不良。智力障碍是非进展性的，与肌无力的严重程度无关，不能用运动发育异常来解释，与病程无关。CT 显示大脑萎缩。智力障碍很可能是由于抗肌萎缩蛋白在皮质突触后区域的缺陷表达所致。

本病的发病年龄、肌无力的进展速度、丧失活动能力的年龄和死亡年龄存在异质性，这种异质性在家族间比家族内更明显。患者病情逐渐加重，多于 25~30 岁以前死于呼吸道感染、心力衰竭或慢性消耗。

2.Becker 型肌营养不良症 Becker 型肌营养不良症（Becker muscular dystrophy），又称为良性假肥大型肌营养不良症，常在 5~25 岁期间起病，首先影响骨盆带肌，后累及肩胛带肌，并伴有肌肉的假性肥大，患者多在起病后 15~20 年后才不能行走，在晚期部分患者也发生骨骼畸形和肢体挛缩。累及心脏者少见。

3.肢带型肌营养不良症 肢带型肌营养不良症（1irab-girdle muscular dystroohy）是一类具有高度遗传异质性和表型异质性的常染色体遗传性肌营养不良。各年龄均可发病，性别无明显差别，以 10~30 岁期间较为常见。至今共报道了 9 种亚型，按新的命名法，称为 LGMDl，有 2 种亚型（LGMDIA，LGMD2B），LGMD2，有 7 种亚型（LGMD2A-2G）其共同的临床特点为：患者常常首先出现返端肌无力，首先累及骨盆及肩带肌；出现上楼困难，举臂不能过肩等；肌腱反射减弱或消失；LGMDl 型与 LGMD2 型受累肌分布相似，但 LGMD2 型病情常更重；CPK 水平升高，肌活检显示营养不良性肌病型，但细胞质内囊泡呈边缘型分布；病程进展较慢，预后多较好，但 LGMD2C 与 LGMD2D 两型临床表现类似 DMD，其与 DMD 的区别在于：发病年龄或失去行走能力的年龄较晚，很少有智力低下及心脏受累，肌活检显示坏死肌纤维、不透明肌纤维及再生肌纤维较少。

4.面-肩-肱肌型肌营养不良症 呈常染色体显性遗传，性别无差别。是成年人中最常见的肌营养不良症。大多于 l0~20 岁发病。首发症状为面肌和肩胛带肌无力，表现为特殊的"肌病面容"，上眼睑下垂，双侧额纹和鼻唇沟变浅或消失，闭眼不能或无力，不能鼓腮、吹口哨，面部表情缺如，因口轮匝肌假性肥大而使嘴唇前突似猫嘴。肩胛带肌肉的受累而出现垂肩、游离肩和翼状肩。病程进展缓慢，经很长时间后也可逐渐影响躯干和骨盆带肌肉，肢体远端一般不受累。大多不引起严重的行动障碍。预后多较好，但同一家系内临床表现差异可以很大，少数因呼吸衰竭死亡。

5.远端型肌营养不良症 呈常染色体显性遗传，大多在 40~60 岁起病，首先影响手部小肌肉,胫前肌和腓肠肌。病程进展缓慢。腱反射正常,晚期可减弱或消失,血清酶活性正常。

6.眼咽型肌营养不良症　较少见。起病年龄不一。以30~40岁起病多见。特点是缓慢进展的眼外肌和吞咽肌麻痹。多数患者首先表现为眼球运动麻痹及上睑下垂,数年后出现吞咽构音困难并常伴近端肌无力;腱反射消失。少数患者可出现广泛性肢体和躯干肌肉萎缩。该病进展十分缓慢,预后多较好,但部分病例可因咽下困难加重、不能进食而死亡。

7.眼肌型肌营养不良症　患者可起病于任何年龄,以30岁左右起病者多见。上眼睑下垂为常见首发症状。一侧眼外肌受累可有复视,多数双侧受累无复视。病程进展缓慢,在发病数年后可累及全部眼外肌,出现眼球固定。部分患者可累及颈肌和肩胛肌,但无肌肉萎缩。腱反射消失。

8.先天型肌营养不良症　包括一类出生时或出生几个月内发病、肌肉活检为肌营养不良改变、并有不同程度中枢神经系统受累的一组肌肉疾病。临床上一些患者表现为肌张力低,而一些患者表现为关节弯曲和与之关联的关节挛缩。部分患者病情缓慢加重,而另一部分患者表现为运动功能逐步好转。

【诊断】典型肌营养不良症患者可根据隐袭起病,临床表现,遗传方式,血清肌酶显著增高等特征,结合肌电图呈肌源性损害,基因检测及抗肌萎缩蛋白检测,肌肉病理等辅助检查予以诊断。但应注意与相关疾病鉴别,如Duchenne型肌营养不良症常在10岁以下起病,应与少年型进行性脊肌萎缩症鉴别。少年型进行性脊肌萎缩症是常染色体隐性遗传病,多在3~18岁起病,主要表现为四肢近端的肌无力、肌萎缩,肌电图为神经源性损害,肌活检为神经性肌萎缩;青年起病的肢带型肌营养不良症应与多发性肌炎鉴别,后者无遗传病史,血清肌酶正常或轻度增高,肌活检符合肌炎改变,激素疗效较好。

【治疗】

1.药物治疗

(1)对症支持治疗:适当选用神经肌肉营养药物。如三磷腺苷、三磷酸胞苷、三磷酸尿苷、维生素E、核苷酸及苯丙酸诺龙等。

(2)激素:从1970年起皮质类固醇激素就已被用于治疗MD,来缓解疾病的进程,有研究表明激素能使患儿肌肉降解速率减缓,肌量增加,在某种程度上保持肌肉的强度并延长步行时间。日本的Kang等也对泼尼松进行了研究,认为泼尼松能明显减缓疾病进程,但同时也不能忽略它的不良反应。Takagi等研究了皮质类固醇激素治疗本病的作用机制,发现它能够减缓肌肉坏死30周,并可减少能引起更严重肌损伤的继发性组织反应。

(3)别嘌呤醇:年龄小的患者效果较好,治疗期间应定期复查血白细胞。

2.基因治疗

(1)肌原细胞移植疗法:根据肌原细胞具有融合能力的这一特性,有学者设计一种方法来纠正DMD患者肌膜表达抗肌萎缩蛋白的缺陷,即将正常肌原细胞悬液注入病变的肌组织,宿主的再生肌纤维就可能与正常人的肌原细胞融合,使抗肌萎缩蛋白基因在再生肌纤维上表达,达到治疗目的。目前有许多肌原细胞移植的动物实验文献报道,它是一种比较有希望的治疗DMD的方法,但是它常被免疫系统的反应所限制。Huard等提出用自体真皮成纤维细胞移植来表达生肌分化因子(Myodl),在体外一些表达Myodl的成纤维细胞能够融合并表达β半乳糖苷酶、抗肌萎缩蛋白肌间线蛋白,因此由修饰的成肌纤维细胞获得肌原细胞的成功移植是可行的,但这需要体外的转变率和体内自体成纤维细胞的融合率大大提高。

(2)基因取代:将正常的等位基因移植到DMD患者肌细胞中,移植的基因若能长期表达并产生足够数量和质量的蛋白质,靶细胞则能获得正常的表现型,疾病的临床症状将相应减轻或消失。多年来人们也一直朝着这个方向努力,虽然还是停留在动物实验的水平,但已经取得了一些进展。重组的腺病毒媒介被认为是DMD基因治疗最有前途的病毒载体,对外源性基因的容量大,可有效转染分裂后肌细胞,但它的作用被介导毒性和免疫反应限制。

【预防】　由于迄今为止本症仍无特效治疗办法,病情预后不佳,因此采取预防措施非常重要,主要措施有通过家系分析、血清肌酶的生化测定、肌肉活检及分子生物学方法检出基因携带者,以及应用产前基因检查方法进行产前诊断。

二、强直性肌营养不良症

强直性肌营养不良症(myotonic dystrophy,MD)是一组多系统受累的常染色体显性遗传病。

【病因】为常染色体显性遗传疾病,已经证实其突变的基因位于第19号染色体上,为不稳定的CTG(C胞嘧啶、T胸腺嘧啶、G鸟嘌呤)三联密码序列重复,患者串联重复序列CTG明显扩展所致。正常人只有5~27个重复序列,而患者则在50个以上。发病机制不清,近年来认为是由于细胞膜功能异常所致。

【病理】肌活检显示肌核数目增多,可见环状纤维。肌细胞坏死和再生并不突出。

【临床表现】常在青春后期20~25岁起病,男性多于女性。主要临床特点为受累骨骼肌萎缩、无力、强直,全身骨骼肌均可受累。开始表现为手和足部无力、萎缩,特别是足背屈和腕关节无力。整个病程进展缓慢,当疾病发展至面肌、颞肌、咬肌和胸锁乳突肌时,患者出现面部消瘦,颧骨隆起,双上睑下垂,闭目不紧,唇厚而微张,呈典型的“斧头脸”;颈部消瘦,细长而微前屈,称为“鹅颈”;部分患者可出现构音不良和吞咽困难。

肌强直症状较肌无力、萎缩为轻。叩击前臂肌、手肌、舌肌可出现,以屈肌群明显,放松困难。

本病是一组多系统受累的疾病,因而可出现各种临床症状。心肌损害表现为心律不齐和心脏传导阻滞;约90%以上患者伴发白内障、视网膜病变;约半数患者出现智能低下;内分泌系统损害表现为男性早秃和睾丸萎缩,女性月经不调和不育等;胃肠平滑肌受累表现为食管蠕动减慢,胃扩张等。

【诊断】根据肌强直、肌萎缩的特点,伴有心脏、内分泌、眼部等多系统损害,且肌电图出现典型的肌强直放电,DNA分析出现异常的CTG重复,可以确诊本病。

【治疗】　目前主要应用对症治疗。

1.苯妥英钠　降低膜兴奋药物。0.1g,3次/d。注意其不良反应,定期复查血药浓度。

2.普鲁卡因　胺稳定肌纤维膜,使肌肉活动后不发生反复的动作电位,1g,4次/d。

3.治疗肌萎缩和肌无力　肌生注射液、苯丙酸诺龙、维生素 B、维生素 C、维生素 E、激素等促进蛋白质的合成。

第三节　多发性肌炎(polymyositis)

多发性肌炎(polymyositis)是一组病因不清,主要临床表现以四肢近端、颈肌、咽肌无力,肌压痛,血清酶增高为特征的弥漫性肌肉炎症性疾病。若同时累及皮肤,则称为皮肌炎。发病率为 2~5/10 万。

【发病机制】目前认为本病属于自身免疫性疾病:①部分病例合并类风湿关节炎、系统性红斑狼疮、干燥综合征等;②可于感染后起病;③肌肉浸液可以造成动物模型;④患者的淋巴细胞可以破坏骨骼肌细胞;⑤可伴发肿瘤(肿瘤的远隔效应)。所以这些都支持有免疫因素的参与。PM、DM 为免疫因素引起的肌肉炎性疾病,细胞免疫和体液免疫激活的免疫过程以及其他因素起着重要作用,但两者在免疫机制上存在一定差异。

一般认为,DM 是体液免疫激活的免疫过程,导致补体激活、膜攻击复合物形成,产生毛细血管微栓塞,累及肌纤维、皮肤、肺、心脏及胃肠道。肌束周肌纤维萎缩的肌肉损害,可见 B1 淋巴细胞而非 T 淋巴细胞浸润,表皮下及肌肉的微血管 C5b9 补体沉积,因而认为,DM 的肌肉损害继发于血管病变。患者血清中出现抗氨基酰 tRNA 合成酶抗体,如抗 JO1、PL7、PL12 以及抗 KJ 抗体、抗 SRP 抗体。

PM 为抗原直接作用 MHCI 限制性细胞毒性介导的免疫反应,其中主要由 CD8+ fT 细胞发挥毒性作用。炎性细胞攻击肌纤维,T 细胞多于 B1 淋巴细胞,其中 CD8+细胞多于 CD4+。细胞,释放引起肌纤维坏死的物质,如穿孔素(perforin)、肿瘤坏死因子 α(TNFα)和粒酶(granzyme)等。引起上述免疫反应的刺激物尚不十分清楚。

有人推测 DM 的刺激物为一血管内皮成分的抗原,在 PM 是肌纤维膜表面抗原,且与 CD8+T 细胞 MHC 分子 1 级结构有关。细胞因子、炎性因子及趋化因子是炎症反应和免疫调节中的重要分子,在 PM、DM 的肌肉组织中可检测到白细胞介素 la(ILla)、ILlβ、转移生长因子 β(TGFβ)、巨噬细胞炎症蛋白 la(MIPla),说明促炎症细胞因子在 PM、DM 发病中也有一定作用。关于遗传因素与 PM、DM 的关系、环境因素的致病作用尚未阐明,因此其发病机制尚不清楚,仍需深入研究。

【病理】肌细胞肿胀,横纹消失,有灶性或弥漫性坏死,肌纤维粗细不均有萎缩有肥大;间质内大量淋巴细胞浸润。皮肤病理以真皮水肿和血管周围淋巴细胞浸润为特点。肌肉活检的病理改变是本病诊断的重要手段。

【临床表现】任何年龄均可以发病,伴恶性肿瘤的多发性肌炎一般发生在 50 岁以后。起病分为急性、亚急性和慢性。

PM、DM 由于临床症状复杂,以及与其他系统疾病的重叠而分类困难,早期曾被分为六类,目前增加了无肌炎的 DM 这一实体,即分为 PM、DM,儿童型 PM、DM,与结缔组织病有关的 PM、DM,与恶性肿瘤有关的 PM、DM,无肌炎的 DM 七种类型。PM、DM 临床表现多样。DM 时可有皮疹，典型皮疹表现为淡紫色或暗紫色水肿性斑疹，多呈对称性分布于眼睑、面颊、颈背部，Gottron 征表现为掌指或指间关节、肘、膝关节伸面的紫红色或红色斑丘疹，尚可有异色变、皮肤过度角化、技工手、甲沟毛细血管扩张、光敏性皮炎等表现；肌肉症状表现为对称性四肢近端肌肉力弱，累及延髓支配肌肉时出现构音不清、声音嘶哑、吞咽困难，尚易累及颈肌 四肢远端肌肉，少数可累及呼吸肌，有肌痛的患者只占30%；心肌症状包括传导异常、心律失常、心肌炎、充血性心力衰竭，有时可作为 PM 的首发症状，造成诊断困难；间质性肺部疾病包括间质性肺炎、肺纤维化及弥漫性肺泡损伤，是本病的一个常见而严重的并发症；胃肠道症状包括胃肠张力低下、反流、排空延缓及蠕动减慢。对于以心肌、呼吸障碍、消化道症状首发的病例需要进一步深入研究。

【诊断】

(1)部分患者病前有感染史，或合并皮肤或结缔组织损害，或有恶性肿瘤史。

(2)四肢近端肌无力伴压痛，对称或不对称。可侵犯咽喉肌、呼吸肌及颈肌，可有肌肉萎缩，有或无皮疹。

(3)血清肌酶增高：CPK、LDH 均增高，尤以 LDH 敏感。

(4)肌电图：插入电位延长、短时限的多相电位和重收缩时的病理干扰相低电压、纤颤电位等。

(5)肌活检：炎性细胞浸润，肌纤维变性、坏死、再生和血管内细胞增生。典型的 PM、DM 血清 C K 重度或中等度升高，但慢性发病者及老年人升高不显著，肌电图虽是诊断PM、DM 的必要条件，但部分患者表现为神经源性：EMG 或缺乏特异性改变，肌肉病理的炎性细胞浸润仅见于 50%患者，因此仍需进一步探索诊断标准。PM、DM.中已检测到的抗体，其特异性或检出频率低，有关敏感而特异的抗体检查仍在期望中。

【治疗】

1. 肾上腺皮质激素治疗 甲泼尼龙 1g/d 静脉注射 [儿童 30mg/(kg·d)]，使用 3~5d后，改换为泼尼松口服。泼尼松作为标准治疗，0.5~1.5mg/(kgg·d)，或 40~60mg/d(儿童剂量为 l~2mg/(kg·d))达到最大疗效后缓慢减量，减至 5~10mg/d 后持续服用 1 年。激素的应用使病死率从激素治疗前的 50%~70%降至 14%~22%。

2.免疫抑制药治疗 激素效果不好或无效者。硫唑嘌呤、环磷酰胺等。细胞毒性药物包括甲氨蝶呤(MTX)、硫唑嘌呤(AZT)、环孢霉素 A(CSA)等。MTX 剂量由 5mg 开始，每周增加 5~25mg，每周 1 次静脉注射，口服时由 5~7.5mg 起始，每周增加 2.5~25mg，儿童剂量为 1mg/kg。AZT 使用剂量为 50~100mg/d，或 2~3mg/(kgg·d)，达到疗效后以 25mg 剂量减量，维持量 25mg/d。CSA 使用剂量为 2.5~5mg/(kgg·d)，通常为 4mg/(kgg·d)，使血液浓度维持在 200 300ng/ml。

3.人血丙种球蛋白 静脉注射免疫球蛋白(IVIG)剂量为 400mg/kg，连续使用 5d，以后可每月注射。也有学者报道，应用大剂量 IVIGlg/(kgg·d)，连续 2d，每月 1 次，连续使用4~6 个月，可使难治性 PM、DM 获得明显疗效。

4.血浆置换治疗 对于激素和免疫抑制药无效者可选用此疗法。

5.中药治疗 如雷公藤等。

治疗的理想标准应该是主要 I 临床症状肌肉力弱及皮疹消失,CK 水平恢复正常,激素完全撤除。但不是每个患者都能达到这一标准,因此需要一个现实的实际标准,即临床症状明显减轻,使用最小的激素维持量,CK 正常或下降,皮疹减轻。但有时临床症状减轻与 CK 下降不平行,或力弱有恢复而皮疹不减轻,因此如何确定治疗标准以评定疗效和正确选择治疗还需要进一步研究,是否不以临床改善作为主要判断,是否监测 CK 变化而不以 CK 正常作为治疗标准,是否不以皮疹消失作为用药标准。另外,本病的治疗通常联合应用免疫抑制药和细胞毒性药物,如何选择一线、二线药物治疗?一般说来,对激素反应好的 PM、DM,应选择激素+细胞毒性药物治疗;对激素抵抗的 PM、DM 应选择细胞毒性药物、免疫调节药、IVIG 治疗;对激素依赖的 PM、DM,应选择细胞毒性药物;对激素、细胞毒性药物均抵抗的 DM、PM,应选用甲泼尼龙+细胞毒性药物,如 MTX+CSA、IVIG 治疗。关于不同类型 PM、DM,难治性 PM、DM 可首选 IVIG、PRED+CSA、CSA+IVIG,儿童型 DM 选用甲泼尼龙,合并有肺间质病变时选用环磷酰胺,皮炎治疗选用羟基氯喹、MTX、IVIG,钙盐沉着时加用阿仑磷酸钠、丙磺舒。

第四节　线粒体肌病及脑肌病

原发性线粒体肌病是由于遗传基因的缺陷,使线粒体内代谢中所必需的酶或载体缺乏的或活性降低,引起三羧循环和氧化磷酸化代谢障碍而造成多系统损害;病变侵犯骨骼肌为主的称线粒体肌病,侵犯骨骼肌和中枢神经系统称线粒体脑肌病。自 1962 年 Luft 等报道了 1 例 35 岁的线粒体肌病以后,陆续有许多病例报道,提出了线粒体结构异常这组疾病有线粒体肌病和脑肌病的概念,临床表现多样,发病年龄从婴儿到成人,以前报道到 40 岁,近期文献报道有 60 岁发病。

【病因及发病机制】线粒体 DNA(mtDNA)有其自己的基因组,它编码 2 个 tRNA,22 个,RNA 及其线粒体呼吸链和氧化磷酸化系统中 67 个亚基中的 13 个亚基,其余亚基由核 DNA(nDNA)编码。如果 mtDNA 发生突变,则不能编码线粒体在氧化代谢过程中所必需的酶或载体,因此糖原和脂肪酸等底物不能进入线粒体,或不能被充分利用,最终不能产生足够的 ATP 而导致细胞功能减退甚至坏死,临床上表现出各种各样症状。

线粒体的遗传特性为①母系遗传:由于线粒体主要存在于卵母细胞中,所以只有母亲携带的突变 mtDNA 将传给所有的子女,但只有女儿继续传递给后代;②mtDNA 突变的异质性:同一细胞和统一组织内,同时存在野生型 mtDNA(无突变的正常 mtDNA)和突变型 mtDNA,两者比例在同一个体的不同组织或同一组织的不同细胞间有很大差异,因此决定了复杂多样的临床表型;③阈值效应:临床表型取决于组织内或细胞内突变 mtDNA 所占的比例以及该组织对能量需求的依赖程度,即阈值效应;④分离比例:细胞在进行有丝分裂时,子代细胞中突变性和野生型 mtDNA 的比例可能发生变化,因此临床表现也可能发生变化;⑤mtDNA 的突变率高:由于 mtDNA 是游离的,缺少蛋白质的保护,又处在一个氧化还原的环境中,故 mtDNA 复制中较易出现错误;另外,线粒体内 DNA 修复能力较弱,可使更多的突变传递到下一代。MELAS 型 mtDNA3243 位置上发生了点突变,少数发现在 3271 或 3302 位置上有点突变。

【临床表现】根据临床表现可分为以下几种类型:

1.线粒体肌病(pure mitochondrial myopathy) 表现为四肢近端无力,呈肢带综合征表现,轻度活动和劳动后肌肉疲劳和肌无力,时轻时重,休息后可恢复。40%肌压痛,无晨轻暮重现象,很少有肌萎缩,四肢肌无力可长期存在,任何年龄均可发病。部分患者伴有周围神经受累表现,临床上常被误诊为多发性肌炎、进行性肌营养不良和重症肌无力,但对新斯的明往往不敏感。

2.线粒体脑肌病(mitochondrial encephalomyopathy)

(1)CPEO 型 (慢 性 进 行 性 眼 外 肌 麻 痹 型 ,chronic progressive external ophthalmoplegia):①进行性眼外肌麻痹症状;②对胆碱酯酶类药物无效。

(2)KSS 型 (:Kearns-Sayre Syndrome)或(CPEO-plus 慢性进行性眼外肌麻痹叠加综合征):①完全型:20 岁以前发病, 且眼外肌麻痹+视网膜色素变性+心肌传导阻滞三联征;②不完全型:眼外肌麻痹+三联征两项中的一项;③两型都具备身材矮小、智能减退、神经性耳聋等症,脑脊液蛋白增高,小脑性共济失调。

(3)MELAS 型 (线 粒 体 脑 肌 病 伴 乳 酸 血 症 和 卒 中 样 发 作 征 ,mitochondrial encephalomyopathy,lactic acidosis and stroke-1ike episodes)1984. 年 Pavlakis 首先报道了 MELAS 综合征。作为一种独立的线粒体疾病让人们认识常见的特征:线粒体脑肌病,乳酸血症和反复的脑卒中样的发作。①卒中样发作,尤其在年轻人,CT 和 MRI 的脑缺血性病灶有层状坏死样特征性改变。②乳酸、丙酮酸血症。③下列三者中的两种表现:局灶或全身性癫痫、痴呆、反复发作的头痛和呕吐。④头颅 CT 及 MRI 表现:单侧或双侧皮质、皮质下的多发病灶,CT 为低密度病灶,MRI 为长 T1 长 T2 信号,两者均无增强(不强化)效应。多见两侧半球后部即颞顶枕叶皮质多发呈缺血样异常信号。其特点是不按解剖学血管支配分布,累及皮质和皮质下白质,或仅见皮质的层状异常信号。基底核钙化是另一个影像学特征,在 MELAS 型 mtDNA3243 突变类型中约占 54%,对称性,进展性,最常见于苍白球,其次丘脑,齿状核等。⑤脑组织病理:CNS 的改变以出现灶状坏死性病变为特征,病变主要累及双侧半球后部皮质:多位于脑回顶部,其他部位病变轻微,病变周围星形胶质细胞增生,并且小血管异常增多,增生血管管腔大小不等,厚薄不均,颅内大血管未见异常。MELAS 临床表现的卒中样发作,可能就是这些远端的异常血管的局部渗出或循环障碍所致,称线粒体性血管病,与动脉源性梗死范围不同。另一个常见的病理学改变是基底核钙化,尤其是苍白球,其次丘脑,齿状核和间脑,也可以出现脑组织海绵状改变,并累及大脑皮质及脊髓后索和侧索。

(4)MERRF 型(肌阵挛性癫痫和破碎红纤维综合征):①肌阵挛性癫痫发作及小脑性共济失调为特征;②有明确家族史;③身材矮小、智能减退、神经性耳聋;④肌活检可见 RRF。

(5)线粒体肌病、神经病变、胃肠脑综合征(mitochondrial myopathy neuropathy and gastro-intestinal encephalopathy,MNGIE 型):肠切除史,眼外肌麻痹,周围神经传导速度减

慢,CT:大脑白质散在低密度区等临床特点。

(6)其他:有文献报道将 Alpers 病(家族性原发性进行性灰质萎缩症),Leber。病(遗传性视神经网膜病),Menkes 病(卷发易断,低铜血症,智能障碍和癫痫),Leigh 综合征(亚急性坏死性脑脊髓病)等伴有 mtDNA 缺陷的疾病均归为此类。

【辅助检查】

1.肌电图 多数为肌源性损害,少数可见神经源性改变或两者兼有,偶见线粒体脑患者肌电图正常。

2.血乳酸、丙酮酸最小运动量试验 安静状态下乳酸值大于 2.0 nmol/L 为异常,特别是运动后乳酸值升高更有意义。运动后 10min 不恢复正常或运动前后乳酸值对比升高 4.0nmol/L 以上为异常,80%以上出现阳性。

3.血清肌酶的测定 约 30%的病例出现 CPK 和(或)LDH 升高。

4.肌肉活检 需要同时进行光镜及电镜的检查。肌肉的病理改变为病变肌纤维在 MGT 染色(改良 Gomori 三色染色)切片上出现 RRF,琥珀酸脱氢酶(SDH)染色呈阳性深染,电镜下可见肌膜下或肌原纤维间大量线粒体积聚,线粒体大小和形态明显异常,线粒体内出现类结晶样包涵体或嗜锇小体。

【诊断】应结合临床表现,以血乳酸、丙酮酸最小运动量试验为筛选,最终确诊通过肌肉活检。

【鉴别诊断】应首先除外其他器质性病变造成的线粒体功能障碍;此外须与重症肌无力、多发性肌炎、进行性肌营养不良等疾病鉴别。

【治疗】对于本病的根本治疗方法为基因疗法,或补充所缺少的酶或载体,但目前尚在实验之中。可采用酶调解药物治疗。辅酶 Q10 可使乳酸和丙酮酸水平降低;维生素 B2 对累及脂质代谢的患者有效;激素可减轻乳酸中毒的症状;应用维生素 C 4~5g/d+维生素 K320~80mg/d 药物等可改善症状,主要是改善复合体Ⅲ缺乏的治疗。

第五节　离子通道病

周期性瘫痪为一组骨骼肌兴奋性障碍疾病,临床表现为突发性、迟缓性瘫痪或肢体肌肉力弱,持续数小时或几周。发作间歇期完全正常,仅少数患者有持续性肌无力。按照发作时血钾水平的不同,可分为:①低血钾型周期性瘫痪(hypoPP);②高血钾型周期性瘫痪(hyperPP);③正常血钾型周期性瘫痪(normoPP)。

一、低血钾型周期性瘫痪

【病因及发病机制】 由 Cavare 于 1863 年首次描述,后证实为常染色体显性遗传,编码电压门控离子通道的钙、钠和钾通道的基因突变都可导致 hypoPP 的发生。大多数家系由位于 1q31~32 的钙通道基因 CACNI,A3 错意突变引起;10%家系由位于 17q22~24 的钠通道基因 SCN4A 的错意突变引起；还有个别家系存在钾通道辅助亚单位.MiRP2（KCNE3）基因突变；此外,另有 15 % 的病例未发现上述突变。但本病外显率不高,约为 1/10 万,国内报道散发病例较多。

周期性瘫痪的迟缓性瘫痪是由于骨骼肌电兴奋性短暂丧失所引起。在发作期,受累肌细胞从正常的 -90mV 去极化至 -50~-60mV。去极化使 Na 通道失活,从而阻止了动作电位的产生和传播。

【病理】肌纤维的空泡化是所有形式的周期性瘫痪的特点,但最常见于低钾性周期性瘫痪,在自发性或诱发发作阶段取材空泡更突出。发作间期,尤其发作时间短的病例可能没有异常。电镜下,大空泡的壁可能显示为连续的 T 管膜。管聚集是周期性瘫痪肌肉活检的另一特点。此外,各种非特异改变也可见到,尤其在电镜下,甚至有人报道过靶纤维,或至少是靶样纤维。在一些患者,超微检查揭示数量较多的同心的板层体,这些结构是中空的圆柱体,伴有纤维板层形成的壁。相似的情况,丝状体可在一些患者中见到。偶尔,可见线粒体异常,包括 intracristal paractystalline array 的存在。各种胞浆内质网和 T 管的异常可见,可能是空泡发展的早期阶段。脂褐质可能增加。

【临床表现】通常在青春期时开始发病,但严重病例也可发生于儿童期,任何年龄均可发病,以 20~40 岁多见。发病前可有肢体酸胀、胀痛、麻木、多汗、少尿和口干等症状。一般在夜间睡眠后或清晨起床时突然发现肢体不能活动,肌肉可有酸胀痛及麻木感。四肢软瘫,肌张力低,腱反射减弱或消失。少数严重病例可发生呼吸肌麻痹。症状常于数小时达高峰,肌无力则多持续数小时至数天。通常无感觉障碍,但有部分患者感觉麻木或轻度感觉减退。腱反射减退或消失。发病期间可有心率变慢、期前收缩和血压升高等,可完全恢复。过量进食糖类、剧烈运动后、感染、创伤、情绪激动、月经、受凉、抑郁、饮酒等均可诱发本病。

本病虽为常染色体显性遗传,但部分家系女性患者到晚期只表现为近端肌病,而从无力弱发作。对周期性发作的患者发作频率可能终生仅几次发作,也可能每天发作。永久性近端力弱常见,有些症状如上楼力弱、从椅子上站起困难等通常出现在 40 岁或 50 岁左右,进展非常缓慢。CK 正常或轻度升高。

【辅助检查】

1.低钾型周期性瘫痪　最特异的是发作时血钾降低（<3.0 mmol/L）,补钾后临床症状改善。发作时尿钾也减少。

2.出现典型的心电图改变　P-R 及 QT 间期延长,QRS 波群增宽,ST 段降低,T 波变平,出现大的 U 波,与 T 波融合,心律不齐少见,严重时可出现传导阻滞。发作间歇期示见 T 波平坦,P-R 间期、ORS 时间及 QT 间期延长。

【诊断】根据四肢近端及躯干肌肉的周期性、迟缓性瘫痪,腱反射减弱或消失,血清钾低,心电图改变和钾盐治疗效果好可明确诊断。对可疑者,尚可做葡萄糖耐量试验,即口服 100g 葡萄糖,30min 后观察肌力、血钾、心电图改变,如口服葡萄糖试验阴性,尚可用 50~100g 葡萄糖加胰岛素 5~10U 静脉滴注后观察上述指标,但事前应取得患者及家属的了解和同意,并作好可能发生呼吸肌麻痹和心律不齐的准备。

【治疗】

1.补钾　为最有效的治疗,轻度力弱时.口服 10%氯化钾或 20%枸橼酸钾 10~20ml,3 次/d,共 3d;病情严重者,可静脉补钾 30~40mmol/L 加入 1~1.5L 液体内,每 1~2h 查肌力,并观察心电图直至恢复。

2.预防发作　应避免上述各种诱因,限制糖类饮食,防止胰岛素突然波动.给予低钠高钾饮食。应用碳酸酐酶抑制药乙酰唑胺 125mg,3 次/d。可防止发作。其机制尚不清楚。

3.合并甲亢的周期性瘫痪　有报道用 β–受体阻滞药如普萘洛尔治疗,防止甲亢时交感活动,因交感神经活动可增加 K+进入细胞内。

二、高血钾型周期性瘫痪

【病因及发病机制】　由 Tyler 于 1951 年首次报道,后发现其为常染色体显性遗传,由位于 17q22~24 的钠通道(SCN4A)基因突变引起。T704M and M1592V 是两个最常见的突变,占已发现突变的 2/3。基因突变使钠通道快速失活的完全性遭到损害,或改变其电压依赖性。野生型通道的失活在完全去极化时接近 100%,例如,可能只有 0.1%或更少的野生型钠通道开放。但在基因突变以后,相同情况下会有 1.5%~5 %的钠通道持续开放,这足以使膜电压慢性去极化。由于这种异常的去极化,肌纤维失去兴奋性,无法产生动作电位。但高钾性周期性瘫痪时常伴有肌强直,有人推测由突变通道的失活阈值升高引起。

【病理】基本同于低钾性周期性瘫痪。但聚集在高钾性周性麻痹中更突出,可能是主要的组织病理学发现。

【临床表现】与低钾性周期性瘫痪相比,高血钾性周期性瘫痪起病更早、发病更频繁,但每次发作持续的时间短,症状轻。多在 10 岁前起病,男女均可受累,男性重,成年后发作次数逐渐减少或消失。典型的表现为剧烈运动后休息时发病,往往从下肢近端开始,然后波及上肢和脑神经支配的肌肉,常伴有肌肉痛性痉挛。发作持续时间不等,症状重时达数十分钟,大部分在 1~2h 后消失,通常短于低钾性周期性瘫痪的发作时间。发作频度自每天 1 次到 1 年数次不等,多在白天发作,运动、寒冷、饥饿、精神紧张、感染、全身麻醉可诱发。口服氯化钾也可诱发本病。腱反射减低或消失,可引出 chvostek 征。

本病可合并肌强直症状,出现动作性肌强直、叩击性肌强直、寒冷时加剧,但肌强直症状与肌力弱并无明显关系,有些患者肌强直症状比肌力弱重,另一些患者则表现为肌力弱。

【辅助检查】

(1)血钾升高(>5mmol/L),一般可达 6~8 mmol/L,但尿钾不升高。发作间期血钾浓度正常。

(2)少数患者心电图上出现高钾表现。

(3)肌电图:肌肉完全麻痹时,肌电图上无运动单位电位,轻度力弱时运动单位时限缩短,数量减少。发作期尚可出现肌强直电活动及肌强直样电活动。有些作者还报道有纤颤电位及正相电位。

【诊断】根据发作性肌无力、血钾含量升高和家族史阳性可以考虑该病。如诊断仍有

困难,可做下列试验:

1.钾负荷试验 成人口服 4~5g 氯化钾,如为本病,患者服后 30~90min 内出现肌无力,数分钟至 1h 达高峰,持续 20min~ld。

2.运动诱发试验 让患者蹬自行车,并加有 400~700kg 的阻力,持续 30~60 min,停车后 30min,如诱发肌无力伴血钾升高可以诊断该病。

3.冷水诱发试验 将前臂浸入 11~13℃水中,如为本病,患者 20~30min 后可诱发肌无力,停止浸冷水 10min 后可恢复。

【治疗】发作轻、时间短者一般不必治疗。严重发作时可静脉推注 io%~20%葡萄糖酸钙液 10~20ml;也可滴注 10%葡萄糖液 500ml 和胰岛素 l0~20U;口服氯化钠和糖;亦可用氢氯噻嗪 250mg,3 次/d,口服乙酰唑胺 250mg,3 次/d;间歇期须防止钾的摄入。

三、正常血钾型周期性瘫痪

【病因】呈常染色体显性遗传,也有散发病例报道。据国内统计,本病占周期性瘫痪患者的 3.5%。其致病基因位点尚未明确,仅有 2 例 normoPP 被证实分别发生 Thr704Me 和 Metl592Val 突变,而这两个突变更常引起 hyperPP。国内郭氏等报道了 3 个突变。

【病理】 同"高血钾性周期性瘫痪"。

【临床表现】 少见,多首发于 10 岁以内,男女均可受累。主要为发作性肌无力,多在晚上发生。诱发因素与低钾性周期性瘫痪相似,肌肉麻痹的时间也较长,多在 10d 以上,有的达 3 周。多选择性影响部分肌群(如小腿肌、肩臂肌),有时伴轻度吞咽困难和发音低弱。部分患者平时极度嗜盐,限制钠盐的摄入或补充钾盐均可诱发,补钠后好转。

【辅助检查】血清钾浓度正常。

【诊断】根据发作性无力和血清钾正常可以诊断,如有困难可做钾负荷试验,口服氯化钾或其他钾制剂,如为本病可出现肌无力而血钾正常。

【治疗】可在发作时补充钠盐,部分患者间歇期给予 9-α 氟氢皮质酮 0.1mg 和醋氮酰胺 250mg/次,4 次/d,可预防发作。

第六章　中枢神经系统感染

中枢神经系统感染指病原微生物侵入中枢神经系统,引起脑膜或脑实质的炎症反应而造成的机体损害。其病原体包括细菌、病毒、螺旋体、立克次体、真菌及寄生虫等,其他非感染性因素,如化学刺激、毒素、过敏反应等也可引起类似的脑部炎症反应。

脑部炎症性疾病可分为两大类:①凡感染或炎症反应累及软脑膜者称为脑膜炎;②病原体侵犯脑实质引起的炎性反应成为脑炎。但临床上两者难以截然分开,故有时称为脑膜脑炎。

第一节　结核性脑膜炎

结核性脑膜炎(tuberculous meningitis,TBM),简称结脑,是由结核杆菌感染所致的脑膜和脊髓膜非化脓性炎症。约 6 %结核病侵及神经系统.,主要发生在婴幼儿及青少年。神经系统结核病的高危人群包括艾滋病患者,经常接触结核传染源者,酒精中毒和营养不良者,流浪者,长期用类固醇治疗或因器官移植而用免疫抑制药者,其他部位结核病已进入抗结核治疗的患者,高热,外伤,妊娠,传染病等。

【发病机制】结脑发病过程通常是粟粒性肺结核时,结核杆菌可随血行播散到脑膜及脑。婴幼儿结脑往往因纵隔淋巴结干酪样坏死溃破到血管,结核杆菌大量侵入血循环,在脑部及脑膜下种植,形成结核结节,以后病灶破裂,大量结核菌蔓延及软脑膜、蛛网膜及脑室引起结核性脑膜炎。

【病理】主要病理改变为脑膜广泛性慢性纤维蛋白渗出性炎症,混浊,充血,形成粟粒样结节。脑膜炎症广泛,尤其是脑基底部、willis 动脉环、脚间池、视交叉及环池等处,脑皮质、脑血管、脊髓、脊髓膜、脑神经等都有结核病变。脑膜增厚,粘连,压迫颅底脑神经及阻塞脑脊液循环通路,引起脑积水。脑膜血管因结核性动脉内膜炎及血栓形成而引起多处脑梗死及软化。尸检发现,脑基底部渗出物 100%,脑积水 71%,于酪样坏死 68%,脑梗死 35%。

【临床表现】

1.一般表现　四季散发,冬春季多见。急性或亚急性起病,病程长,其自然病程发展一般表现如下:

(1)病初表现为低热,盗汗,食欲减退,轻度头疼,精神萎靡,全身无力;也有以高热、剧烈头痛起病者。

(2)经 1~2 周病情加重,头痛加剧伴呕吐,出现颅压增高和脑膜刺激征,颈强直,克尼格征及布鲁金斯征阳性,颅底炎性渗出物的刺激、粘连、压迫可致脑神经损害,以动眼、外展、面和视神经最易受累,出现相应症状和体征。有的未发现肺部病变而只发现中枢神经系统结核。

2.脑实质损害症状 病情未得到及时恰当治疗,再经 1~2 周,病情进入晚期,并有脑实质损害症状:

(1)精神症状:萎靡,淡漠,谵妄或妄想。

(2)部分性或全身性癫痫或癫痫持续状态。

(3)高热 40~41℃,惊厥。

(4)不同强度的意识障碍,最后因脑疝而死亡。

(5)卒中样瘫痪,多因结核性动脉炎所致,出现偏瘫、交叉瘫、四肢瘫和截瘫等,慢性瘫痪由结核球或脑脊液蛛网膜炎引起。在疾病过程中,炎症扩散到脊髓蛛网膜,引起脊髓神经根病变,或因黏稠的渗出物包绕脊髓,导致完全性或部分性脊髓腔阻塞,出现截瘫,偶为四肢瘫。

【辅助检查】

1.脑脊液检查进展 50%~70% 患者有颅内压增高,外观无色透明或呈黄色及毛玻璃样,静止数小时常有白色纤维薄膜形成。常规检查可见白细胞轻到中度增多,以淋巴细胞为主,但在疾病初期或严重病例多形核细胞可增多,蛋白轻至中度升高,通常为 1~2g/L,糖和氯化物降低比其他性质脑膜炎更明显, 一般氯化物低于 109.2mmol/L, 葡萄糖低于 2.2 mmol/L。抗酸杆菌染色可鉴定细菌,结核菌培养是诊断结核性感染的金标准,但阳性率较低。

近年来,有关结脑的脑脊液检查国内外开展许多新项目,现介绍如下:

(1)细胞学检查:CSF 淋巴细胞和浆细胞阳性率明显增高,是结脑早期的一个重要特征,若能结合生化检查和临床表现,可为 TBM 早期诊断提供有力依据。

(2)病原学检测:CSF 分离抗酸杆菌仍然是确诊结脑最直接可靠的方法,反复送检可提高阳性率。

①直接涂片法:该方法最为简单经济,但敏感性、特异性较差,在一般离心沉渣中难以收集到结核杆菌, 阳性率约 10%。采用漂浮浓集法和离心浓集法, 可是阳性率达到 92.9%和 62.5%,取 CSF 净值 24h 后形成薄膜涂片镜检阳性率可达 91%。

②结核杆菌培养:优点是直观,可作进一步鉴别以及药敏和毒力检测。但结核杆菌生长缓慢,培养需 4~8 周,且阳性率在 20%~30%,用改良的 Levinson 析出法,阳性率可达 85.5%~93.7%。

③聚合酸链反应(PCR):检测分枝杆菌 DNA,其敏感性及特异性明显优于以往病原学检查常见的抗酸染色法及结核菌培养,国外报道其敏感性可高达 98%~100%,特异性为 62.6%~98%,国内报道低于国外。PCR 阳性可在发病第 2 天至治疗 6 个月查到。目前存在的最大问题是易出现假阳性结果。

2.脑脊液检查生化分析

(1)乳酸:许多学者对 CSF 乳酸(CSF-LA)测定评价较高,认为是鉴别细菌性和病毒性脑膜炎的重要方法。以 3.125mmol/L 为正常值界限,TBM 的 CSF-LA 含量显著增高。

(2)氨基酸:脑组织中起递质作用的游离氨基酸,其浓度在 CSF 中可反映出来,TBM 的 CSF 中 GABA,甘氨酸.色氨酸显著增加,亚硝酸盐和它的前体精氨酸,高半胱氨酸也显著增加,苯丙氨酸增加,氨基乙磺酸及 VitBl2 降低。临床可以根据这些重要生化指标变化设计治疗方案。

(3)酶源性测定

①腺苷脱氨酶(ADA):ADA 是与机体细胞免疫有密切关系的核酸代谢酶,与 T 淋巴细胞增殖、分化密切相关。CSF-ADA 活性在 TBM 患者明显升高,阳性率可达 80%~90%,可作为 TBM 早期诊断指标之一,其敏感性达 83.3%,特异性达 85.3%。

②乳酸脱氢酶(LDH):LDH 在体内分布广泛,脑组织中含量较高,是反映疾病的敏感性指标,相应的特异性很低,但 LDH 的同工酶可增加其特异性,在 TBM 患者 LDH4 活性增高,化脓性脑膜炎 LDH3 活性增高,病毒性脑炎 LDH2 和 LDH1 活性增高。

③其他:CSF 中腺苷酸激酶,谷氨酸脱羟酶,GABA~T,谷氨酸脱氢酶(GLDH)的水平也可鉴别 TBM 和化脓。

3.脑脊液检查免疫学检测

(1)细胞免疫检测:结核杆菌是细胞内寄生菌,故人体抗结核菌的免疫能力主要依靠单核吞噬细胞和 T 细胞协同作用的细胞介导免疫。CSF 中活性 B 细胞(ABL)在发病早期出现率高,阳性率 65.5%。特异抗体稍后出现,CSF 细胞数与淋巴细胞中 ABL 百分率在病理中存在正向关系, 这对 TBM 的早期诊断有一定的辅助作用。用酶斑免疫结合技术(ELispot),从体外检测 CSF 中 BCG 特异性 IgG 抗体分泌细胞,总阳性率 91.7%,而其他颅内炎症无阳性发现,因此对 TBM 有特异性诊断作用。

(2)体液免疫检测:正常 CSF 中主要含有 IgG 和少量的 IgA,不能测出 IgM。在 TBM 时,CSF-Ig 系列指标明显升高, 脑脊液清蛋白增高率达 100.0%,24h 鞘内 IgG 合成率(IgG-Syn)明显增高,且与病情严重程度有关,IgG-Syn 可作为 TBN 患者病情严重程度,疗效及预后判断的重要指标。

(3)结核分枝杆菌硬脂酸检测:结核杆菌硬脂酸(10-甲基硬脂酸)(TSA)是结核杆菌菌体中特有成分,用气相色谱法检测有很高的敏感性和特殊性分别为 74.6% 和 95.9%,表明 TSA 的检测有助于菌阴 TBM 患者的早期诊断。

(4)结核抗原检测:许多文献报道,ELISA,RIA 或 LPA 法检测 CSF 中的结核抗原,已可成功用于 TBM 的早期诊断,其敏感性为 70.43%~90%,特异性为 95.83%~100%,在治疗过程中动态检测结核抗原含量还可考核化疗疗效。

(5)抗结核抗体检测:常用的检测方法为 ELISA 法,用阿拉伯糖甘露糖脂(LAM,分枝杆菌细胞璧外表面特有的一种成分) 抗原特异性 IgG 抗体 (LAM-IgG), 敏感性 51%~85.2%,特异性 95.9%~100%,故对快速诊断 TBM 有较高应用价值。由于 ELISA 方法检测结核抗原和抗结核抗体本身存在 5% 左右的假阳性或假阴性的可能, 许多学者建议尽可能同时进行抗原抗体检测。

(6)细胞因子检测:包括肿瘤坏死因子(TNFα)、基质金属蛋白酶谱(MMPS)、可溶性白细胞介素 2 受体(SIL-2R)、粒细胞集落刺激因子(G-CSF)刺激因子(G-CSF)检测,都可作为 TBM 的辅助诊断参考指标。

目前,TBM 的 CSF 常规结合 PCR、抗原抗体检测对 TBM 的诊断、病情评估都有较高价值,但一些检测指标的特异性灵敏度尚不令人满意,期待有更好方法问世。

4.神经影像学　CT 和 MRI 均能显示结核病变的性质、部位与范围、判断病型、病期,程度及并发症。

(1)结核性脑膜炎的直接征象:脑池狭窄、闭塞、脑膜强化是结脑特征性影像表现,发现率为 90%~100%。

①CT 可显示渗出物位于脑基底池、外侧裂,使之失去脑脊液密度及解剖轮廓,密度相应增高,伴明显强化,以血管周围强化更明显。MRI 上还可显示硬脑膜增厚及脑池脑裂闭塞,鞍上池,环池及外侧裂闭塞较多见,脑膜及渗出物不能分清,增强扫描示脑膜成条状、斑块状或结节状强化。如果有视力损害,MRI 还可显示视交叉及视神经被基底池肉芽组织增生及渗出物包绕,增强扫描示视神经鞘条状强化,矢状位更明显。

②脑实质粟粒状结核灶,呈小的低密度结节,明显强化,散布于大脑与小脑区。

③脑结核球:基底核、皮质、小脑半球、蚓部 CT 显示低密度病灶,周围水肿,中期干酪样物质可显示略高密度,晚期可显示钙化结节。MRI 显示单发或多发大小不等、类圆形异常信号,T1WI 呈低信号或等信号或等低混杂信号,T2WI 显示高信号、等高混杂信号。MRI增强扫描比 CT 增强扫描显示的信号多,有的可见瘤内出血。

(2)结核性脑膜炎的间接征象

①脑水肿:CT 显示在结核灶周围大量低密度,MRI 则显示长 T1 长 T2 异常信号。

②脑积水:交通性或梗阻性,阻塞部位为导水管及脑室出口。

③脑梗死及血管炎:脑梗死是由于脑基底与脑沟裂内血管狭窄或梗死所致,以大脑中动脉最常见。MRI 还可显示大脑中动脉流空信号消失,血管边缘毛糙,增强可见血管壁点状强化。脑梗死以基底核最多见,其次为丘脑、中脑及脑室周围深部白质,呈长 T1、长T2 信号,还可发现梗死后出血。

④脑萎缩:多为局限性脑萎缩也可有全脑萎缩。

⑤钙化:在结脑后期,约半数在靠近颅底部、鞍区附近出现散在钙化斑点,是与其他细菌性脑膜炎区别的主要依据。脑内结核球早期,中心干酪样坏死区可以出现点状钙化,增强扫描时,周围呈环形强化,再加上中心点状高密度钙化,构成典型结核球靶样症,是在 CT 上识别结核球的重要征象。晚期整个结核球可出现钙化,呈结节状,也可仅见其壁部分出现钙化,呈断续之环状或破碎之蛋壳状。

【治疗】

1.抗结核治疗,治疗原则应遵循早期给药、合理用药、系统治疗的原则,主张足量、长程。

(1)抗结核药物的选择:在选用抗结核药物时,应考虑到其作用是杀菌还是抑菌,能否透过血一脑脊液屏障及对人体的毒性和不良反应等。最有效的一线抗结核药物有异烟肼、利福平、吡嗪酰胺、乙胺丁醇、链霉素。二线药物有对氨水杨酸、乙硫异烟胺、阿米卡星、环丙沙星、环丝氨酸、利福布汀等。主张 3 或 4 种一线药物合用;有时多个一线药物与二线药物合用,尤其是耐药结核菌。Byrd T 和 Zinser P(2001 年)推荐的治疗方案为早期应用异烟肼+利福平+吡嗪酰胺+激素;耐药细菌(耐药发生率>4%)再加链霉素或乙胺丁醇;儿童因乙胺丁醇的视神经毒性作用、孕妇因链霉素对听神经的影响尽量不选用。

(2)抗结核药用药和疗程:由于中国人对异烟肼为快速代谢型,主张对成年人患者加大每日剂量至 600~1 200mg,但应注意保肝治疗。长期应用到临床症状完全消失,CSF 检查完全恢复正常,疗程必须在 1 年半以上方可停药。利福平口服的患者呕吐严重,可用利福贲丁替代。

2.肾上腺皮质激素的应用。目前主张无论是否有结核性脊神经根脊髓病,均需使用,可减少粘连等损害,防止脑神经麻痹、脑积水等并发症。成人可用泼尼松 1mg/(kg·d)或地塞米松 10~20mg;儿童每日剂量为泼尼松 1~4 mg/kg 或地塞米松 8mg(0.3~0.6mg/kg),上述剂量维持 3~6 周,再减量 2~3 周后停药。

3.鞘内注药。对于重症、顽固性或慢性结核可选择全身用药治疗同时辅以鞘内注射。有人主张用异烟肼+激素,有人用地塞米松 5~10mg+α-糜蛋白酶 4 000U。玻璃酸酶 1 500U;每隔 2~3d,1 次,注药宜缓慢;症状消失后每周 2 次,体征消失后 1~2 周 1 次,直至 CSF 检查正常。有人用阿米卡星和左氟沙星鞘内注射治疗多重耐药结核取得很好效果。

4.一般治疗。如颅内压增高选择渗透性利尿药降颅压,及时补充丢失的体液和电解质,加强营养以保证足够的热量。

5.其他疗法。有人治疗儿童 TBM 时加用免疫调节药沙利度胺(反应停),也有人报道用天然及合成抗氧化剂可防止儿童 TBM 进展。

【预后】取决于病情的轻重,治疗是否及时和彻底。婴幼儿和老年人一般预后较差。成人病死率为 15%~20%,晚期病死率高。后遗症有蛛网膜粘连、脑积水、脑神经损害、瘫痪、癫痫、智能减退等。

第二节　细菌性脑膜炎

细菌性脑膜炎又称化脓性脑膜炎,是细菌侵犯脑膜后产生的炎症反应。主要表现在软脑膜、蛛网膜和其间的脑脊液,常与化脓性脑炎或脑脓肿同时存在。化脓性脑膜炎是一种严重的颅内感染,至今病死率和病残率仍然较高。

【病因】脑膜炎最常见的致病菌是脑膜炎双球菌、肺炎球菌和流感嗜血杆菌 B 型,这三种细菌感染占 80%以上,其次为金黄色葡萄球菌、链球菌、大肠杆菌、变形杆菌、厌氧杆菌、沙门菌、绿脓杆菌等。化脓性脑膜炎常见病原菌种类与患者的年龄及发病季节有关。脑膜炎双球菌所致的流脑好发于冬春季,儿童多见;肺炎双球菌脑膜炎好发于老年人,也可见于婴幼儿,流感杆菌脑膜炎好发于 6 岁以下的婴幼儿;大肠杆菌 B 组链球菌是新生儿脑膜炎最常见的致病菌;金黄色葡萄球菌和绿脓杆菌脑膜炎往往继发于腰椎穿刺、脑室引流和神经外科手术后。

【发病机制】化脓性脑膜炎最常见的途径是菌血症引起的脑膜炎。致病菌最开始寄生在鼻咽黏膜上,通过细菌表面的结构进入血管腔。由于这些细菌含有多糖被膜,一旦进入血流就可避免中性粒细胞的吞噬和补体参与。此外细胞还可通过下列途径直接感染脑膜,如先天性神经外胚层缺陷颅骨切开部位、中耳和鼻旁窦疾病、颅骨骨折、外伤引起的硬脑膜撕裂等。脑脓肿偶尔破溃进入蛛网膜下隙或脑室。从而侵犯脑膜。炎症过程产生大量脓性渗出物充满蛛网膜下隙、脚间池、视交叉池和脑室,可导致脑积水。脑底部炎症可累及多组织神经。病原体迅速分裂繁殖.并释放出细胞壁或膜的成分,导致脑膜炎的迅速演变并损伤血管内皮细胞,血-脑脊液屏障通透性增加产生血管源性水肿。大量中性粒细胞进入蛛网膜下隙释放出毒性物质,可引起细胞毒性水肿。脑水肿和脓性渗出物使皮质静脉及某些脑膜动脉损害。脑水肿影响脑血液循环,皮质静脉血流障碍及动静脉炎引起的局灶性脑缺血又加重脑水肿,严重时可因脑疝而危及生命。

【临床表现】多呈暴发性或急性起病。成人与儿童期常表现为发热、剧烈头痛、呕吐、全身抽搐、意识障碍或颈项强直等。病前可有上呼吸道感染史。新生儿与婴儿常有高热、易激惹、嗜睡、呼吸困难、黄疸等,严重者可有抽搐、角弓反张及呼吸暂停等。新生儿病前可有早产、产伤或产前母亲感染史。体检早期可发现脑膜刺激征,但婴幼儿颈强直常不明显,常表现为前囟饱满、角弓反张。肺炎球菌和流感嗜血杆菌感染可在早期出现局部脑体征,表现为持续性脑局部损害和难以控制的癫痫发作。病程稍晚可有脑神经功能障碍,以眼球运动障碍多见,在肺炎球菌脑膜炎的患者中发病率最高。另外可有意识障碍及眼底水肿,颅内压进一步增高可形成脑疝。如发现病程进展快,伴皮肤黏膜淤点或淤斑,并迅速扩大,且发生休克,应考虑流行性脑膜炎球菌脑膜炎,转送传染病院。化脓在病程中可发生多种颅内并发症,如硬膜下积液,多见于2岁以下婴儿;硬膜下积脓常见于青年人,通常伴鼻窦炎或耳源性感染。脑积水、脑积脓、静脉窦血栓形成较少见。同时还可出现全身性并发症,如DIC,细菌性心内膜炎、肺炎及化脓性关节炎。

【辅助检查】

1.脑积液检查　CSF压力增高,外观浑浊、脓样,白细胞散在$(1\sim10)\times10^9$/L,少数病例更高。以中性粒细胞为主,可占白细胞总数的90%以上。有时脓细胞聚积呈块状物,此时涂片及致病菌培养多呈阳性。偶有首次腰穿正常(因发病时间短),数小时后复查变为脓性。蛋白升高,可达1g/L,糖含量降低,可低于0.5mmol/L,氯化物含量亦降低。

2.影像学检查　病变早期头CT或MRI检查可正常,有神经系统并发症时可见脑室扩大、脑沟变窄,脑肿胀,脑移位等异常表现,并可发现室管膜炎、硬膜下积液及局限性脑脓肿。增强MRI扫描时能显示出脑膜渗出和皮质反应。

【诊断】根据暴发性或急性起病的发热、头痛、脑膜刺激征、脑脊液中以多形核白细胞增多为主的炎症变化,即应考虑本病。对于新生儿和婴幼儿有发热伴原因不明的呕吐、精神萎靡、惊厥、囟门饱满及头痛化脓可疑症状时,即使无神经系统客观指征也应尽早甚至反复多次行脑脊液检查以明确诊断。确切的诊断应有病原学依据。除作脑脊液细菌涂片外,应常规进行脑脊液细菌培养。细菌抗原测定技术可作为早期快速诊断的手段。应鉴别的疾病有病毒性脑膜炎、结核性脑膜炎、真菌性脑膜炎及螺旋体脑膜炎。

【治疗】

1.抗生素的选择　因化脓性脑膜炎是内科急症,治疗首先应在维持血压,纠正休克基础上,根据年龄、季节特点,针对性地选择易透过血—脑脊液屏障的有效抗生素,然后根据细菌培养和药敏实验结果调整抗菌药物。过去几十年青霉素对常见的 3 种化脓致病菌普遍具有活性,但近年来,因这些细菌产生对氨苄西林和青霉素耐药的 β–内酰胺酶,而对青霉素族敏感性降低, 但三代头孢对这些致病菌所致的化脓性脑膜炎均有明显效果。但某些高度耐药菌株头孢菌素治疗亦无效,需应用万古霉素。三种常见致病菌引起的化脓首选药物是三代头孢,其中头孢曲松,头孢噻肟和头孢呋辛效果较好。对怀疑有利斯特菌脑膜炎的患者,加用氨苄西林。对免疫功能受损,神经外科手术后,脑室引流或严重颅脑外伤引发的脑膜炎病例,葡萄球菌或革兰阴性杆菌,特别是绿脓杆菌致病的可能性大,应使用头孢他啶和万古霉素。应用抗生素的时间一般为 10~14d,有并发症者相应延长。

2.糖皮质激素的应用　对儿童患者应加用地塞米松 0.6mg/(kg·d),静脉滴注,连用 3~5d,可以减少儿童的听力受损及其他神经系统后遗症的发病率。对暴发性感染的成人患者,如伴有颅内高压,严重菌血症及急性肾上腺功能不全,也应使用类固醇激素地塞米松 10mg/d,静脉滴注,连用 3~5d。

3.其他治疗　有痫性发作者应给予抗惊厥药物;儿童注意避免低钠血症和水中毒,伴有颅压增高和脑肿胀者应用脱水剂。对于合并脑脓肿者,在急性化脓性脑炎阶段以内科治疗为主,有些病例在此阶段给予足量抗生素可以治愈。若不能改善症状可行立体定向脓肿抽吸术或开颅清除脓肿。

第三节　真菌性脑膜炎

近年来由于抗生素、激素、免疫抑制药等的长期广泛应用,肿瘤化疗、放疗和器官移植的开展以及艾滋病的流行,真菌性脑膜炎的患者明显增多。现介绍几种临床较常见的真菌性脑膜炎。

一、新型隐球菌脑膜炎

新型隐球菌脑膜炎分布广泛,主要存在于土壤和鸽等鸟类的粪便中,也可以从正常人体分离出来,对中枢神经系统具有特殊的亲和力。病菌多从呼吸道侵入,先在肺部形成病灶,在经血管扩散到脑或全身;也可以经消化道、皮肤、黏膜或头部血管侵入,个别患者可经腰穿或手术等直接植入而引起脑膜和脑的感染。半数以上感染发生于健康人群,亦好伴发于长期免疫抑制药、激素或抗生素治疗、化疗、放疗、艾滋病、系统性红斑狼疮、严重营养不良和结核病等各类慢性消耗型患者。重症晚期患者的病死率和病残率仍较高,多死于颅内压增高和脑疝。

【临床表现】多呈亚急性起病,少数慢性起病,发热,颅内压增高症状,脑膜刺激征;常出现脑神经损害,导致视力下降,听力下降,眼肌麻痹,吞咽困难和面舌瘫等症状;脑实质受损和脑内肉芽肿形成时,可出现嗜睡、烦躁不安和智能障碍等精神症状,还可有肢体瘫痪和感觉减退等局灶性定位体征,严重者可有意识障碍

【辅助检查】

1.脑脊液检查　外观透明或微混浊,压力、蛋白和白细胞计数增高,糖及氧化物降低。瑞一姬染色极易查到染色深蓝、大小不一、菌体周边带有多芒刺的球形隐球菌,部分可见芽孢生成。墨汁染色可见明亮的菌体荚膜。脑脊液的隐球菌抗原、抗体经查阳性率较高。

2.神经影像学检查　CT或MRI检查显示脑水肿、脑积水和脑局灶性改变。肉芽肿在MRI检查中表现为T1等或略低信号和T2明显高信号。

【诊断】根据亚急性或慢性起病,发热,脑膜刺激征和颅内压增高等临床表现,脑脊液压力、白细胞计数和蛋白增高,糖和氯化物降低,隐球菌检查阳性可确诊。有时须多次送检涂片才有阳性结果。本病应当与结核性脑膜炎、病毒性脑膜炎、脑脓肿和脑内占位病变鉴别。

【治疗】

1.抗真菌治疗

(1)首选氟康唑(大扶康):200~400mg/d,静脉滴注,6周后改为100~200mg/d。因能透过血一脑脊液屏障,不需鞘内注射。

(2)两性霉素B:0.10~0.25mg/(kg·次),1d或隔日静脉注射,可逐渐加量至1mg/kg。同时隔日鞘内注射1次,每日0.1~0.5mg内加适量地塞米松。一般持续用药6周,如病情需要可延长疗程,直到临床症状基本消失和脑脊液检查正常。必要时还可以加服氟尿嘧啶100~150mg/(kg·d)以增强疗效。另外咪康唑、伊曲糠唑也可应用。上述药物均有毒性作用,以两性霉素B较大。主要有高热、剧烈头疼、恶心、呕吐、肝肾功能降低、贫血、静脉炎等。

2.对症治疗　降颅压,防治并发症,注意结核病和弓形虫病的并发;支持疗法等。

二、念珠菌性脑膜炎

由白色念珠菌引起,其病菌广泛存在于尘埃及人类的胃肠道、皮肤和黏膜,多通过皮肤、黏膜、呼吸道或肠道的血行扩散,个别可通过穿刺或脑部手术直接植入而感染脑膜和脑。常见于重症衰竭、恶病质、长期应用抗生素或免疫抑制药的患者,多为重症患者的最后结局,病死率较高。发病可急可缓,以发热和脑膜炎症状为突出临床表现,如有脑脓肿和肉芽肿,可有脑实质损害症状;可有颅压增高表现,晚期患者易发生脑积水和硬膜下积液。脑脊液常规和生化检查与新型隐球菌脑膜炎类似,半数患者脑脊液中可查到白色念珠菌。治疗同新型念珠菌脑膜炎。

三、组织胞浆菌性脑膜炎

组织胞浆菌广泛存在于鸡、鸽和蝙蝠等鸟类的粪便中,经呼吸道进入肺部,然后经血液传播至全身、脑和脑膜而致病;该型脑膜炎多为全身性组织胞浆病的一种伴发症,但既

往病例不多,可能有漏诊、误诊的可能。组织胞浆菌感染多见于健康人,常发热起病,病情呈进行性加重,出现发热、全身酸疼、贫血、肝脾和全身淋巴结肿大等全身症状,还可出现脑和脑膜受损的症状和体征。脑脊液检查与新型隐球菌性脑膜炎相似,真菌检查的阳性率较低,骨髓检查的阳性率高。

四、毛霉菌性脑膜炎

毛霉菌是一种极普通的真菌,常见于果类、淀粉类物质、土壤和腐败植物中,也可为实验室的常见污染菌,健康人的鼻咽部和粪便中常可培养出此菌。一般情况下该菌不致病,只有在免疫衰竭、恶病质以及长期应用抗生素、激素、化疗、放疗等免疫功能低下的患者易发病。真菌常从患者面部、鼻腔、鼻旁窦和眼眶周围组织的化脓性病灶直接扩散或经局部血管入侵脑膜和脑部而致病。可见于任何年龄,多见于糖尿病患者,病前常有应用大量抗生素或激素史。多急性高热发病,伴头疼、呕吐。病侧面部肿瘤、暗红色鼻分泌物,鼻甲有暗红色坏死灶,眼上睑下垂,眼球突出,运动受限,瞳孔散大、固定,角膜反射消失,视力减退或失明,眼底正常或视盘水肿,脑膜刺激征。脑部受损可出现抽搐,偏瘫,精神症状,昏迷等。一般病程持续 1~2 周,如不及时救治常因呼吸、循环衰竭而死亡。脑脊液外观清亮或微浑浊,压力和蛋白增高,糖和氯化物正常,白细胞增高,鼻窦 X 线片或 CT、MRI 检查可见除额窦外的多个鼻旁窦黏膜呈结节状增厚,窦壁骨质呈点状破坏。病变区活检和分泌物中常可找到毛霉菌。治疗以两性霉素 B 和伊曲康唑联合用药为佳。

第四节 脑炎

脑炎是指脑实质受到病原微生物直接侵犯所引起的炎症反应。感染后或疫苗接种后产生的脑脱髓鞘改变引起的脑症状,习惯上称为急性脱髓鞘脑病或散发性脑炎。

各种病毒性脑炎年发病率 3.5~4.7/10 万人口。其中单纯疱疹病毒性脑炎约占 10%,其次为肠道病毒感染。疱疹病毒脑炎中单纯疱疹病毒脑炎(HSE)最为多见,占所有病毒脑炎的 2%~19%,年发病率 3.5~4.7/10 万人口。本病呈散发性,无明显季节性。由于发病急骤,病理检查中在神经细胞和胶质细胞中可见到嗜酸性包涵体,又可见到坏死灶,又称急性包涵体脑炎、急性坏死性脑炎或急性出血性脑炎。

【病因】 目前,已从动物身上分离出 50 余种疱疹病毒,大多数对源于外胚层的细胞具有亲嗜性。能造成人类中枢神经系统疾病的疱疹病毒有单纯疱疹病毒(HSV)、水痘-带状疱疹病毒(VZV)、巨细胞病毒(CMV)和爱泼斯坦-巴尔病毒(EBV)。

【分类】脑炎至今尚无统一分类。按解剖部位可分为大脑炎、间脑炎、脑干脑炎、小脑炎、脑脊髓炎、脑膜脑炎等。按发病形式和病理特点分为出血性、坏死性、脱髓鞘性、包涵体性。按侵犯的病原体分为病毒性、细菌性、真菌性、螺旋体性、寄生虫性、立克次体性。病毒性脑炎按病毒感染种类可分为:

1.虫媒病毒脑炎 包括乙型脑炎、森林脑炎、西尼罗河脑炎等。

2.肠道病毒脑炎 包括埃可病毒性脑炎、柯萨奇病毒性脑炎、灰质炎病毒性脑炎。

3.疱疹病毒性脑炎 单纯疱疹病毒性脑炎、带状疱疹—水痘病毒性脑炎、巨细胞病毒脑炎。

4.病毒感染 亚急性硬化性全脑炎、进行性多灶性白质脑炎、进行性风疹全脑炎、皮质-纹状体-脊髓变性（CJD）、Kuru 病，后两者又称朊蛋白病。

5.其他病毒性脑炎 腮腺炎病毒性脑炎、狂犬病毒性脑炎、麻疹脑炎、风疹脑炎、黄热病脑炎、传染性肝炎脑炎、流行性感冒脑炎、登革热脑炎、尼巴病毒脑炎等。

【发病机制】 根据现代分子病毒学研究的新观点是：在正常情况下，中枢神经系统的血-脑脊液屏障能阻止外源性抗原的入侵，由于中枢神经系统不含淋巴组织、巨噬细胞及潜在的免疫活性细胞，免疫应答能力较为低下。病毒选择性地感染和损害中枢神经系统的特定部位及特定的细胞群，这种亲嗜性取决于病毒基因和蛋白质与宿主的若干因素之间的相互作用。决定病毒亲嗜性的另一个重要因素是靶细胞上受体的效力和病毒的吸附性蛋白，病毒吸附于靶细胞表面是造成感染的第一步，病毒表面的特异性成分，即病毒的吸附性蛋白与细胞受体的相互作用，是致病的先决条件和必需步骤。

原发感染 HSV 急性期发生水疱性皮疹。疱疹好发于口唇、口腔黏膜、皮肤黏膜移行部和生殖道黏膜。由于病毒的生物学和免疫特性的不同，HSV 病毒分为 2 个抗原亚型。HSV-1 主要通过嗅神经和三叉神经侵入脑组织，病变主要位于颞叶和额叶眶面，通过口和呼吸道分泌物传播。HSV-2 主要从生殖器和肛门处分离得到，潜伏在脊神经节内。HSV-2 多来源于母体产道，有一部分是胎儿时期母体子宫内感染。

【病理】主要是脑组织水肿、软化和出血性坏死。不对称分布，常以颞叶内侧面、眶叶颌面最显著。颞叶皮质白质，包括海马结构及杏仁核，丘脑、下丘脑、基底核、脑桥也可常受累及。光镜下可见脑膜和血管周围有大量淋巴细胞形成袖套状，小胶质细胞增生，神经细胞广泛变性和坏死。神经细胞和胶质细胞核内可有嗜酸性包涵体及出血性坏死，包涵体内含有疱疹病毒颗粒和抗原。

【临床表现】可发生于任何年龄，10 岁以下和 20~30 岁之间有两个发病高峰期，25%的患者有口唇单纯疱疹史。

1.前驱期 感染 HSV 后表现为非特异性症状，如发热、乏力、头痛、呕吐、肌痛、眩晕、食欲缺乏、全身不适、腹泻和上呼吸道感染症状，以及轻度的精神行为异常，持续 ld 至数天，一般不超过 2 周。

2.神经功能障碍期 轻者表现为脑膜炎症状，严重者出现高热、头痛、呕吐、意识障碍和精神异常。可表现为定向力障碍，遗忘，幻觉，欣快，虚构，可能与颞叶和边缘叶受损有关。有的患者表现为 Kliiver-Bucy 综合征，表现为严重记忆障碍、情绪及行为改变，如不认识亲人、爆发情感、性欲增强，食欲增加，吃非食物，如手纸、鞋油等，是由于双侧颞叶前部损害引起。还可以有癫痫发作。临床体征有颈强直、失语、凝视麻痹、偏瘫、肌张力高、病理征，还可有锥体外系损伤表现，如震颤、舞蹈样动作、肌阵挛等，还可有脑神经损害的表现。部分病例表现为去脑强直或去皮质强直，最后由于脑疝死亡。少数病例经治疗后 1~3

个月又复发。

3.急性坏死性脑炎　主要见于成年人,起病凶险,症状重,预后差。从起病到昏迷平均6~7d,从昏迷到死亡平均6~7d。早期未得到正确治疗的病死率高达70%~75%,存活病例有的残留精神迟滞、偏瘫、失语等后遗症。

4.新生儿单纯疱疹病毒感染　约80%的病例出HSV-2病毒所致,经产道上行感染。患儿表现为难喂养、激惹、嗜睡、癫痫发作、囟门隆起、角弓反张、瘫痪、去脑强直、昏迷等,病死率高。胎儿早期感染常造成畸形、颅内钙化等。

【辅助检查】

1.实验室检查　脑脊液检查:压力正常或稍高,白细胞数增多,可有红细胞或黄变。蛋白含量随疾病进展而升高,最高可达20g/L。糖含量正常或轻度下降。IgG含量在第2周明显升高。血清和脑脊液HSV抗体滴度升高,特别是在发病后第5天,脑脊液HSV抗体滴度升高更明显,并在恢复期可持续数周。5%~15%病例早期脑脊液检查完全正常。标本最好在2周内送检。CSF中病毒数量与病情轻重、头颅影像学异常程度及临床预后无关。

2.影像学检查　头CT和MRI可发现病变位于颞叶前内侧、海马、岛叶,向前累及额叶底部,向上累及额顶叶,向后累及枕叶,向内累及内囊,一般不侵犯豆状核。CT显示低密度灶,MRI显示长T1,长T2异常信号,可有脑水肿及占位效应;一部分患者呈弥漫性强化或脑回状强化;还可见病灶内点状或斑片状出血。

3.脑电图　典型改变为α节律丧失,额、颞叶出现弥漫性高波幅慢波背景上的局灶性周期性尖波和棘波。约80%病例可发现局灶性异常脑电图。

【诊断】

1.诊断依据

(1)口唇或生殖器疱疹史。

(2)发热,精神行为异常,癫痫,意识障碍以及早期出现的局灶性神经系统体征。

(3)脑脊液红、白细胞数增多(白细胞>0.005×109/L),糖和氯化物正常。

(4)脑电图以颞额区损害为主的脑弥漫性异常。

(5)影像学发现以颞叶、海马为主的病灶,单侧或双侧,有出血性改变更支持单纯疱疹性脑炎。

(6)特异性抗病毒药物治疗有效间接支持诊断。

2.确诊检查　需选择如下检查:

(1)脑脊液发现HSV抗原或抗体。病程中2次及2次以上抗体滴度4倍以上增加,即CSF中HSV抗体>1:80;血/CSF<40。

(2)脑组织活检或病理发现组织细胞核内包涵体或原位杂交发现HSV病毒核酸。

(3)脑脊液PCR检测发现HSV病毒DNA。

(4)脑组织或脑脊液标本HSV分离、培养和鉴定。

(5)PCR检测脑脊液中其他病毒,以除外其他病毒所致的脑炎。

【鉴别诊断】

1.细菌性、真菌性颅内感染　发热、急性起病、神经系统表现等临床上有较多类似之处,主要鉴别依靠脑脊液检查,糖和氯化物更低不支持病毒性,特异性病原学检测有助于鉴别;影像学海马损害和出血性改变是单纯疱疹性脑炎的特征性改变。

2.其他病毒性脑炎 依靠影像学和脑脊液病原学检查。

3.脑血管病和脑肿瘤。

【治疗】

1.抗病毒化学药物

(1)阿昔洛韦(acyclovir,无环鸟苷):为鸟嘌呤衍生物,能抑制病毒 DNA 合成,具有很强抗 HSV 作用,是目前最常用的治疗病毒性脑炎的药物。常用剂量为 15~30mg/(kg·d),或 500mg/次,每 8h1 次,静脉滴注,连用 14~21d,若病情较重,可延长治疗时间或再治疗一个疗程。不良反应有震颤、皮疹、血尿、血清转氨酶暂时性升高。

(2)更昔洛韦(gancyclovir):抗 HSV 的疗效是阿昔洛韦的 25~100 倍,具有更强、更广谱的抗 HSV 作用,毒性更低。对阿昔洛韦耐药并有 DNA 聚合酶改变的 HSV 突变株,对更昔洛韦亦敏感。主要不良反应是肾功能损害和骨髓抑制,与剂量相关,停药后可恢复。目前我国尚未广泛应用于临床。

2.肾上腺激素治疗 病毒性脑炎是否用激素治疗意见不一。一种认为肾上腺激素能破坏或减少淋巴细胞,对抗 B 细胞和 T 细胞的功能,抑制干扰素和抗体的形成,且能增加病毒的复制,对脑炎不利;另一种认为激素有减轻炎症反应,降低毛细血管通透性,保护血—脑脊液屏障,解毒和消除水肿,克服脱水剂反跳的作用。激素还能稳定溶酶体系统,防止脑内病毒抗原与抗体反应时释放的有害物质,因此绝大多数学者主张应用激素治疗。首选地塞米松,成人 15~20mg/d 静脉滴注,3~5d 后,逐渐减量,10~14d 为一疗程。应同时用制酸剂,补钾和补钙,防治并发症。

3.干扰素诱生剂 病毒感染可使人体产生干扰素,对多种病毒具有抑制作用,但干扰素的宿主特异性极高,只有在人体细胞内产生的干扰素对人类病毒性疾病有效。干扰素诱生剂有聚肌苷聚胞啶酸(Poly I:C)、聚鸟苷聚胞啶酸(Poly G:C)、聚腺苷聚胞啶酸(Poly A:U)等,诱生干扰素的增效剂依米丁(吐根碱)等,能使人体产生足量的内源性抗生素,提高抵抗力。但目前该方法尚未广泛应用于临床。

4.一般治疗 全身支持疗法、解热、止痉、镇静、降颅压、预防褥疮和呼吸道、泌尿道感染,也可给予丙种球蛋白治疗,据报道可取得很好疗效。

第五节 神经梅毒

神经梅毒(neurosyphilis)是由苍白密螺旋体感染人体后出现的大脑、脑膜或脊髓损害的一组临床综合征。梅毒早期损害皮肤黏膜,晚期则侵犯中枢神经系统及心血管系统。其主要传播方式为性传播。约 10%未经治疗的早期梅毒患者最终发展为神经梅毒。艾滋病的流行使梅毒患者增加。

【病理】早期病理改变是脑膜的炎症，脑膜血管周围淋巴细胞及单核细胞浸润。炎症波及脑膜小动脉时可导致动脉炎性闭塞，引起脑脊髓局灶性缺血、坏死；颅底蛛网膜炎症反应，可导致脑脊液循环障碍和脑神经麻痹。脊髓痨可见脊髓后索和后根变性萎缩，腰骶段最明显。麻痹性痴呆的病理改变为淋巴细胞和浆细胞侵入小的皮质血管，或侵入大脑皮质，炎症反应导致皮质神经元丧失及神经胶质增生，并在大脑皮质中可查到梅毒螺旋体。梅毒性视神经萎缩可见视神经纤维变性、胶质增生和纤维化。

【临床表现】

1.无症状性神经梅毒　少数病例有瞳孔异常是唯一的体征，诊断完全依赖于血清学和脑脊液检查；MRI 可发现脑膜有增强信号。

2.脑膜神经梅毒　临床症状与病毒性脑膜炎相似，如发热、头痛、脑膜刺激征，个别有双侧面瘫或听力丧失；脑脊液通路阻塞可导致脑积水，合并血管炎时病情加重。病情可自行缓解。

3.脑膜血管梅毒　是脑膜与血管的联合病变，最常受累的血管是 Heabner 动脉、豆纹动脉，导致内囊和基底核区受损，与临床常见脑梗死相似，有性病危险因素是重要临床提示；急性发作前可出现持续数周的前驱症状，如头疼或人格改变等。脑脊液均有异常，MRI 显示缺血灶和脑膜增强。

4.麻痹性痴呆　也称梅毒性脑膜脑炎，智能减退是最常见症状，包括记忆力、判断力下降，情绪不稳，也可有精神行为改变；可有癫痫发作，晚期出现四肢瘫。

5.脊髓膜血管梅毒　表现为横贯性(脊髓)脊髓炎，运动、感觉及排尿异常，需与脊髓痨鉴别。

6.脊髓痨　也称为进行性运动性共济失调，梅毒感染后 15~20 年出现脊髓痨症状，表现为下肢针刺样或闪电样疼痛、进行性共济失调、括约肌功能失调和男性性功能损害；10%~15%患者可出现内脏危象，如胃危象表现突然胃部疼痛，伴恶心、呕吐，持续数天，直至吐出黏液、血和胆汁，钡餐透视可见幽门痉挛，疼痛可迅速消失；肠危象表现肠绞痛、腹泻和里急后重；咽喉危象表现吞咽困难和呼吸困难；排尿危象表现排尿痛和排尿困难。最重要的体征是膝反射和踝反射消失、小腿部震动觉和位置觉损害及阿-罗瞳孔。脊髓痨病情发展缓慢，可自发或经治疗后终止。

【辅助检查】　脑脊液单个核细胞数显著增多，可达$(0.1\sim0.3)\times10^9/L$，淋巴细胞为主，可有少量的浆细胞和单核细胞；未经治疗者的白细胞数至少达 $0.005\times10^9/L$ 以上方能确诊，CSF 蛋白含量增高，可达 0.4~2g/L，糖含量减低或正常。病原体分离非常困难。临床上常采用两种抗体检查，即高效价血清 VDRL(venereal disease research laboratory)反应和FTAABS(荧光密螺旋体抗体吸附试验)，TA-ABS 的特异性比 VDRL 更强，可作为神经梅毒的确诊试验，但不能用作疗效的评价，也不能检查脑脊液，该试验价格昂贵，仅少数实验室可以进行。

【诊断】　主要根据性紊乱、艾滋病的病史或先天性梅毒感染史，神经系统受损的临床表现，如脑膜和脑血管损害症状体征，特别是阿一罗瞳孔，脑脊液检查淋巴细胞增多，血清和脑脊液梅毒试验阳性。

【鉴别诊断】需与其他各种原因的脑膜炎、脑血管病、痴呆和脊髓病等鉴别,血清螺旋体抗体效价增高及脑脊液螺旋体抗体阳性具有重要价值。

【治疗】

1.病因治疗 治疗应早期开始。

(1)青霉素 G:为首选药物,可安全有效地治疗有或无症状的梅毒患者,并可预防晚期梅毒如神经梅毒的发生,剂量为 1 200 万~2 400 万 U/d,6 次/d,静脉滴注,10~14d 为一疗程;

(2)苄星青霉素 G:2 400 万 U/d,肌内注射,10~14d 为一疗程;可每日口服 2g 丙磺舒,减少。肾脏排泄以增加青霉素血浓度。

(3)青霉素过敏者可改用头孢曲松 1g 肌注,1 次/d,连用 14d;或多西环素 200mg,2 次/d,连用 30d;或四环素,500mg 口服,4 次/d,持续 14d。治疗后须在第 3、6、12 个月及第 2、3 年进行临床检查和血清、脑脊液梅毒试验,在第 6 q 个月脑脊液细胞数仍不正常者、血清 VDRL 实验或脑脊液特异抗体滴度未见降低或呈 4 倍增高者,仍可静脉注射大剂量青霉素重复治疗。

2.对症治疗 闪电样疼痛可用卡马西平,内脏危象用阿托品和吩噻类有效。

【预后】35%~40%麻痹性疼痛性神经梅毒患者不能独立生活,未经治疗可于 3~4 年死亡;脊髓梅毒预后不定,大多数患者可停止进展或改善,但部分病例治疗开始后病情仍在进展;其他类型的神经梅毒经积极治疗和监测,均能得到较好转归。

第六节 艾滋病所致神经系统损害

艾滋病是获得性免疫缺陷综合征(acquired immune deficiency syndrome)的英文缩写 AIDS 的音译,1981 年首次报道,30%~40%有神经系统受累,10%~20%为首发症状,尸检发现 80%以上患者的神经系统有病理改变。

【发病机制】艾滋病的病原为一种 C 型 RNA 病毒一反转录病毒,1986 年统一命名为人类免疫缺陷病毒(HIV)。此病毒通过淋巴细胞表面的受体 CD4 分子,选择性地感染并破坏宿主的 T 辅助性淋巴细胞(即 CD4 淋巴细胞亚群),引起严重的免疫缺陷,导致许多机会感染(如卡氏肺囊虫肺炎、弓形虫病、病毒、真菌感染等)及某些肿瘤(Kaposi 肉瘤、淋巴瘤等)的易患性增高,受感染的淋巴细胞可通过血一脑脊液屏障进入中枢神经系统内,与存在于脑细胞表面的半乳糖神经酰胺分子结合,引起直接感染,并长期存活而造成多种危害。一般从 HIV 感染到 AIDS 需要 10 年左右的平均潜伏期。

【临床表现】艾滋病的临床表现多种多样,取决于其侵犯的部位及所继发的机会性感染和肿瘤的种类。好发部位多为肺、胃肠道、眼、皮肤、神经系统。临床表现反复发热体重明显下降,乏力、盗汗、咽痛、鹅口疮、食欲缺乏、腹泻、嗜睡、慢性全身性淋巴结及肝脾肿大,特发性血小板减少紫癜及带状疱疹等。HIV 可突变而成为亲神经特异变种,受感染的

淋巴细胞通过血-脑脊液屏障而进入中枢神经系统内，可长期存活并直接感染而造成多种损害。神经系统损害可分为原发性和继发性

1.HIV 原发性感染

（1）亚急性或慢性脑炎（AIDS 一痴呆综合征）：约占神经系统损害的 50% 以上，常为 AIDS 的首发症状。表现为进行性痴呆、行为异常、反应迟钝、表情淡漠、嗜睡等。少数病例可有局灶性体征，如肢体无力，震颤、共济失调等。脑脊液可有淋巴细胞及蛋白轻度增高。脑电图显示弥漫性慢波。CT 及 MRI 示脑萎缩。病理可见脑萎缩及散在的空泡样变，白质脱髓鞘和组织中的 HIV 培养阳性。可借助检测 P24 蛋白来证实 HIV 感染。

（2）慢性脑膜脑炎：表现为慢性头疼和脑膜刺激征，可累及 Ⅴ、Ⅶ、Ⅷ 对脑神经。脑脊液为慢性炎症反应，HIV 培养阳性。

（3）急性脑膜炎：一般在 HIV 进入人体 6 周左右发病，出现急性精神症状和意识障碍，常有强直一痉挛发作。脑脊液呈非特异性炎性改变，脑电图示弥漫性异常。CT 和 MRI 可正常。症状可在数周内消失，但脑组织感染仍存在，以后可发展成亚急性或慢性脑炎。

（4）空泡性脊髓病：为艾滋病尸检常见病变，主要侵犯侧索及后索，以胸断最明显，临床表现为进行性痉挛性截瘫，感觉性共济失调，颇似亚急性联合变性。

（5）周围神经病：HIV 感染并发周围神经病的发生率为 15%~20%，可见于 HIV 感染的各个阶段，临床表现为臂丛神经炎，单个脊神经或脑神经炎，多神经病。病程为自限性，预后良好。也可有与吉兰一巴雷综合征表现相似的脱髓鞘性神经病。而病理改变为轴索变性，有时伴节段性脱髓鞘，有炎性细胞浸润，但无血管炎或血管性坏死变化。

（6）肌病：HIV 感染的各个阶段均可伴发肌病，较常见的为炎性肌病，临床表现为进行性肌无力、多发性肌炎或皮肌炎。少见的神经肌病有：Ⅱ 型肌纤维萎缩、线粒体肌病、肌萎缩侧索硬化综合征。

（7）艾滋病脑病：又称为艾滋病痴呆复合症，为艾滋病最常见的神经系统综合征，发生率约为 50%，症状隐袭，表现为知觉及行为功能障碍，晚期则为严重的痴呆、缄默、截瘫及二便失禁。病理检查可见脑内小胶质结节形成，其数目与患者的痴呆程度有关。CT 可正常或仅有白质低密度及脑萎缩。MRI 见脑萎缩明显，T2w 见脑深部白质高信号，不对称，无占位效应，注药后无增强。

2.继发于 AIDS 神经系统机会感染

（1）脑弓形病：为常见并发症，属寄生虫感染，弓形虫的终宿主为猫，人类多由于食用了未熟的肉类或被包囊感染污染的食物而感染。免疫力正常时，弓形虫多在脑内形成潜伏感染。在免疫力低下的艾滋病患者，则可引起严重的弓形虫脑病。多为亚急性起病，持久发热，神经系统表现可有弥漫性脑损害和局灶性损害，表现为不同程度的意识障碍或精神症状，偏瘫，失语，癫痫等，也可有脑干、基底节、小脑损害的表现，脑脊液可有蛋白增高，轻度单核细胞增高或糖降低。神经影像学可发现颅内圆形占位病变，单或多发，位于白质之间，周围有水中带及占位效应，明显强化，血清及脑脊液中的弓形虫抗体可协助诊断。病理学检查可发现多发性的脓肿或肉芽肿，可见分界清楚的坏死灶，周围有炎性细胞浸润，可见弓形包囊和自由滋养体。确诊需在小鼠体内或组织内进行培养。

(2)真菌感染:以新型隐球菌脑膜炎常见,少数为念珠菌或曲霉菌感染。

(3)病毒感染:可有巨细胞病毒感染,单纯疱疹病毒、带状疱疹病毒感染。乳多空病毒(JCV 或 Papova 病毒)感染可引起进行性多灶性白质脑病,主要侵犯少突胶质细胞引起脱髓鞘改变,侵犯大脑半球、小脑、脑干。临床表现为急性发作的局灶症状及进行性精神障碍。MRI 可发现单侧或双侧不对称的白质圆形改变,无占位效应,无强化效应,有时发现皮质萎缩。诊断标准为流行病学证据(中年男性居多,高度免疫抑制表现)、影像学证据及脑脊液中检出 JCV-DNA。

(4)细菌感染:多位结核菌感染,还可见奴卡菌、沙门菌、夸司忒菌等感染。

3.继发于 AIDS 的中枢神经系统肿瘤

(1)原发性中枢神经系统淋巴瘤(PCNSA),多为非霍奇金淋巴瘤(NHL),表现为颅内占位性病变,CT 及 MRI 可见颅内局灶占位性病变,周围有水肿区,明显强化,难与局灶性弓形虫病鉴别,脑脊液 EBV DNA 检测阳性,高度提示 PCNSL。可经脑活检确诊。预后差,存活期 7 个月内。

(2)系统淋巴瘤脑转移:与 PCNSL 表现一致。病情发展迅速,短期内即可导致死亡。全身检查可见其他部位淋巴瘤。

(3)Kadposi 肉瘤:中枢神经受累时多已伴有其他内脏受累及肺部广泛转移,较易合并中枢神经系统感染,包括弓形虫病,隐形菌性脑膜炎等。

4.继发性脑血管病 可有短暂性脑缺血发作,脑卒中,与血小板减少有关的脑出血。由于非细菌性血栓性心内膜炎引起的脑梗死和硬脑膜窦或大脑静脉的闭塞。急性肉芽肿性脑血管炎引起的多发性脑梗死。发病机制不明,可能与 HIV 直接感染有关。

【治疗】治疗原则为:杀死或抑制 HIV,增强细胞免疫功能,处理继发性机会感染及肿瘤等。

1.对抗或抑制 HIV 的药物 目前尚无肯定的理想杀灭 HIV 的药物,有些药物经临床试用显示有一定的对抗或抑制效果。主要有白细胞介素-2、利巴韦林、阿昔洛韦、齐多夫定、T 细胞生长素、异构多聚阴离子-23(HPA-23)等。

2.提高免疫功能的药物 常用的有异丙肌苷、甘草甜素、胸腺素、大剂量丙种球蛋白、香菇糖、白细胞介素-2 等。

3.放疗机会感染 脑弓形虫病用乙胺嘧啶和磺胺嘧啶;其他感染处理方法与各节叙述相同。

4.治疗继发于艾滋病的肿瘤 治疗 Kaposi 肉瘤可用长春新碱、α-干扰素、阿霉素、博莱霉素、放射治疗等。

第七节 脑猪囊尾蚴病

脑猪囊尾蚴病为中枢神经系统最常见的寄生虫病,以多发、广泛寄生为特点。人脑是囊虫好寄生的部位,据报道脑囊虫占人体囊虫的 60%~80%,其次是皮下肌肉内(70%),眼(12%),口腔(2%)。其他脏器内偶可见到。脑部 CT/MRI 所显示出的病灶与部分结核球及转移瘤等脑内结节性病变易混淆。

【感染方式】人是猪肉绦虫唯一的终宿主,也是中间宿主。感染方式有三种。

1.内源性自身感染肠 内有猪肉绦虫寄生的患者由于呕吐或肠道逆蠕动,使绦虫成熟妊娠节片逆流到胃内。虫卵在十二指肠内孵化成六钩蚴,钻进肠壁进入血液被送至全身,多数进入脑组织内。六钩蚴进入人脑组织后约 10 周发育成囊尾蚴,在这个过程中宿主反应性地形成一层膜将其包围在内,这层由宿主产生的膜即为囊尾蚴壁。

2.外源性自身感染 患有猪肉绦虫的患者大便后手被虫卵污染,在进食时虫卵经口而进入消化道感染猪囊尾蚴病。

3.外来感染 患者没有猪肉绦虫寄生在肠内,因食入了污染绦虫卵的未煮熟食物,未洗净的蔬菜和水果等而感染。

【病理分期】根据囊尾蚴的生活状态可将其病理改变分为三期:

1.生存期 此期从囊尾蚴到达所寄生的部位开始,一直到因某种原因被破坏走向死亡为止。在此时期内,当囊尾蚴进入脑组织后,由于宿主对异体组织反应性进行包饶,产生轻度免疫反应。

2.退变死亡期 此期从囊尾蚴被破坏开始,直到完全死亡为止。自然衰老死亡宿主与虫体之间的免疫反应般不明显,一是因为虫体死亡过程较缓慢,二是虫体多分批死亡,通常不会引起强烈的免疫反应。应用杀虫药物所致的虫体死亡过程可致成批同时死亡,将释放出大量的异体蛋白引起宿主强烈的免疫反应。

3.钙化期(静止期) 虫体被破坏死亡后,虫体或被溶解吸收,或钙化,周围脑组织免疫反应消失。

【病理特点】

1.肉眼观察 脑实质内囊虫圆丘状,周围脑组织水肿肿胀。直径 0.1~1.0cm,少数可达 6 cm。生存期囊虫的囊液透明,内有一个白色头节。退变死亡期囊虫的囊液变浑浊,逐渐机化变硬;头节开始阶段变大,逐渐模糊不清,最后消失;囊壁被破坏消失。囊虫死亡后少数可经代谢被组织吸收病灶消失,多数钙化,将永远留在脑组织内。脑室内囊虫或游离在脑脊液中,或附着在脑室壁上,囊虫似一个透明水泡,直径 1.0~2.0cm,内有白色头节。蛛网膜下隙内囊虫多呈葡萄串状小囊泡,结构与脑实质内囊虫相似。

2.显微镜下观察 头节内可见吸盘和钩,生存期虫体周围组织水肿不明显,仅有淋巴细胞浸润;退变死亡期头节变性坏死,囊壁模糊不清,囊壁内层有巨噬细胞、成纤维细胞及异物巨细胞浸润,中层胶原纤维增生,外层有以淋巴为主的炎性细胞,最外层胶质细胞增生,周围组织水肿明显。囊虫死亡后大部分钙化。

【临床表现】脑猪囊尾蚴病任何年龄均可患病,但青壮年期多见。国内报道发病最大年龄 69 岁,最小 3 岁。14 岁以上,50 岁以下者约占 80%。国外报道 0~9 岁患者约占 8%,70 岁以上患者约占 2%,20~60 岁患者约占 73%。从国内外情况看儿童发病率都比较低。男性患者多于女性;男:女约为 2.5:1。其临床表现复杂多变,主要有头痛、癫痫、颅内压增高等症状。

1.头痛　是比较常见的症状之一,引起头痛的机制为:一是脑膜或颅内疼痛敏感组织(血管、神经根等)受到刺激;二是颅内压力增高使脑组织受挤压移位所致。

2.癫痫　发作皮质,皮质下灰白质交界处是囊尾蚴好寄生的部位,因此本病临床多表现为刺激症状—癫痫发作,占 60%~70%。

癫痫发作形式也是多种多样,与囊虫在颅内多部位寄生有关。由于大脑皮质运动区是囊虫最好寄生部位,全身强直阵挛发作最多见;囊虫寄生在颞叶、顶叶部位则可引起简单部分性或复杂部分性发作及失神小发作。患者的癫痫发作有多样性和易变性为脑猪囊尾蚴病的特征性特点。

3.颅内压力增高和脑积水　颅内压力增高也是脑猪囊尾蚴病的常见症状之一,约占脑猪囊尾蚴病的 47.4 %。主要表现为剧烈头痛、恶心、呕吐,视物不清,视力下降以致失明。颅内压增高多为慢性过程,患者有一定的耐受性。在退变死亡期的晚期可表现出急性颅内压力增高,严重时出现不同程度的意识障碍,危及生命。长时间颅内压增高可造成脑室扩大、脑脊液循环受阻,造成交通性或梗阻性脑积水。

4.精神症状和智能减退　1949 年,Stepien 和 Chorobski 报道脑猪囊尾蚴病伴发精神症状者约为 0.6%,宣武医院的资料显示出脑猪囊尾蚴病伴发精神症状者约为 3%,智能障碍约为 30%。

5.颅内炎性免疫反应症状　囊虫寄生于蛛网膜下隙,皮质表浅部位,或囊虫的退变死亡期,脑组织反应严重时都可以表现为非特异性免疫反应性脑膜炎及脑炎样改变。患者可有发热,头痛,呕吐,意识障碍等症状。

6.血管炎性反应　由于宿主对囊虫异体蛋白免疫反应,可引起脑血管内皮非特异性炎性改变,使管壁变厚,管腔变窄,影响血流速度,造成动脉供血障碍或血栓形成。

【临床分型】

1.软脑膜型(蛛网膜下隙型)　此型囊虫主要寄生在蛛网膜下隙内(脑池、脑裂)、皮质的表浅部位、软脑膜等部位,以脑膜炎、蛛网膜粘连、交通性或梗阻性脑积水为主要表现。可伴有脑神经受累的症状。脑实质性损害症状不明显,根据病情可再分为两型。

2.脑实质型　囊虫常寄生于脑实质内的灰质,灰白质交界区,丘脑,底节等区域也可见到,囊虫在脑实质内常散在单个寄生,以病灶小,数量多,分布广泛为其特点。

(1)癫痫型:此型患者囊虫主要寄生在大脑皮质,临床以癫痫发作为突出的症状。此型患者没有颅内压力增高,没有精神症状及智能减退,一般没有明确的神经系统局灶体征,约占脑猪囊尾蚴的 50%。癫痫发作呈多种形式。国内外文献报道各种发作形式中以全身强直阵挛发作最多,约占癫痫发作 34.5%,简单部分性发作约占 27%,复杂部分性发作约占 6%,失神小发作约占 5%,多种形式发作约占 40%。脑囊虫患者的癫痫发作频率和程度与脑猪囊尾蚴病的生活状态有关。在脑囊虫的生存期癫痫发作一般间隔时间较长,形式基本固定,而在囊虫的退变死亡期则频率明显增多,甚至出现癫痫持续状态,且发作形式也可多变。进入钙化期则癫痫发作次数减少,约 10%的患者可自行停止。此型患者中,头颅 CT 扫描有阳性发现者可达 90%左右,脑电图表现为局灶性或多灶慢波,棘慢波,弥漫波慢波者约为 56%。

(2)颅内压力增高型:本型以颅内压力增高为突出症状。囊虫寄生数量多,周围脑组织炎症性免疫反应大,水肿严重。本型颅内压力增高多为慢性过程,但在囊虫退变死亡过程中颅内压力可急剧升高,随时危及生命。本型患者是脑猪囊尾蚴病中比较严重的一种类型,约占脑猪囊尾蚴病的 47.4%。

3.脑室型　囊虫寄生在脑室内,主要临床症状为颅压高。脑室囊虫约占脑囊虫的 7%。其中第 4 脑室囊虫最多,占脑室囊虫的 60%~80%;侧脑室囊虫次之,占脑室囊虫的 20%~30%;第 3 脑室及导水管囊虫较罕见。脑室囊虫一般为单个寄生,多个寄生也不少见,个别情况脑室内可见数十个囊虫成堆葡萄状寄生。脑室囊虫囊壁较薄。

4.巨囊型　囊虫寄生在蛛网膜下隙或脑实质内,由于渗透压等因素使囊液增多形成大囊,或数个囊虫成堆寄生也可形成大囊,直径能达 5~10cm,或更大,成为巨囊,临床症状和体征同脑实质型,因囊较大可使周围组织移位,但不损害周围组织。

5.混合型　为上述四种不同类型的组合。

6.亚临床型　此型患者无任何临床症状或体征,仅在血或脑脊液免疫检验中有阳性发现,或头颅 CT,MRI,脑室 Conray 造影中发现猪囊尾蚴病灶。

【临床分期】每种类型脑猪囊尾蚴病均可分为生存期,退变死亡期,钙化期。

1.生存期　囊尾蚴从经血行至脑内所寄生的部位开始的整个存活期间,囊尾蚴开始到达时脑组织有轻微的免疫反应产生一层膜将虫体包围起来,之后周围脑组织没有明显的免疫反应,囊虫与所寄生的脑组织处于共存状态,故也可称为共存期。囊尾蚴的共存期可长达数年,有的达数十年,在此期间多数患者没有任何临床症状,或偶尔出现癫痫发作。

2.退变死亡期　为囊虫自然衰老逐渐死亡或用杀虫药物后死亡过程,由于虫体被破坏,其异体蛋白进入周围脑组织内,产生免疫反应,使原有的共存状态遭到破坏,非特异性炎性细胞浸润脑组织或脑膜,周围脑组织出现反应性水肿。可导致癫痫频繁发作。周围脑组织出现反应性水肿造成颅内压增高症状,70%的患者在此期就诊。退变死亡期可长达数月甚至 1 年以上,整个退变死亡期的脑组织变化差异较大,临床症状较重的时期常为退变死亡期的中期。不少学者又将整个退变死亡期根据影像学、病理学改变分为数期,每期都各有特点,但又很难明确区分,因此统称为退变死亡期为好。

3.钙化期　此期囊虫已死亡,一些虫体在死亡过程中被代谢病灶消失,多数虫体逐渐极化最后骨化。

【辅助检查】

1.脑脊液检验

(1)压力:约 47%压力高于正常,脑室系统囊虫压力均有升高,尤其是第 3、4 脑室内囊虫颅内压力更高,可达 500mmH$_2$O 以上。

(2)细胞数:白细胞多数正常,软脑膜型或脑室型常引起局部炎症性免疫反应,白细胞增加,一般不超过 0.1×10^9/L,淋巴细胞占优势。有时可见浆细胞,少数脑膜炎反应严重的患者可以是中性粒细胞占优势。脑脊液中白细胞增多在囊虫的退变死亡期明显,钙化期消失。

(3)生化:脑脊液中蛋白基本正常,脑膜炎和蛛网膜炎型患者有不同程度升高,一般在 100mg/L 以下,个别达 1g/L。脑脊液中蛋白以球蛋白为主。颅内压增高型和脑膜炎、蛛网膜炎型患者蛋白升高明显。脑猪囊尾蚴病患者脑脊液中糖、氯化物多数在正常范围,少数低于正常水平,见于脑膜炎型患者。

2.免疫学检验 血和脑脊液中的各种免疫学检验是必不可少的检查手段。目前国内外用于诊断囊虫的检验有数种,最简单的为皮内实验,但准确率低,一般不作为常规检验。

(1)补体结合试验(cornplement Fixation test,CF)。

(2)乳胶凝集试验(1atex agglutination test,LX)。

(3)间接血凝试验(indirect hemagglutination test IHA)。

(4)酶联免疫吸附试验(enzyme-linked immunosorbent assay,ELISA)。

第(1)、(2)项检验准确性低已经很少应用,(3)、(4)项阳性率可达 90%~95%,假阳性率为 2 %。

3.影像字检查

(1)生存期

①脑实质囊虫:头颅 CT 为多个散在或单个的圆形低密度病灶,头节为偏在一侧小点状高密度灶。囊虫直径一般为 0.5~1.5cm,少数患者有大囊病灶,直径可达 5~10cm,CT 值为 4~10HU,与脑脊液相似。大囊型病灶因囊液多,一般看不到头节。头颅 MRI 的 T1 加权像显示为圆形低信号病灶,头节呈点状高信号,T2 加权像显示为圆形高信号病灶,头节呈点状低信号。

②脑室囊虫:CT 显示脑室扩大、变形,可见单个或多个圆形、卵圆形囊性病灶,CT 值脑脊液相似,病灶显示不清楚。70%患者伴有交通性或梗阻性脑积水。MRI 的 T1 加权像显示囊虫略高于脑脊液的低信号病灶,囊虫壁呈线状高信号。T2 加权像显示囊虫略高信号病灶,囊虫壁呈线状略低信号。

③蛛网膜下隙、脑池及脑底部囊虫:CT 显示分叶葡萄状或大囊性低密度病灶,脑池、脑裂增宽,部分患者有交通性或梗阻性脑积水。MRI 的 T1 加权像显示葡萄状或大囊性低信号病灶,脑池、脑裂增宽,有脑积水征。T2 加权像显示葡萄状或大囊性高信号病灶。此期病灶不强化。

(2)退变死亡期:CT 显示虫体周围脑组织水肿明显,可连成片,呈类似脑炎改变。虫体增大呈不规则形状。MRI 的 T1 加权像显示水肿区呈现低信号,囊虫壁呈不规则环状或结节状略高信号,虫体呈低信号;T2 加权像显示水肿区呈高信号,囊虫壁呈不规则环状或结节状低信号,虫体呈高信号,形成靶型病灶,为猪囊尾蚴病特异性改变。病灶强化明显,为结节状或不规则环状强化。蛛网膜下隙及脑室、脑池、脑裂内囊虫退变死亡期 CT 显示葡萄状或大囊性病灶,与周围脑组织界限不清,脑室扩大、变形;脑池、脑裂变宽,脑积水征更明显,病灶有强化。MRI 有同样的改变。此期病灶呈环状强化或结节状强化。

(3)钙化期:头颅 CT 显示:多发的或单发点状高密度或钙化灶,直径为 0.2~0.3cm,周围没有水肿,脑室和中线结构无移位,无增强。观察囊虫钙化病灶 CT 明显优于 MRI。

4.其他检查

(1)脑电图:脑猪囊尾蚴病患者脑电图多数显示为正常范围,部分患者,脑电图可显示局灶性慢波、棘波、棘慢波,缺乏特异性。

(2)粪便中绦虫虫卵检查:脑猪囊尾蚴病患者肠道内常有绦虫寄生,成熟的含有数千个虫卵绦虫节片随粪便排出,因此粪便中绦虫虫卵检查对猪囊尾蚴病的诊断有一定帮助。

【诊断】

1.确诊标准 具备下列三项中两项可确诊为脑猪囊尾蚴病。

(1)有局灶或弥散性脑部损害症状和体征,如头痛、癫痫发作、颅内压增高等症状并排除了其他病因所造成的脑组织损害。

(2)脑脊液囊虫免疫学检验阳性。

(3)头颅 CT/MRI 检查显示有典型囊虫寄生改变。

2.拟诊标准不具备确诊标准中第(2)、(3)项,但具备下列三项中的两项可拟诊本病。

(1)病理活检证实皮下、肌肉内有囊虫寄生,或手术证实眼内有囊虫。血清囊虫免疫学检验阳性。

(2)脑脊液中白细胞增多,蛋白增高,糖降低,或找到嗜酸细胞。

(3)颅骨及肢体平片发现多个点状钙化。

合理的诊断主要依据确诊标准的第(2)、(3)项,但考虑到脑脊液及 CT 或 MRI 在一些医院不能检查,才提出拟诊标准的第(1)~(3)项补充条件,有利于基层医院诊断本病。

【治疗】

1.药物杀囊虫 目前公认吡喹酮和阿苯哒唑为治疗猪囊尾蚴病有效的药物。

(1)吡喹酮:系异喹啉吡嗪衍生物,为一种广谱抗寄生虫药,药代动力学研究证实吡喹酮口服后自肠胃道迅速吸收,由于吡喹酮的高度脂溶性,能很快分布在人体各组织内。用药后 50~60min 血液浓度达高峰,24h 后 90%代谢产物经肾脏从尿中排泄出。家兔实验表明吡喹酮口服后可通过血—脑脊液屏障,并能穿过囊尾蚴的囊壁进入其体内。吡喹酮因能增加细胞膜对 $C2+$ 的通透性而导致虫体挛缩,并破坏头节结构使虫体死亡。研究表明吡喹酮对脑实质囊虫疗效明显,对眼部囊虫蚴疗效差,对于脑室囊尾蚴的疗效尚没有对比研究的报道。

药物总量为 180~200mg/kg 体重。须先从小剂量开始,100~200 mg/d,如没有头痛、呕吐等颅内压力增高反应,可逐渐增加剂量,但每日不得超过 1g,直至达到总量为止。3~4个月后再服用第 2 个疗程,一般 2~3 个疗程可痊愈。

不良反应为囊尾蚴迅速坏死继发急性炎症免疫反应,致使颅内压增高。激素治疗可以显著减轻此反应,在治疗过程中也有因严重颅内压增高导致脑疝致使死亡的报道。

(2)阿苯哒唑(albendazole):阿苯哒唑是一种广谱高效、安全抗蠕虫药,口服后自肠胃道吸收良好。服药后 60~90min 血液浓度达高峰。阿苯哒唑及其代谢产物 3~4d 后被排除。动物实验证明阿苯哒唑可通过血—脑脊液屏障,可抑制虫体对葡萄糖摄取,导致糖源耗竭,并可抑制延胡索酸还原酶系统,阻碍 ATP 的生成,致使虫体丧失能量供应而不能生存。阿苯哒唑对脑实质、眼部及脑室囊尾蚴均有效,ALBSO 较吡喹酮更能透过蛛网膜下隙,这一特性使阿苯哒唑对蛛网膜下隙的大囊型囊尾蚴和脊髓囊尾蚴有较好的治疗效果。

药物用量与吡喹酮基本相同,不良反应较吡喹酮小。

2.颅内压增高型脑实质猪囊尾蚴病的治疗 对本型患者治疗的关键问题是在治疗过程中同时注意颅压高问题。鉴于这种情况可根据颅内压力增高程度选择治疗方法。

(1)颅内压在180~230mmH$_2$O,可采用小剂量长疗程方法,先用3d颅内脱水剂,同时合并用小量激素,3d后颅内压力基本降至正常,开始服用杀虫药物吡喹酮或阿苯哒唑。在服用杀虫药物期间甘露醇及小量激素一直同时应用,抗癫痫药物也必须同时应用。服药方法:吡喹酮或阿苯哒唑均从100 mg/d开始,在密切观察颅内压力变化及生命体征的情况下,逐步加大药量,总剂量为200 mg/kg。

(2)颅内压在230mmH$_2$O以上,先服用我们自己研制的中药—囊虫丸,囊虫丸8g/d,分2次服用,小儿酌减。在囊虫丸服用3~6个月后,经腰穿证实颅压降至200mmH$_2$O以下,再采用第1种治疗方法,同样可使本病痊愈。也可只服用囊虫丸1~1.5年,疾病仍能痊愈。

(3)鸡尾酒疗法:吡喹酮和阿苯哒唑都是较好的杀囊虫药物,但作用机制有所不同,实践中发现,不同个体对这两种药的敏感程度不同。仅用一种药物治疗效果较差。国内外文献报道将吡喹酮和阿苯哒唑交替使用疗效优于单用一种药物。我们在一个疗程中同时应用这两种药物称为鸡尾酒疗法。经2年实践证实,多数患者经一个疗程鸡尾酒疗法疾病即痊愈,少数患者需服用第2个疗程。

3.对症治疗

(1)抗癫痫:癫痫发作是脑囊虫患者的主要临床症状,甚至是一些患者的唯一症状。因此抗癫痫治疗是脑猪囊尾蚴病治疗的主要措施之一,甚至是贯彻始终的。

(2)保护脑细胞治疗:囊尾蚴在脑组织中寄生所引起的炎性免疫反应、癫痫发作、颅内压增高均可影响脑细胞功能,造成患者智力下降,保护脑细胞药物应注意配合使用。

(3)降低颅内压及抗感染治疗:颅内压增高是脑猪囊尾蚴病主要症状之一,也是治疗过程能否顺利进行的关键。因此降低颅内压力及抗炎(免疫反应)是脑猪囊尾蚴病治疗的重要部分。

4.手术治疗 脑室内囊虫适合于手术取虫治疗。由于脑室内囊虫可造成颅内压增高,或阻塞脑室孔,造成颅内压增高,因此用外科手术可解除梗阻。

综上所述,脑猪囊尾蚴病的治疗应该结合神经影像学和脑脊液检测结果综合分析决定。猪囊尾蚴病灶的数量,部位及病变不同时期及不同的生活状态为一个复杂的病理过程,临床表现差异较大,可以从无症状到危及生命。因此,治疗方案必须因人而异。另外对于较重患者,治疗过程中应密切观察患者心、肺、肝、肾功能,水和电解质是否正常,以及患者的全身情况,出现问题随时调整治疗,以确保猪囊尾蚴病患者治疗顺利进行。

第七章 脱髓鞘病

第一节 多发性硬化

多发性硬化是一种常见的中枢神经系统慢性炎性脱髓鞘性自身免疫性疾病,以髓鞘脱失、神经胶质细胞增生、不同程度的轴索病变和进行性神经功能紊乱为主要特点。病程中常有缓解和复发,病灶的多发。特别好发在北半球的寒冷与温带地区,而在北极地区又不多见。据近年的报道英国患病率在 90~200/10 万,德国为 63/10 万,美国在 45~200/10万,澳大利亚在 11~74/10 万,日本在 0.9~10/10 万,韩国在 3.4/10 万,泰国 2/10 万,印度0.2~1.3/10 万,科威特 1986 年为 8.3/10 万,2003 年为 25~30/10 万。中国目前缺乏流行病学资料,据专家估计为 1~5/10 万,中国的患病率与日本大体相同,近年报道有增加的趋势,我国的病例分布较广,绝大多数为汉族,少数为蒙古族、满族和朝鲜族等。发病年龄最多见在 20~40 岁间,30 岁为发病高峰,女性较男性多。

【病因】明确的病因尚不清楚。但根据流行病学、动物实验与临床检查,推测本病有 2个主要理论,即很可能为病毒感染,或宿主对感染因子或自身抗原产生的免疫反应。

【发病机制】

1.病毒感染 3 个在不同地区进行的调查研究支持病毒致病理论。首先,对 Faroe 岛1920~1977 年所有.MS 患者进行流行病学调查分析,发现 MS 的发病分布为区域性的,该病可能由进入岛内的英国人或他们的行李传人;因此,在岛内 MS 可能为传播性的,与传染性疾病极为类似。第 2,对同卵孪生子的调查发现,其中 1 人患 MS,其孪生的另 1 人仅有 30%罹患该病, 提示决定本病的易感基因可能不只 1 个。第 3, 虽然正常人脑脊液(CSF)中 IgG 的含量可达 13%,而 MS 患者(2SF 中 IgG 含量则为 15 %~30%,有时更高而且还出现寡克隆带(oligoclonal bands,OGBs)。OGBs 几乎只见于中枢神经系统的感染性疾病,如神经梅毒、结核性和真菌性脑膜炎等。另外,进行性多灶性白质脑病基本上是一种脱髓鞘病变,该病已证实由病毒所致。在过去 10 年中,有 2 种人类疱疹病毒也被发现与MS 有关,一种为人类疱疹病毒 6(HHV-6),可引起风疹,另一种是 EB 病毒(EBV),可引起传染性单核细胞增多症。指纹法检测发现使人们对这两种无处不在的潜伏在血 B-EBV 和 T-HHV-6 细胞中的病毒产生了兴趣,因为这两种病毒的主要接触多在青春期或青春期前,这一时期也正是流行病学证实 MS 患者暴露于致病因子的时间。Ascher-io 等报道了一项包括 62 439 例女性的前瞻性血清学研究,他们发现在 MS 发病前,患者血清中抗 EBV 抗体滴度明显升高,特别是抗 EBV 核抗原-2(EB-NA-2)抗体,提示 EBV 在

MS 的发病中起一定作用。另外 EBV 病毒具有亲神经性并可引起

人神经轴突的严重神经病变,这已被证实。

2.自身免疫异常 这一观点在很大程度上起自实验性变态反应性脑脊髓炎(experimental allergy encephalomyelltis,EAE),是用髓鞘碱性蛋白(MBP)或脑匀浆免疫动物造就的,其免疫发病机制和病损与 MS 相似,同时临床上应用免疫抑制药或免疫调节药物对 MS 治疗有明显的缓解作用,从而提示 MS 也可能是一种与自身免疫有关的疾病。MS 的免疫机制的重要环节应包括以下几个方面:

(1)抗原呈递细胞与辅助性 T 细胞(Th)的接触,共刺激分子(co-stimulatory molecules)起重要作用。

(2)Th 细胞的分化,细胞因子起重要作用。

(3)髓鞘碱性蛋白特异性 T 细胞进入中枢神经系统的过程,黏附因子起重要作用。

(4)免疫反应的效应阶段,过氧化物也起重要作用。

MS 患者的免疫发病机制具体讲,具有易感基因的个体,感染了某些病毒后通过分子模拟机制激活自身反应 T 细胞,从外周移行进入中枢神经系统,进入中枢神经系统的致敏 T 细胞与小胶质等相互作用被激活,分化为 Thl 细胞和 Fh2 细胞,分泌相应的细胞因子进一步活化小胶质、CD8+CTL,并激活自身反应 B 细胞,从而触发复杂的炎症级联反应,最终破坏少突胶质细胞和髓鞘,产生中枢神经系统炎性脱髓鞘病变。至于 MS 反复发作和自行缓解的机制,目前认为可能与抗原激活的 T 细胞凋亡,自动限制病情的发展有关。目前比较明确的是 MS 发作期以 Thl 类反应为主,当 Thl 类反应向 Th2 类反应转移时,病情趋于缓解。

3.遗传因素 MS 的遗传研究主要通过三大阶段对已知的家系进行全基因组扫描。目前,已确认有 60 个基因组区参与 MS 发病。英国、美国、加拿大和芬兰分别对 MS 家系进行了全基因组扫描,并且确认了易患基因位点,但各国的研究结果不完全一致,比较一致的有 6p21 和 19p13。最近美国作了更为详细的分析研究,还发现了另外几个基因位点,12q23~24、16p13、7q21~22、和 13q33~34,为发现 MS 的易患基因提供了更多的资料。近年来利用 meta 分析发现 MS 易患基因位于 5、6、17、19 号染色体上不连续重叠,易患基因位点的重叠暗示着临床有区别的自身免疫病的发病机制可能有一些常见的基因控制。另外,一致认为 MHC 与 MS 密切相关。研究表明,一定人群中 DRBl、DQAl、DQBl 等位基因与 MS 的关联是唯一的,而不同种群的单体型组合形式不尽相同,例如,高加索人 DRBl*0405 和 DQAl*0301、DQBl*0302 连锁,日本人 DQAl*0301 和 DQB1*0401 连锁。因而,通过对不同种群与不同组合形式的单体型的关联研究,可以辨别个别基因在疾病中的不同作用。目前发现 HLA-DRa0101-DRGl501 异二聚体可与髓鞘碱性蛋白 89~98 抗原肽高亲和性结合。

【病理】

1.脑外观 常无明显特征,仅患病多年的病脑显示脑沟增宽。脊髓急性横贯性病损时,病变阶段肿胀。少数慢性病例,可见脊髓轻度萎缩。

2.切面 可见脑室扩大,在视神经、视交叉、脊髓、脑干、小脑与大脑白质内,有多发性

的脱髓鞘病灶;脊髓病变以颈髓受累为多见,好侵犯皮质脊髓束与后索,病灶常呈圆锥形或半圆形,基底部近脊膜,病变严重时涉及多个阶段。脑部病损分布大致对称,脑室与导水管周围是特征性的好发部位,在大脑皮质、灰白质交界处与白质浅层可能有仅几毫米的明显小于脑室周围的小病灶,病灶色泽按急、慢性程度不同而呈粉红色或灰白色,急性病灶可能难用肉眼检出,而慢性硬化斑则较为显见。

3.电镜、光镜与免疫组化检查　发现最早的变化是星形细胞肥大,在其细胞质边缘与胞突处散有多量溶酶体与嗜锇性空泡颗粒状溶噬体,溶酶体酶降解细胞周围的髓素,使之解体成细粒状与无定形的电子致密物质,递解的髓素蛋白又触发免疫机制,形成更为恶化的脱髓鞘性变。小胶质增生,吞噬类脂化合物,形成泡沫细胞,并很快移向临近的小静脉。病灶多以小静脉为中心,或见小静脉血栓与小灶静脉周围出血。星形细胞增生。慢性期炎性细胞逐渐消退,遗留髓鞘脱失、星形细胞增生与胶质化的硬化斑。病程早期可见轴索的断裂或丧失,且与神经功能障碍的程度相关。病变也可累及灰质神经元,从组织学的角度来讲,皮质损害的发生率常被低估。另外可累及周围神经系统,主要表现在神经根,病灶呈斑块样分布,光镜下可见"洋葱球"样改变。

【临床表现】起病快慢不一,以亚急性起病为多。由于病灶部位不同,临床表现不一。病程多呈波动变化,常有自然缓解和复发。由于病理损害的部位不同,临床表现不尽相同,常见的表现如下:

1.感觉障碍　常由于脊髓丘脑束、脊髓后索或皮质下白质内囊后支损害引起。最常见的主诉为麻刺感、麻木感,也可有束带感、烧灼感、寒冷感或痛性感觉异常。疼痛作为早期症状也是常见的,多见于背部、小腿部或上肢。检查时所能发现的感觉障碍随病灶的部位而定,可以为周围型、脊髓型、皮质型、内囊型或不规则型。深感觉障碍相对浅感觉障碍少见,一旦出现,表现较为明显。颈脊髓损害时的特征性表现为 Lhermitte 征,表现为屈颈时出现自后颈部向下放射的触电样感觉异常,由于颈髓损害累及后索与背根进入脊髓而受到刺激而引起。偶尔也可遇到不典型的脊髓半横断征,也可表现为游走性的感觉异常。早期感觉症状一般持续不久,常在数周后缓解。疾病后期可出现持续的脊髓横贯性感觉障碍。

2.随意运动障碍或共济失调　造成随意运动障碍的病理基础主要是皮质脊髓束的损害,可引起痉挛性瘫痪,表现为单瘫、偏瘫、交叉瘫或截瘫等,检查时出现反射增强或亢进,浅反射可减弱或消失,并出现病理征。常见的共济失调表现为小脑性或深感觉性共济失调。小脑性共济失调的病理基础主要为小脑、脊髓小脑或小脑红核脊髓通路损害。

3.脑神经功能障碍　除视神经与视交叉部位可有脱髓鞘病灶外,其余脑神经功能障碍多为脑干病灶损害引起。视神经障碍常见于球后视神经炎,不少患者以球后视神经炎或视盘炎为首发症状,常最先就诊于眼科,数月、数年或数十年后出现其他神经系统症状;表现为视力减退与视野障碍,视力减退轻重不一,但很少致盲。视野障碍以色觉视野最先受累,常见中心暗点。症状常为一侧性或先后累及双眼;少数患者双眼同时受累,提示病损,可能在视交叉部。病损接近视盘时,可见视盘肿胀,边缘模糊。首次发病,易于缓解,反复发作可致视盘颞侧苍白。在眼球运动方面,展神经功能障碍较多,动眼神经者次之,滑车神经的功能常不受影响。内侧纵束病灶引起核间性眼肌麻痹,少见于其他疾病,若年轻人出现双侧核间性眼肌麻痹,则更应考虑本病可能。除眼球运动障碍可能引起复视外,尚见无明显斜视的短时间复视。瞳孔或可不规则、缩小,甚至光反射减弱,亦可见Horner 征。晚期可有上睑下垂。眼球震颤常见,多与脑干或小脑病损有关,可为水平性、旋转性或垂直性;偶见直视时出现轻度摆动性眼震样动作。偶见面部发麻或异样感,或伴局部感觉、角膜反射减退。1%~2%的患者有三叉神经痛,对三叉神经痛的年轻患者应疑及本病可能。少数病例以面瘫起病,很快恢复。有时伴有展神经功能障碍。病程中可能看到面偏侧痉挛以及自眼轮匝肌扩展到整个面肌的面肌颤搐(facial myokymia)。突发性眩晕是常见的早期症状,通常由第 4 脑室底部前庭神经根进入处的斑块所造成。发作时伴有眼震和呕吐。延髓部病灶可引起吞咽困难、言语含糊、提腭活动差与咽反射降低。晚期可能出现假性延髓性麻痹征。

4.周围神经损害　可表现为节段性感觉障碍,腱反射减弱或消失,肌肉萎缩,尤其是双上肢的远端较其他部位常见。

5.疲劳症　有报道 MS 患者发生率为 80%~97%,常表现为不可抗拒的疲劳感,缺乏活力,无精打采,全身困乏无力等表现。

6. 认知功能障碍　MS 患者的认知功能障碍发生率在 30%~70%, 以经典的 MS 为多见,脊髓型患者发生率相对较低。常表现为记忆力减退,注意力不集中,反应时延长,严重者可出现智力减退,包括失用、失认等症状。并可出现痴呆的表现。

7.精神症状　以情感障碍为常见,可出现抑郁症、焦虑等。抑郁症的发生率约为 50%,常表现为情绪低落、兴趣感缺乏和主观能动性丧失等,严重者可出现自杀现象。少数患者可出现躁狂表现。

【临床分型】　主要依据临床病程特点分为以下几种类型:

1.复发缓解型(relapsing-remitting MS,RRMS)　临床呈急性发作,在数天或数周(治疗或非治疗后)后病情趋于缓解,临床神经功能几乎完全恢复。

2.继发进展型(secondary progressive MS,SPMS)　常在 RRMS 的基础上,每次发作后临床神经功能不能完全恢复,神经功能呈阶梯样减退。

3.原发进展型(primary progressive MS,PPMS)　临床发病后病情呈进行性发展,神经功能进行性减退。

4.进展复发型(progressive-relapsing MS,PRMS)　在病情进行性发展的基础上,患者仍有发作。此类型相对较少。

【临床分级】　为方便评价患者的病情轻重,Hyllested 将患者的残疾分为五级:

1 级　各方面事情均能自主处理,日常活动无需他人照料,书写正常。

2 级　轻度病残,行走困难,户外活动需用手杖,户内活动无需他人帮助,双上肢运动轻度障碍,书写相对困难。

3 级　中度病残,行走困难,户外活动需用双拐或他人帮助,户内活动需扶靠家具,部分日常生活需他人照顾。

4 级　重度病残,各种日常生活完全需要他人照顾。

5 级　完全病残,卧床不起,大小便失禁,生活完全处于监护状态下。

【辅助检查】

1.脑脊液检查 外观正常。压力不高。临床静止期时,60%~70%的患者细胞数正常;疾病活跃时,60%2~右患者有单核细胞轻中度增多,多不超过 50×10⁶/L。但在急症病例,增值可能较多。其中大多为 T 淋巴细胞。急性期可能尚有多形核白细胞,更是疾病活动的指征。随访的比值,也可作为疾病活动情况的参考,活动期比值上升,缓解期比值下降。病程中,CSF 内 B 细胞少见。CSF 总蛋白含量多正常,只 30%~40%的患者有轻中度升高,按国内报道多在 1.5 g/L 以下。但在临床肯定的多发性硬化症患者中,90%有免疫球蛋白含量增高,可见于 CSF 总蛋白含量正常,其中绝大部分为 IgG,偶见 IgM 与 IgA 升高。此外,尚见 IgG 指数增高。85%~95%I 临床肯定的多发性硬化症患者,CSF 中可检出 IgG 寡克隆带,有时为 IgA 与 IgM 寡克隆带,均不见于血清。CSF 中球蛋白、IgG 升高与寡克隆带出现均非本病特异,尚可见于多种神经系统疾病,如中枢神经系统感染(梅毒、病毒、细菌、原虫或寄生虫)、肿瘤(特别是肺源性脑转移)、脱髓鞘(急性播散性脑脊髓炎、急性感染性多发性神经根神经炎、肾上腺白质营养不良症)及脑血管性疾病,也见于系统性红斑狼疮,球蛋白血症并发中枢神经系统损害及多种原因导致的痴呆等。此外,在多发性硬化症活动时,尚可能在患者 CSF 中见到髓鞘碱性蛋白含量升高(正常值为 4),特别是在急性期,升高率可达 2/3 以上,是髓素遭到破坏的近期指标,虽然也见于其他急性中枢神经系统疾病如卒中、感染与外伤等。病情加剧时,CSF 中 C9(补体)降低,也见酯酶、肽酶与蛋白酶活性升高,特别是在急性期,但同样并本病特异,尚可见于有些脑膜炎与脑炎患者。

2.电生理检测 目的在于检出亚临床病灶,帮助诊断;也有利于监护病况。但对多发性硬化症,所有检测项目均非异常,解释时宜注意结合临床表现,全面考虑。

(1)视觉诱发电位(VEP):75%~90%I 临床肯定的多发性硬化症患者显示 VEP 异常。在临床肯定而没有视路病史的多发性硬化症患者中。53%~75%为阳性结果。

(2)在脊髓型多发性硬化症中,异常率较高。其异常表现为潜伏期延长,或伴波形改变。也有用视动眼震性 VEP 检查的。

3.MRI 的辅助诊断标准

(1)空间多发病灶的诊断标准:①至少有 1 个强化病灶或有 9 个 T2 高信号病灶;②小脑幕下至少有 1 个病灶;③皮质下弓状纤维处至少有 1 个病灶;④脑室周围至少有 3 个病灶。以上每 1 个病灶至少要大于 3mm 以上。在以上 4 条标准中必须同时满足 3 条或以上时,才能符合 MRI 空间多发的诊断标准。

(2)时间上复发的诊断标准:①在临床起病后 3 个月或 3 个月以上,第 1 次检查 MRI 显示仍有病灶强化者,考虑时间上复发。如果 MRI 没有强化病灶,3 个月后再次进行 MRI 检查,显示有新发的 T2 病灶或新的强化病灶时,仍符合时间上的复发;②临床起病后 3 个月内首次检查 MRI,但起病后 3 个月或 3 个月以上行再次的 MRI 检查显示有新的病灶强化者,考虑复发。如果 MRI 没有强化病灶,3 个月后再次进行 MRI 检查,显示有新发的 T2 病灶或新的强化病灶时, 仍符合时间上的复发。以上 2 条标准中满足任何 1 条时,即符合 MRI 时间上复发缓解的诊断标准。

【诊断】

1.Poser 确诊标准(1983)

(1)临床确诊 MS(CDMS):①CDMS 1 有两次发作,临床提示两个部位病灶;OCDMS 2 有 2 次发作,临床表现一个部位病灶,另一个为临床下病灶。

(2)实验支持确诊 MS:①有两次发作,临床表现一个部位病灶,另一个为临床下病灶。脑脊液寡克隆区带阳性或 IgG 量增加;②有一次发作,临床提示两个部位病灶。脑脊液寡克隆区带阳性或 IgG 量增加;③有一次发作,临床表现一个部位病灶,另一个为临床下病灶。脑脊液寡克隆区带阳性或 IgG 量增加。

(3)临床很可能 MS:①2 次发作,临床表现 1 个病灶;②1 次发作,临床表现 2 个病灶;③1 次发作,临床表现一个部位病灶,另一个为临床下病灶。

(4)实验室支持很可能 MS:有 2 次发作,脑脊液寡克隆区带阳性或 IgG 量增加。查体时不一定有神经系统阳性体征。

2.脑脊液检查(CSF)　新的诊断标准中对(2SF 没有制定严格的辅助诊断标准,仅说明脑脊液检查主要包括寡克隆区带和 24hIgG 合成指数;其异常结果仅反应病灶可能有存在免疫紊乱或炎症反应。对空间上多发和时间上复发的反应缺乏特异性。同时受实验室条件的影响,容易出现假阳性。

3.诱发电位检查(EP)　同样也没有指定严格的诊断标准,着重说明了视觉诱发电位异常主要表现为潜伏期延长。

【鉴别诊断】　临床上诊断多发性硬化应与一些酷似多发性硬化的疾病或综合征相鉴别。如表现为颅内多发病灶的血管源性疾病的多发脑梗死、抗磷脂抗体综合征、伴有皮质下梗死和白质脑病的大脑常染色体显性遗传性动脉病(CADASIL 病)、系统性红斑狼疮性血管炎、特发性主动脉炎(Takayasu 病)等。各种颅内炎症性疾病如人类 T 细胞病毒 1 型性脑脊髓炎(HTLV1)、莱姆病(Lyme 病)、急性播散性脑脊髓炎等。各种遗传性脑白质营养不良性疾病。

1.急性播散性脑脊髓炎　本病为脱髓鞘性脑病。常在发病前 2 周左右有明显的病毒感染或疫苗接种史。突然发病,早期可出现头痛、体温升高等体征,继而出现以大脑和脊髓损害为主的神经症状和体征,如脑损害的表现为惊厥、精神障碍、意识障碍,以及脑局灶性损害的体征,例如脑膜刺激征、脑神经麻痹、共济失调、偏瘫等;脊髓损害的表现,如早期的括约肌功能障碍及脊髓型感觉异常损害,完全截瘫等。病程为单相,一般持续数周后逐渐恢复,无复发。在 MRI 上多呈白质区大片 T1 低信号,T2 为高信号或混合信号,病灶周围明显水肿,可出现占位效应。

2.亚急性联合变性　为维生素 122 缺乏引起,常继发于营养不良的情况下(如胃大部切除术后、结核性结肠炎、空回肠切除术后等),常伴随巨幼红细胞性贫血,血清维生素 B12 水平降低。临床表现为脊髓的侧索和后索损害的病症,常伴有周围神经损害。病程隐袭,呈缓慢进展。无缓解复发的临床过程。

【治疗】

1.发作期治疗　在急性发作时首先选用皮质类固醇药物治疗,可抑制炎症、缩短病

程,常用的方法有:

(1)甲泼尼龙:大剂量、短程应用,多采用 5d 或 7d 疗法。开始剂量为 1 000mg/d,静脉点滴,2~3d 后减至 500mg/d,2d 后减至 250mg/d,2d 后改为 125mg/d,应用 ld。其后应用泼尼松 30mg/d 顿服,根据病情服用维持量。

(2)ACTH:开始剂量为 80U/d,5~7d,40U/d,4d,20U/d,lOd,lOU/d,3d 后停药。肌内注射或静脉点滴。

(3)泼尼松:开始剂量为 80mg/d,6~8d,其后每周递减 10~20mg/d,总疗程 4~6 周,依据病情减量,常用维持量为 lOmg/d。

(4)地塞米松:开始剂量 20mg/d,6~8d,其后每隔 4~5d 减量 5mg/d,总疗程 2~3 周,减至 5mg/d,3~5d,静脉点滴;后改用泼尼松 30mg/d,口服,依据病情给予维持量。

(5)大剂量丙种球蛋白治疗:疗效报道不一,费用较高。具体用量,静脉免疫球蛋白用 0.4g/(kg·d),连续应用 5d(总量为 1~2g/kg)。用法:静脉点滴,一般自慢速开始,初为 40ml/h,以每 30min 增加 10~15ml 的速度增至 100ml/h。

(6)β-干扰素治疗:主要应用于复发缓解型 MS 患者。国外报道应用 IFNβ-lb(Betaseron),小剂量为 1.6MU,每周应用 2 次,皮下注射,连续 2 年;大剂量 8MU,用法同前。另一种为 IFNβ-1a(Avonex),每周 1 次,每次剂量 6MU,肌内注射,连续应用 2 年。对 RRMS 的复发率减少 30%~40%。

(7)G1atiramer acetate(Copaxone):主要用于复发缓解型 MS 患者。国外报道可与干扰素联合应用,用量 20mg/d,皮下注射,连续应用 1~2 年。

(8)对原发进展型患者可应用米托蒽醌。

2.缓解期治疗　重点应为预防复发。

(1)免疫抑制药:主要有硫唑嘌呤、环磷酰胺及环孢霉素。常用于复发频率较高的患者。但毒不良反应较高,患者常在治疗过程中必需停药。硫唑嘌呤常用剂量为 100~200mg/d,可连用数月,其后期效果可维持数年。环磷酰胺 400~500mg/d,10~14d 为一疗程,后期效果也可维持数年。

(2)转移因子及丙种球蛋白:转移因子常用剂量为 1U,皮下注射,每周应用 1 次,用 1 个月,每月 1 次,用 6 个月,其后每 2 个月 1 次,用 1~2 年。丙种球蛋白每月应用 1 次,共 3 个月,其后每 3~6 个月 1 次,间歇应用 1~2 年。

(3)干扰素治疗:见发作期治疗。

(4)自体外周造血干细胞移植(autologous Peripheral blood stern cell transplatation,APBSCT):主要用于进展型 MS 的治疗。

(5)对症治疗。①痉挛性肌张力增高:常应用巴氯芬,也可应用氯美扎酮等药物治疗;②痉挛性疼痛:可应用卡马西平或苯妥英钠等药物治疗;③括约肌功能障碍:对残余尿量少、尿频为主的患者可应用溴丙胺太林等药物治疗;残余尿量多时可应用导尿管导尿。外出社交活动或夜间睡眠时,女性可应用外导尿装置,男性可应用避孕套。对便秘者可应用高纤维素食品或麻仁润肠药等;④疲劳综合征:让患者学会自身调节,运动和休息相结合,解除心理负担因素。药物治疗常应用金刚烷胺,可缓解患者的疲劳症状。也可应用匹莫林等;⑤认知功能障碍:可应用茴拉西坦、石杉碱甲等药物治疗;⑥精神症状:抑郁者可应用SSRI类药物,如百忧解等药物。行为思维障碍者可应用奋乃静或利培酮等药物治疗。

【预后】MS的自然病程无明显规律性,病程较难以估计,平均病程25~35年。轻者10年后仍无明显功能障碍。严重者数月至数年致残,极少数病例进展迅速,几周内死亡。80%~90%的患者呈缓解复发病程;复发多见于疾病的早期,其病后1年内约30%,2~10年者约20%,10~30年者约10%;多数患者随着复发次数的增多,神经功能障碍加重。少数患者首次发病后,临床完全缓解,不再复发;约有10%的患者病情逐渐恶化,没有缓解,常称为原发进展型.MS,多见于呈痉挛性截瘫的脊髓型患者。发病年龄、早期病变部位和复发的频率与预后有关。若早期出现小脑及皮质脊髓束损害或慢性进行、慢性复发病程者,或肢体痉挛伴挛缩等现象者,预后不佳;若早期出现视力减退、感觉异常者,病程多呈良性。对生育年龄轻度的RRMS患者,可以考虑妊娠生育,有报道妊娠期间可以明显降低复发率,但生育后有加剧病情的可能。死亡原因多数由于继发感染、体力衰弱及少数患者直接由于脑病病损死亡。

第二节　自体造血干细胞移植治疗多发性硬化

多发性硬化是原发于中枢神经系统由免疫介导而引起的脱髓疾病,其特点为病变不同时期发生和病变空间的多灶性。好发于青年人。临床常见的类型有复发缓解型(RRMS)、继发进展型(SPMS)、原发进展型(PPMS)。干扰素(INF-β)及Copolymer 1对RRMS有明显的缓解作用,同样对SPMS、PPMS亦有治疗作用,但疗效相对较差。免疫抑制药常作为.MS的二线治疗方法,部分患者有效,且不良反应较大。其疗效差的原因很可能是其对作用于中枢神经系统自身抗原的T和B淋巴细胞的不完全灭活作用所致,这类免疫细胞来源于被激活的骨髓前细胞,骨髓清除性治疗使得MS患者所有的反应性T和B细胞被灭活,并通过干细胞移植(hematopoietic stem cell transplantation,HSCT)重建免疫系统,可使MS患者长期或永久治愈。

一、抗原成分

抗体针对的抗原成分有:髓鞘碱性蛋白(myelin basic protein,MBP)、髓鞘相关糖蛋白(mvelin associated glycoprotein,MAG)、髓鞘少突胶质细胞糖蛋白(myelin oligodendrocyteglycoprotein,MOG)以及脑可溶性凝集素(cerebellar soluble lectin,CSL)等抗原。免疫细胞以CD8淋巴细胞为主,或以CD4淋巴细胞为主,CD8和CD4T淋巴细胞在识别抗原时分别受MHC-Ⅱ(HLA-DR)与MHC-I(A、B、C)基因的控制,前者主要在巨噬细胞及B细胞上表达,在向T细胞呈递抗原时起重要作用;后者在体内大部分细胞表面,在引起针对病毒的细胞毒反应时起重要作用。

二、基本治疗方法

HSCT 有三种基本的方法,包括了同基因(syngeneic)、异基因(allogeneic)和自体的(autologous)的造血干细胞移植。从机制上讲,异基因的方法比自体移植的方法更趋合理,这是因为移植对宿主反应更有利于灭活宿主的异常免疫系统,而且,自体移植如果是成熟的免疫活性细胞或异常的免疫调节细胞被重新输入体内可能增加了复发的危险度,然而,异基因移植病死率(15%~35%)比自体移植病死率(3%~10%)要高得多。加之,移植物对宿主排斥反应,使异基因移植在治疗 MS 时受到限制。通过广泛的化疗或应用造血细胞生长因子,移植源可来自骨髓或外周血干细胞。对自体移植讲,要比骨髓干细胞的方法显示更快、更完全的重建免疫系统。骨髓干细胞中可能含有少量的成熟 T 淋巴细胞(包括了自身反应性 T 细胞)。应用 HSCT 治疗 MS 的动物模型及实验性自身免疫性脑脊髓炎,可以明显地阻滞或减轻复发过程。但个别亦有复发.其原因可能是移植时操作条件,即不能完全灭活所有抗髓鞘反应细胞(抗原特异性细胞),或是这种类型的免疫记忆细胞。临床上对合并自体免疫性疾病的恶性肿瘤患者(淋巴瘤,白血病等)应用 HSCT 治疗 HSCT 治疗后,自身免疫疾病得到明显的持久缓解。

首届有关 HSCT 治疗 MS 的协调会于 1998 年 2 月 21 日在意大利米兰召开。大会就患者的选择,移植程序等事项达成了一致意见。其目的:①更深入地评价治疗 MS 的有效性和安全性;②研究 HSCT 对 MS 患者免疫系统的影响。

三、选择患者

1.入选标准

(1)符合临床诊断标准:神经系统的症状或体征显示中枢神经系统白质内存在 2 个以上病灶;临床发作、缓解 2 次以上,每次发作应持续 24h,每次缓解期应超过 1 个月;症状和体征不能用其他疾病作更好的解释。

(2)脑 MRI 检查发现特征性改变。

(3)年龄在 18~55 岁。

(4)病程≥1 年。

(5)EDSS 在 3.3~6.5 之间。

(6)Disability(异常功能)至少在半年以上(在病初的 2 年中);初始 EDSS 在 3.0~5.0;评分增 1.5;初始 EDSS≥5.5,评分增加 1.0。

(7)在最初的 1 年中,临床相或 MRI 显示有活动期。

(8)对可行性治疗无效者(据临床表现判定)。

(9)家属同意。

2.排除标准

(1)妊娠。

(2)合并严重疾病(呼吸、肾、肝、心脏功能不全者,精神异常,肿瘤)。

(3)反复泌尿系、肺部感染。

（4）最初应用全身放疗者或全身淋巴放疗者。

（5）入组前免疫抑制药治疗 3 个月以内者。

（6）入组前应用 INFβ，Copolymer I 或大剂量免疫球蛋白治疗 1 个月以内者。

（7）入组前病情复发 1 个月以内。

（8）严重的并发症者。

四、外周血干细胞移植程序的关键技术

（一）自体外周血干细胞的获取

1.外周造血干细胞动员 干细胞动员剂有三种方法：

（1）1 重组的血代细胞刺激因子：粒系集落刺激因子（GCSF）10μg/（kg·d），

（2）肿瘤化疗药物：在应用细胞因子前应用如环磷酰胺 $2g/m^2$。

（3）聚阴离子制剂，其机制是将储存池中的造血干细胞动员剂，如硫酸葡聚糖等。

2.外周血干细胞的分离、纯化和采集 临床上通常应用的是血细胞分离机，是一种电子计算机程控的全自动、全封闭和连续采集的装置，如 CS3 000plus 或 Cube Spectra。分离、纯化应用免疫吸附柱纯化法、免疫磁珠法、FACS 分选法等。

3.造血干细胞的体外扩增 在应用细胞因子进行扩增，借以获得足够在体内重建造血的干细胞量。但在扩增的同时明显加速了干细胞的分化。

4. 自体外周血干细胞的体外净化 治疗 MS 患者是否进行 T 细胞净化，目前仍有争议。如干细胞输入后应用抗甲状球蛋白（ATG）则不一定进行在体外进行 T 淋巴细胞，非常大量的 T-细胞去除增加感染的风险，但对自身免疫性疾病患者进行 T 细胞净化的处理，理论上讲对重建的免疫系统更为完全（可排除记忆 T 细胞，减少移植后的复发率）。

（二）自体免疫系统的清除和干细胞输入

1. 血及骨髓移植传统的预处理方案 MS 患者的自体进展性免疫系统的清除是预处理方案的主要目的，所有的用于血及骨髓移植的传统方案是：

（1）CTX 60mg/kg，2d，1h iv，然后进行全身照射，这是目前治疗中心应用的方案。

（2）白消安 1mg/kg，1 次/6h，共 4d；总量是 16 mg/kg，然后是 CTX 60mg/kg，2d。

（3）卡莫司汀，VP16，Ara-C，美法仑方案，根据如下方法应用（0d 为 HSCT 当天）卡莫司汀 $300mg/m^2$，静滴；第 6 天应用，VP-16 200 mg/m^2，静滴，5，4，3 及 2d 应用，Ara-C 200 mg/m^2，1 次/d，静滴；第 5，4，3 及 2 天应用，美法仑 140 mg/m^2，静滴，第 1 天应用。

2.ATG 应与甲泼尼龙在干细胞输入后+1，+2d 同时应用，如果未进行 T-细胞清除，则应使用 ATG 治疗，在+7，+8，和+38d 可以应用免疫球蛋白进行支持治疗，为预防感染，可口服环丙沙星、氟康片及阿昔洛韦。不同的治疗中心有不同的预防措施。

3.干细胞输入 0d 溶化及输入干细胞，输入的 C34+细胞数不能少于 $2\times10^6/kg$（如进行 T 一细胞清除，应输入 $1\times10^5/kg$ 细胞）。

（三）自体造血功能、正常免疫功能的重建

自体外周血干细胞移植（APBSCT）较自体骨髓移植（ABMT）移植后造血重建快，并发症少，血小板恢复的好坏与否是移植成功的关键问题之一。目前公认造血功能重建的指

标为移植后外周血中性粒细胞恢复到≥0.5×109/L为移植成功，移植后植活的时间约需8~30d,接着血小板恢复到≥20×109/L,网织红细胞≥1.55%。

免疫功能的重建包括 B 细胞功能的重建、T 细胞功能的重建和 NK 细胞的重建。

1.移植原则　考虑到异体移植的病死率高,所以 MS 患者采用自体移植。外周血干细胞移植是最佳来源。

2.移植治疗毒性、安全性监测评估

(1)治疗毒性:干细胞动员与移植期间,需住院常规监测。根据 WHO 等级系统,记录毒性反应,尤其是对神经系统毒副反应。这些毒副反应很可能使 MS 患者病情加剧。

(2)安全有效性监测:研究设计必须遵守毒性反应最小,且有长期临床效果。安全委员会要监测试验;达到 10 例时,应系列分析所有资料。在移植过程中或移植后 6 个月以内,如果有以下情况也停止治疗:a.HSCT 病死率≥15%Ib. 临床病情进行性加剧或 MRI 活动期≥50 9/6.c. 致残率≥30%;d.HSCT 相关死亡+病情恶化（包括严重的肝肾功能异常）≥30%;e.1 临床病情加剧表现在移植后 6 个月以内自发者;f.MRI 活动期在病程 6 个月以内出现≥1 活动病灶;g. 病情加剧在入选时 EDSS 评分≥3.5,≤5 时, 移植后 EDSS 降低≥1.0;或入院时 EDSS 评分≥5.5,移植后降低≥0.5 分,上述两种情况必须持续 6 个月以内。

3.疗效评估　治疗效果及不良反应均应评价,治疗后应随访至少 3 年。

(1)神经系统评价:HSCT 治疗前 1 个月,治疗后每 3 个月系统评价 1 次,连续 3 年。并应用 EDSS 系统评价。

(2)不良反应:HSCT 治疗后 1 个月及每 6 个月评价 1 次,连续 3 年。安全性检查包括血常规、肝肾功能、胸部 X 线片、心电图等。

(3)免疫学及血清学评价:①基本评价包括血细胞计数、肝肾功能;血细胞亚型(CD3、CD4、CD8、CDl4、CDl9、CD45RA/RO、CD56);自身循环抗体测定(如抗核抗体等);Ig(A、G、M)ffli 清水平;脑脊液寡克隆区带,IgG 指数;血循环抗体测定(巨细胞病毒、E-B 病毒、单孢病毒、风疹病毒、乙肝病毒、AIDS)。②选择评价包括淋巴细胞因子(IFNy、白介素-4、白介素-10、肿瘤坏死因子);髓鞘碱性蛋白(myelin basic protein,MBP)、髓鞘相关糖蛋白(myelin associated glycoprotein,MAG)、髓鞘少突胶质细胞糖蛋白(myelin oligodendrocyte glycoprotein,MOG)抗原抗体。

(4)脑部 MRI:APBSCT 治疗前、治疗后 1 个月及其后每 6 个月检查 1 次,连续 3 年。应包括病灶的多少(尤其是活动病灶,即增强病灶),T1 像病灶体积,T2 像病灶体积、脑萎缩程度等。

第三节 脑白质营养不良

一、基本概念

脱髓鞘病是以神经纤维的髓鞘脱失为主要病理改变、轴索损伤相对较轻、神经细胞功能保持相对完好为共同特点的一组神经系统疾病的统称,其病因与临床表现各异,中枢与周围神经系统均可受累。中枢神经系统的髓鞘脱失可按其原因不同大致分为两类,一类为髓鞘破坏性病变,以多发性硬化、视神经脊髓炎为代表;另一类为髓鞘代谢异常性病变,主要是一组遗传性神经髓鞘脂质代谢障碍所引起的疾病,多由遗传因素所致神经鞘磷脂代谢酶类异常而使髓鞘磷脂的生成和分解异常,常于髓鞘生长发育成熟的高峰期发病,故患者发病年龄较早,统称为脑白质营养不良(1eukodystrophy)。本类疾病主要有肾上腺脑白质营养不良(ALD)、异染性脑白质营养不良(MLD)、球样细胞脑白质营养不良(Krabbe 病)、佩-默氏病(Pelizaeus-Merzbacher 病,PMD)、中枢神经系统海绵状变性(Canavan 病)、纹状体小脑钙化伴脑白质营养不良(Cockayne 病)、类纤维蛋白脑白质营养不良(Alexander 病)等。

在神经系统的生长发育中,神经元和神经胶质的发育是一个连续的、并行发展的过程。人类中枢神经系统髓鞘的成熟一般晚于其他成分。少突胶质细胞及星形胶质细胞直至出生后 6 个月才几近分化完毕,视神经孕 40 周时开始髓鞘包绕,生后数月完成,皮质脊髓束生后 2~4 年髓鞘生成完成,大脑髓鞘形成开始于第 40 周,首先在额叶后部、顶叶开始,继而枕叶,最后前额叶及颞叶开始形成,整个过程约于生后 2 岁完成。此后髓鞘生成过程仍缓慢进行,小脑中脚、听放射、乳头体丘脑束的髓鞘约于生后 3 年完成,丘脑的非特异性投射纤维、皮质间联合纤维的髓鞘常于生后 7 年形成,神经元之间投射联系纤维的髓鞘有时要到 20 岁才完全形成。了解中枢神经系统的髓鞘形成时间,有助于理解脑白质营养不良的发病年龄,故本病常于生后数年内发病,有时亦可迟至成年。

髓鞘生成与分解是一个动态过程,以不断适应神经纤维的生长发育。构成神经系统髓鞘的成分以神经鞘脂为主,在此基础上,添加不同的取代基,最终形成脑苷脂和神经节苷脂。所谓鞘脂是指以鞘氨醇或二氢鞘氨醇为骨架的脂类,鞘脂不含甘油,但其结构(常含 18~20 碳)类似甘油,含疏水的长链脂肪烃尾和具有极性的两个羟基及一个氨基,氨基位置常与一分子脂肪酸以酰胺键相连, 此时称为 N-脂酰鞘氨醇, 又叫神经酰胺(ceramide),剩下末端羟基常为极性基团所取代,如磷酸胆碱或磷酸乙醇胺,有时为单糖基或寡糖链,分别称为鞘磷脂或鞘糖脂。

鞘磷脂的降解酶为磷脂酶 C 类,将其水解成磷酸胆碱和 N-脂酰鞘氨醇,如此酶先天缺乏,则鞘磷脂不能降解而储积在细胞内,引起肝脾肿大和痴呆等鞘磷脂沉积病。

鞘糖脂是由 N-脂酰鞘氨醇与糖基(常 1~10 个)组成,按糖链的性质可分为中性鞘糖脂(脑苷脂)和酸性鞘糖脂,后者又包括含唾液酸糖基的神经节苷脂和硫酸鞘糖脂两类。鞘糖脂的水解酶类很多,如 α 及 β 半乳糖苷酶、β 葡萄糖苷酶、唾液酸酶、氨基己糖酶、硫酸酯酶以及 N-脂酰鞘氨醇酶等。如上述酶类缺乏,鞘糖脂不能降解而沉积在细胞内导致发病。

二、肾上腺脑白质营养不良

肾上腺脑白质营养不良(adrenoleukodystrophy,ALD)是一种过氧化体酶异常所引起的遗传代谢病,发病率为 1/2 万男婴,呈 X 染色体连锁隐性遗传特征,定位于 X28q。过氧化体的主要作用是降解极长链脂肪酸,其功能障碍导致极长链脂肪酸在脑和肾上腺中的沉积,故而得名肾上腺受累时可出现 Addison 病的表现。病理可见髓鞘脱失,早期多见于枕叶视辐射和内囊后肢,然后顶叶及颞叶皮质下白质纤维可见髓鞘脱失,亦可累及小脑、脊髓、视神经、听神经及其他周围神经。病变中心区可见胶质细胞的增生,向外可见淋巴细胞浸润、巨噬细胞吞噬髓鞘碎片,最外层是神经髓鞘脱失,而轴索相对保留,U 形纤维多不受累。肾上腺皮质细胞及睾丸间质细胞可见板层状包涵体,属变性的过氧化体。

【临床表现】

1.儿童型 患者常在 4~10 岁发病,早期症状可有精神行为异常,孤僻易怒、注意涣散,视放射受累时可出现象限盲或全盲;而后逐渐出现运动障碍,表现为步态异常、痉挛性瘫痪、共济失调及构音一吞咽功能障碍,部分患者可有癫痫发作,晚期患者痴呆,呈持续性植物状态。

2.青春期型 又叫肾上腺脊髓神经病型,常于 20 岁左右发病,主要表现为进行性脊髓病变、周围神经症状、肾上腺功能不全,脑部症状相对较轻。晚期可出现痴呆、精神行为异常、小脑性共济失调,性功能减退。

3.成人型 类似前两者,但症状较轻,病程缓慢。

4.新生儿型 常见内眦赘皮、颜面发育不良、出生后肌张力不全、肢体少动、癫痫发作,可有白内障及眼球震颤。

5.杂合子型 多见于 15%的女性杂合子,一般脑部症状不明显,可有脊髓症状及肾上腺功能不全。此外,有人将 Zellweger 病(脑肝肾综合征)、婴儿型 Refsum 病、高六氢吡啶羧酸血症、肢体近端点状软骨发育不良也统归于肾上腺脑白质营养不良中。

【辅助检查】可见血中极长链脂肪酸升高,以 25 碳和 26 碳最为明显。肾上腺功能异常。影像学检查 MRI 优于 CT,其特征性表现可见枕叶双侧侧脑室后角周围白质内的长 T1 长 T2 信号,呈蝶形对称分布,病灶周边 Gd 强化明显。脊髓有时亦可见萎缩与异常信号。神经电生理检查无特征性改变。

【诊断】根据临床表现、遗传特征及影像学改变诊断不难,但要与单纯 Addison 病、其他脑白质营养不良、多发性硬化等疾病相鉴别。

【治疗】 目前尚无针对性治疗。对肾上腺功能不全者可使用激素替代疗法,有报道使用三芥酸甘油酯和三酸甘油酯可降低体内极长链脂肪酸的浓度,有助于本病的治疗,但临床症状改善不著,亦不能改变病程。此外骨髓移植或基因治疗尚在研究中。

三、异染性脑白质营养不良

异染性脑白质营养不良 (metachromatic 1eukodystrophy,MLD) 为常染色体隐性遗传病，基因定位于 22q13.31。该病又称脑硫脂沉积病，系芳香硫酸酯酶 A(arylsukfataseA，ASA)缺陷所致的髓鞘形成不良。脑硫脂由半乳糖脑苷脂硫酸化而来，ASA 异常时，细胞溶酶体不能将其分解而使其沉积在少突胶质细胞和神经膜细胞中，造成细胞中毒，最终造成髓鞘破坏，故称溶酶体病。脑硫脂染色后呈现出不同于原有染料色彩的新颜色，异染性由此得名。

【病理】可见大脑、小脑、脊髓、周围神经广泛的髓鞘变性。病灶中胶质细胞肿大，内储大量异染性颗粒，巨噬细胞也有同样改变。可通过周围神经活检发现上述现象。其他脏器也可有异染性物质的沉积。

【临床表现】常于 1~4 岁发病(亦可生后即出现症状或儿童期甚至成人发病)，临床表现以进行性运动功能障碍(步态异常、痉挛)、语言功能障碍、智能障碍为主要特征。早期腱反射可活跃，晚期可因周围神经受累而致反射消失。有的患者发病时即可出现肌张力低下或反射减弱，可与痉挛性瘫并存。智能障碍可在发病初或运动受累之后。晚期患者尚有视觉受损，黄斑周围可见灰色环形斑，为视神经变性脱失的表现。有的患者可有斜视或眼震。癫痫少见。患者常于病后 1~3 年卧床最终呈现植物状态。此外，尚有一型称为多发性硫脂酶缺乏症，由一系列硫脂酶同工酶的异常所引起。兼具异染性白质脑病和黏多糖沉积病的特征。

【辅助检查】可见脑脊液蛋白增高，尿中脑硫脂含量增加，血中芳香硫脂酶活力减低或缺乏。MRI 影像学改变对诊断帮助较大，患者半卵圆中心侧脑室旁可见长 T1 长 T2 信号，U 形纤维多不受累。

【诊断】根据病史、发病年龄、遗传特点、I 临床表现及实验室检查，诊断不难。但要注意 Krabbe 病、Niemann-Pick 病、Gaucher 病相鉴别。

【治疗】 目前无特效治疗。骨髓移植仅在症状出现以前有一定效果。

四、佩-默氏病

佩-默氏病 (PelizaetIs-Merzbachei。病，PMD) 是 X 连锁遗传疾病，其基因定位在 Xq21.2~22，其基因编码髓鞘的蛋白脂类蛋白(PLP)，正常情况下，该蛋白可将"发条样卷曲"的各层髓鞘铆定在一起，形成以轴索为中心的紧密同心圆结构。基因突变时，该蛋白的功能异常，致使髓鞘同心圆结构松散而导致髓鞘生成障碍；或因突变后蛋白分子体积变大，直接阻碍髓鞘生成，并使髓鞘细胞中毒而致细胞崩解坏死。

【病理】可见侧脑室周围广泛的髓鞘脱失，其间混有正常髓鞘成分，其方向多垂直于脑室分布。此外，小脑、脑干也有类似改变。周围神经仅少数患者受累。

【临床表现】 发病常于出生时到生后数月内，女性偶尔可罹患。首发症状常为"圆周状眼震"，患儿双眼好似跟随某一物体做圆周运动，但无节律可言。有时患儿可有喘鸣，早期肌张力低下，随着病情发展，可出现肌张力增高或痉挛。患儿运动功能、精神行为等发育迟缓，常常明显落后于同龄儿童。此外症状还包括：共济失调、构音障碍、不自主运动、视神经萎缩、个别患者可有癫痫发作。

【辅助检查】实验室检查，神经电生理学、血液、脑脊液目前尚无特异性改变。MRI 检查有助于诊断,本病患者 MRI 上可见"虎斑样"或"豹纹样"片状脱髓鞘改变,但本特征也可见于部分异染性脑白质营养不良的患者。

【治疗】 目前尚无特异治疗,康复训练有助于加强受损功能的恢复。基因治疗,干细胞移植治疗尚在研究阶段。

五、球样细胞脑白质营养不良

球样细胞脑白质营养不良又称 Krabbe 病, 系常染色体隐性遗传病, 基因定位于 14q21~q31。

【发病原因】是由于基因突变,导致 β 半乳糖苷酶活力降低或消失,致使体内半乳糖神经酰胺和神经鞘氨醇半乳糖苷的代谢异常而蓄积于组织中,神经系统尤易受累。

【病理】可见中枢和周围神经系统髓鞘脱失,并可见球样细胞,系血管周围间隙的巨噬细胞吞噬半乳糖脑苷脂后融合而成,胞核多,内含大量髓鞘碎片,本病因此得名。晚期轴索变性,少突胶质细胞脱失,星形胶质细胞增生,周围神经可见神经膜细胞脱失,并伴有洋葱样现象。

【临床表现】发病率一般为万分之一新生儿,常在婴幼儿时期发病,也可晚至 2~5 岁,偶有青少年发病。多于病后 2~7 年内死亡,平均死亡年龄 13 个月。临床表现分三个阶段,第 1 期患儿表现为易激惹、运动功能及精神行为发育迟滞、四肢僵直,常常伴有非感染性发热;第 2 期肌痉挛更为严重,可有角弓反张,四肢肌阵挛发作,学习能力丧失,仍可有发热;第 3 期患者出现去脑强直,因随意运动丧失长期而卧床,常死于感染。除此以外,患者症状还包括视力丧失、视神经萎缩、共济失调、不自主运动、四肢痉挛性瘫。周围神经亦可受累。

【辅助检查】脑脊液蛋白可升高,神经电生理检查无特征性改变,肌电图可有失神经改变,神经传导速度减低。MRI 可见侧脑室周围白质广泛受累,内囊后肢亦有同样改变,呈长 T1 长 T2 信号,皮质下 U 形纤维常不受累,基底核、丘脑有对称性 T1 低信号病灶,多不强化。白细胞或成纤维细胞培养可见 β 半乳糖苷酶活力减低,有助于诊断本病。但应注意一部分正常人本酶的活力也有可能减低。

【治疗】 目前尚无特殊治疗。康复治疗有助于患者运动功能恢复。造血干细胞移植有助于早期症状的改善,但长期效果有待观察。

六、中枢神经系统海绵状变性

中枢神经系统海绵状变性又称 Canavan-Von Bogaert-Bertrand 病或(2anaVan 病。为常染色体隐性遗传病,世界各地均有发病,但常见于犹太人与阿拉伯半岛地区。

【病理】可见脑白质广泛受累,包括 U 形纤维,脑白质中充满含有液体的囊状小空隙,无髓鞘分解产物,状似海绵,本病因此得名。髓鞘细胞及神经元广泛肿胀而导致脑体积增加,星形胶质细胞增生,小脑核团变性脱失。

【发病机制】N-乙酰-L-天冬氨酸(NAA)是构成神经髓鞘和神经元的主要成分,本病患者体内缺乏天冬氨酰酶,不能将 NAA 分解而使该物质蓄积在细胞内,可能由于该物质的高渗性而引起水分子进入细胞,最终造成神经元与髓鞘肿胀以及髓鞘间海绵状空泡。

【临床表现】 常于 3~6 个月龄时发病,运动功能、精神行为等发育明显落后于同龄儿童,可见易激惹、行走坐卧不能、语言障碍。早期肌张力低下,病程 1~2 年后逐渐出现痉挛性瘫痪、锥体束征阳性,可伴有视神经萎缩。病程中可有癫痫发作。患儿喂养困难,常需鼻饲。由于神经元及髓鞘细胞的肿胀,患儿可有巨头征。

【辅助检查】血及尿中 N-乙酰-L-天冬氨酸(NAA)含量超出正常的 5~10 倍以上。(2SF 可见蛋白轻度增高。MRI 可见 T2 相弥漫性脑白质病变,呈高信号,脑回下白质尤为明显,该点是与其他白质营养不良的影像学不同特征。脑体积增大,脑室系统大小相对正常。

【诊断】可根据病史、遗传特点、临床表现、MRI 和酶学检查,诊断不难。

【治疗】 目前尚无特效治疗方法,以康复治疗及对症支持治疗为主。

七、纹状体小脑钙化伴脑白质营养不良

纹状体小脑钙化伴脑白质营养不良又称 Cockayne 病,病因尚未清楚。可能具有常染色体隐性遗传病的特征。

【病理】可见脑体积变小、皮质萎缩,脑室扩大,脑白质可出现类似佩-默氏病的病理变化。同时出现纹状体和小脑的钙化。周围神经可有节段性脱髓鞘病变。

【临床表现】出生早期可发育正常,于婴儿期末发病,表现为生长迟缓、视网膜色素变性、白内障、钟摆样眼震、视力丧失、神经性耳聋,精神行为异常、语言功能发育迟滞,四肢痉挛、共济失调,偶可出现不自主运动。周围神经受累时可出现肌萎缩、腱反射减低或消失、神经传导速度减慢等。其颜面较具特征性:面容消瘦、脂肪菲薄、眼窝深陷、鼻部突出、下颌畸形,泌涎泌汗减少,呈现小头征和早老性面容。

【辅助检查】脑脊液及血生化检查可正常。MRI 可见广泛脑萎缩、脑室扩大,白质内异常信号。此外,相当一部分人 CT 上可见纹状体小脑钙化。

【诊断】根据上述病史、临床表现、影像学特点,诊断不难。

【治疗】以对症治疗为主,尚无特异性治疗,预后不良。

八、类纤维蛋白脑白质营养不良

类纤维蛋白脑白质营养不良又称 Alexander 病, 与神经胶质原纤维酸性蛋白(glial fibril1ary acidic protein,GFAP) 基因突变有关。病理可见神经胶质原纤维酸性蛋白的沉积,血管旁及近脑膜处细胞胞体内尤为多见,皮质亦可受累。此外,大量神经胶质原纤维酸性蛋白主要累及星形胶质细胞,影响星形胶质细胞的分化与生长,可造成其广泛肿胀,病理改变有时类似胶质瘤病。星形胶质细胞内可见大量的嗜酸性染色纤维(Rosenthalfibers)和嗜酸性包涵体。大脑、小脑、脊髓均可有上述病变。0~2 岁发病,男女均可受累,病程一般不超过 5~6 年。主要临床表现为巨头征、身材矮小、进行性精神行为发育迟滞、癫痫发作。影像学改变可见白质异常,但以额叶白质受累明显。本病对症治疗,尚无特异性治疗方法。

第八章 神经系统疾病护理

第一节 一般护理常规

1.病情观察 意识状态反映病情的轻重,是重点护理观察项目之一。观察瞳孔大小,对光反应。严重颅内压增高出现脑疝,表现为一侧瞳孔明显散大,对光反应消失,同时出现昏迷;当两侧瞳孔散大伴有病理呼吸和脑强直,表示为脑疝晚期。注意观察生命体征,危重或手术后患者定时测血压、脉搏、呼吸和体温。颅内压增高出现脉搏缓慢而洪大,呼吸慢而深,血压升高,此时要警惕脑疝的发生。丘脑下部损伤,体温常明显升高。头痛、呕吐和视力障碍为颅内压增高的三大主要症状。躁动不安也常是颅内压增高、脑疝发生前的征象。注意肢体活动情况,如出现一侧肢体活动障碍加重,往往表示占位病变在增大,或为小脑幕切迹疝的一个症状。

2.体位 颅内压增高和颅脑手术后清醒患者,取头高位 15°~30°,以利于颅脑静脉回流;昏迷患者取半卧位(昏迷体位)或侧卧位,有利于呼吸道分泌物排出以减少肺炎发生的机会;休克患者取平卧位。

3.呼吸道护理 患者多采用半俯卧位或侧卧位;每 2 小时翻身 1 次,翻身时要叩背,预防坠积性肺炎;及时清除呼吸道和口腔分泌物;舌后坠阻塞气管时,改半俯卧位或放置咽部通气管。

4.五官护理 昏迷患者用3%过氧化氢或 0.1%呋喃西林清洗口腔每日 2 次,预防口腔炎或腮腺炎;脑脊液鼻漏或耳漏不宜用棉球或纱条紧塞,注意保持鼻腔清洁,外耳道用乙醇棉签轻拭后用无菌敷料覆盖,并及时更换;昏迷和面神经损伤患者眼睑闭合困难,三叉神经损伤患者角膜感觉消失,均易发生角膜溃疡,可用眼罩或凡士林纱布护眼。每日定时以抗生素液滴眼。必要时将眼睑暂时缝合。

5.泌尿系护理 昏迷或脊髓伤患者经常有尿潴留或尿失禁,安放、留置导尿管时注意无菌操作,每日做好会阴护理,每周更换导尿管 1 次。

6.便秘 应用缓泻剂,如液状石蜡,或用开塞露。

7.防止坠床 意识蒙眬和躁动不安患者应加置床挡,酌情应用镇静剂,必要时用保护带或束缚肢体。

8.精神护理 对患者进行安慰和鼓励,有精神症状者,防止自伤或伤人。

9.其他 高热、气管切开术、癫痫、褥疮等按照各自护理常规护理。

第二节　颅内感染

一、概念

颅内感染指由某种微生物(病毒、细菌,立克次体,螺旋体,寄生虫等)引起的脑部炎症的疾病。脑部炎症性疾病可分为两大类。

1.凡感染或炎性反应仅累及软脑膜者称为软脑膜炎或脑膜炎。

2.病原体的侵犯脑实质引起的炎性反应者称脑炎,无论是脑炎或脑膜炎,在疾病过程中脑膜和脑实质往往不同程度地都受到侵犯,因此常有脑膜脑炎之称。

二、病因及发病机制

颅内感染根据感染部位的不同,分为脑膜炎、脑炎和脑蛛网膜炎,临床上有时很难将其截然分开。几乎所有的颅内感染都有较明显的头痛,并往往是主要且首发的症状。据统计,头痛的发生率为47%~80%,头痛的程度、性质取决于感染的性质、程度及个体反应。

头痛的机制:炎症侵犯脑膜、蛛网膜或脑实质,引起上述部位及其周围组织水肿、渗出、软化、坏死或粘连、增厚,导致脑水肿或脑积水,使颅内痛觉敏感组织受牵拉、移位而产生牵拉性头痛。炎性渗出物、病原体、毒素及感染过程中产生的有害物质均可使颅内血管扩张,引起血管扩张性头痛。脑膜本身受病原体及其毒素的刺激,继发反射性肌收缩性头痛。

产生头痛的主要机制有:①颅内外动脉的扩张(血管性头痛);②颅内痛觉敏感组织被牵引或移位(牵引性头痛);③颅内外感觉敏感组织发生炎症(例如脑膜刺激性头痛);④颅外肌肉的收缩(紧张性或肌收缩性头痛);⑤传导痛觉的颅神经和颈神经直接受损或发生炎症(神经炎性头痛);⑥五官病变疼痛的扩散(牵涉性头痛)等。在发生上述疼痛过程中有致痛的神经介质参与,如 P 物质、神经激肽 A、5 羟色胺(5-HT)、降钙素基因相关肽(CGRP)、血管活性肠肽(VIP)和前列腺素(PGE)等。此外,精神因素也可引起头痛,可能与疼痛耐受阈值的降低有关。

三、临床特点

本病通常为暴发性或急性起病,少数为隐袭性发病。初期常有全身感染症状,如畏冷、发热、全身不适等。并且有咳嗽、流涕、咽痛等上呼吸道症状。头痛比较突出,伴呕吐、颈项强直、全身肌肉酸痛等,精神症状也较常见,常表现为烦躁不安、谵妄、意识蒙眬、昏睡甚至昏迷。有时可出现全身性或局限性抽搐,在儿童尤为常见。检查均可发现明显的脑膜刺激征,包括颈项强直、克尼征即布鲁津斯基征阳性。视乳突可正常或充血、水肿。由于脑实质受累的部位与程度不同,可出现失语、偏瘫、单瘫,及一侧或双侧病理征阳性等神经系统的局灶性体征。由于基底部的炎症常累及颅神经,故可引起睑下垂、瞳孔散大固定、眼外肌麻痹、斜视、复视、周围性面瘫、耳聋及吞咽困难等。颅内压增高也较常见,有时可致脑疝形成。

四、护理问题

1.体温过高　与颅内感染、脑炎、脑脓肿有关。

2.体液不足　与发烧、高热、意识水平降低、呕吐,腹泻等有关。

3.营养失调　低于机体需要量,与意识水平改变、感染、摄入量减少、呕吐、食欲减退等有关。

4.潜在并发症　癫痫发作,与脑水肿、脑炎、脑膜炎有关。

五、护理目标

减轻患者身心痛苦,预防各种并发症,减少病残率。

六、护理措施

(一)常规护理

1.心理护理　关心患者,了解患者的思想及生活情况,消除患者对疾病的恐惧心理和悲观情绪,耐心解释用药目的,使患者能够积极配合治疗。

2.活动指导

(1)根据患者情况决定活动量,烦躁不安的患者要加强防护措施,防止意外发生。

(2)保持肢体功能位,进行肢体康复训练,降低致残率。

3.饮食　给予高热量、高维生素、高蛋白的饮食,必要时给予营养支持疗法。保证足够热量摄入,按患者热量需要制定饮食计划,给予高热量、清淡、易消化的流质或半流质饮食。少量多餐,预防呕吐发生。注意食物的调配,增加或者食欲。频繁呕吐不能进食者,应注意观察呕吐情况并静脉输液,维持水电解质平衡。监测患者每日热卡摄入量,及时给予适当调整。

4.环境　病室光线柔和,减少噪音,避免强光刺激,病室通风,保持室内空气新鲜。

(二)高热护理

1.头置冰袋,物理降温。

2.体温超过 39℃给予乙醇擦浴。

3.保持病室安静、空气新鲜。绝对卧床休息。每 4 小时测体温 1 次。并观察热型及伴随症状。鼓励患者多饮水。必要时静脉补液。出汗后及时更衣,注意保暖。体温超过 38.5℃时,及时给予物理降温或药物降温,以减少大脑对氧的消耗,防止高热惊厥,并记录降温效果。

(三)抽搐的护理

1.加床档,防止坠床。对烦躁不安的患者,要加强防护措施,以免发生意外,必要时给镇静剂。

2.及时吸出呼吸道分泌物,保持呼吸道通畅,防止阻塞。

3.平卧位,头侧向一方,以利口腔分泌物和呕吐物排出,防止吸入性肺炎。

4.保护患者,四肢大关节处用约束带,防止骨折。

（四）日常生活护理

协助患者洗漱、进食、大小便及个人卫生等生活护理。做好口腔护理,呕吐后帮助患者漱口,保持口腔清洁,及时清除呕吐物,减少不良刺激。做好皮肤护理,及时清除大小便,保持臀部干燥,必要时使用气垫等抗压力器材,预防压疮的发生。注意患者安全,躁动不安或惊厥时防止坠床及舌咬伤。

（五）监测生命体征

若患者出现意识障碍、囟门、瞳孔改变、躁动不安、频繁呕吐、四肢肌张力增高等惊厥先兆,提示有脑水肿、颅内压升高的可能。若呼吸节律不规则、瞳孔忽大忽小或两侧不等大、对光反应迟钝、血压升高,应注意脑疝及呼吸衰竭的存在。应经常巡视、密切观察、详细记录,以便及早发现,给予急救处理。

（六）做好并发症的观察

如患者在治疗中发热不退或退而复升、前囟饱满、颅缝裂开、呕吐不止、频繁惊厥,应考虑有并发症存在。可作颅骨透照法、头颅 CT 扫描检查等,以期早确诊,及时处理。

（七）做好抢救药品及器械的准备

做好氧气、吸引器、人工呼吸机、脱水剂、呼吸兴奋剂、硬脑膜下穿刺包及侧脑室引流包的准备。

（八）药物治疗的护理

了解各种用药的使用要求及不良反应。如静脉用药的配伍禁忌;青霉素稀释后应在 1 小时内输完,防止破坏,影响疗效;高浓度的青霉素须避免渗出血管外,防止组织坏死;注意观察氯霉素的骨髓抑制作用,定期作血象检查;静脉输液速度不宜太快,以免加重脑水肿;保护好血管,保证静脉输液通畅;记录 24 小时的入水量。

（九）健康指导

1.饮食指导　给予高热量、高维生素、高蛋白的饮食。

2.日常活动

(1)根据患者情况决定活动量,烦躁不安的患者要加强防护措施,防止意外发生。

(2)保持肢体功能位,进行肢体康复训练,降低致残率。

3.医疗护理措施配合

(1)严格遵医嘱给抗生素,保证血药浓度。

(2)指导患者及家属了解应用抗生素治疗的原则,了解药物疗效和不良反应,及需要维持药物达到治疗水平、持续治疗的时间。

第三节　短暂性脑缺血发作

一、概念

短暂性脑缺血发作,简称 TIA,是指历时短暂并经常反复发作的脑局部供血障碍,导致供血区局限性神经功能缺失症状,其发病与动脉粥样硬化、动脉狭窄、心脏病、血液成分改变及血流动力学变化等有关。

二、病因及发病机制

(一)病因

TIA 是一种多病因的综合征,多数患者的病因与主动脉-脑动脉粥样硬化、脑血流动力障碍、颈椎病、心脏病等疾病有关。

(二)发病机制

发病机制不明,有不同的学说,比较公认的有微栓塞、脑血管痉挛、血流动力学及血液成分异常等。

1.微栓塞　TIA 的重要发病机制是微栓塞,认为它是由颈内动脉或椎-基底动脉系统动脉硬化狭窄处的附壁血栓、硬化斑块和胆固醇结晶脱落所形成的微栓子,随血流进入脑小动脉或视网膜,引起局部缺血症状,当栓子分解碎裂向远端移位时,供血恢复,症状消失。

2.脑血管痉挛　认为颈内动脉系统或椎-基底动脉系统动脉硬化斑块、管腔狭窄,使该处产生血流漩涡。当血流漩涡加速时,使该区动脉壁压力变化,导致动脉局部痉挛而出现脑缺血的症状。漩涡减速时,症状就消失。

3.血流动力学与血液成分异常　脑动脉粥样硬化等原因使管腔狭窄,脑局部供血只能维持的状态下,当侧支循环障碍时,一旦血压下降,即可出现脑缺血症状。待血压回升,侧支循环恢复时,临床症状又消失。所以认为血压下降是产生脑缺血的一个原因。此外,各种影响血氧、血糖、血脂以及血液黏滞度和凝固性的改变和血液病理状态(红细胞增多症、白血病、异常蛋白血症、血小板增多症)等因素均可诱发 TIA。

三、临床特点

临床表现为突然的、反复发作的、局限性神经功能或视网膜功能障碍,一般持续数分钟至数十分钟,并在 24 小时内消失,无后遗症。常见症状为单瘫、偏轻瘫、身体感觉障碍、失语、一过性黑蒙、呃逆、呕吐、眩晕、跌倒发作并发意识障碍、尿便失禁、吞咽困难等。

四、护理问题

有受伤的危险　与 TIA 不定时发作有关。

五、护理目标

了解疾病有关知识,寻找病因,缓解症状,无受伤出现。

六、护理措施

1.了解发病原因,高血压者控制血压,避免情绪激动。

2.症状发作时及时蹲下,防止跌倒。平时以卧床休息为主。

3.养成良好的饮食习惯,多吃低脂、易消化、富含维生素的食物。

4.戒烟、戒酒。

5.向患者介绍疾病知识,出现症状及时就诊。

第四节　脑出血

一、概念

脑出血是指非创伤性脑实质的出血。占全部脑卒中的 20%~30%,死亡率高,系指脑内动脉、静脉或毛细血管病变引起的出血。常见的原因有高血压合并动脉硬化、先天性脑血管畸形、动脉瘤、血液病等。

二、病因及发病机制

1.病因　高血压脑出血好发于基底节区的小穿通动脉,如豆纹动脉、丘脑穿通动脉和基底旁正中动脉分支。①小量出血:血液仅渗透在神经纤维之间,对脑组织的破坏较少;②大量出血:使脑组织受压、移位而产生严重临床症状。基底节区、桥脑、小脑出血可破入脑室系统或蛛网膜下腔。血肿周围脑组织水肿,可使局部静脉回流受阻,小静脉、毛细血管渗血,可以见到斑点状出血。血块逐渐溶解吸收,遗留下小的囊腔,腔内含有含铁血黄素,被大量吞噬细胞清除,伴有星形胶质细胞增生、胶质纤维形成,可将腔壁填平而致局部萎缩形成囊腔。

2.发病机制　脑内中、小动脉系直接来自较大的脑底动脉,其管径小、行径长,经常受到较大动脉血流的冲击,加之脑动脉的外膜和中膜结构较薄且中层纤维少,没有外弹力纤维,同时伴有小动脉变性增厚,玻璃样变以及微小动脉瘤形成等病理变化是其脑出血的病理基础。

三、临床特点

起病急骤,病情发展迅速,大多数在兴奋中或劳动中发病,数分钟或数小时达高峰,表现为头痛、恶心、呕吐、偏瘫、失语、意识障碍、大小便失禁、血压多增高,根据出血部位不同,临床表现各异。

四、护理问题

1.排便异常、尿失禁或尿潴留 与意识障碍,中枢神经紊乱有关。

2.便秘 与意识障碍、中枢神经紊乱、活动减少、摄入纤维不足有关。

3.体温过高 与出血吸收有关。

4.营养失调 低于机体需要量,与意识障碍、吞咽困难有关。

5.躯体移动障碍 与偏瘫有关。

6.有脑疝的危险 与颅内压增高有关。

五、护理目标

1.积极抢救,认真观察病情,及时发现问题并予以处理。

2.加强护理,预防并发症。

3.积极给予康复指导和训练,降低致残率。

4.调整血压,改善循环,加强护理,防止并发症。

六、护理措施

(一)常规护理

1.活动 为避免出血,加重出血或再出血,忌行走或头部剧烈运动,应卧床 2~4 周。有躁动现象,给予加床档,必要时使用约束带或给予镇静药,使其安静。

2.基础护理 保持床铺平整、干燥、清洁,去除对皮肤刺激的有害因素。每 2 小时翻身 1 次,并将发红部位的皮肤给予按摩,在骨隆凸处放棉垫或铺气垫床,避免使用易损伤皮肤的便器,防止压疮发生。意识障碍者做好口腔护理,有义齿应取下,防止窒息。

3.饮食 给予低盐、低脂的食物。急性脑出血重症患者发病 48 小时内一般禁食,以静脉输液来维持营养、补充足量的热能。每日液体量为 1500~2000ml,48 小时后不能进食者给予鼻饲,以混合奶或匀浆为主。鼻饲过程中注意温度和量。有消化道出血者应禁食,待无咖啡色物质排出后再进食。

4.心理护理 对意识清楚的、意识好转的患者讲解疾病的转归、治疗,消除其紧张心理,使情绪稳定利于患者康复。

(二)特殊护理

1.颅高压护理

(1)体位:颅内压增高者,床头抬高 15°~30°,伴昏迷者采取平卧位,头偏向一侧,或侧卧位,以利口腔分泌物引流。

(2)降温:每 4 小时测量体温 1 次,若体温高,给予头置冰袋、冰帽、冰毯等物理降温措施。体温在 38.5℃以下尽量采用物理降温。

(3)保护脑细胞:及时、准确、清楚地给予脱水剂,降低颅内压,常用 20%甘露醇,同时观察药液有无渗出到皮下,避免发生组织坏死。为减少脑细胞损坏,及时吸氧,氧流量 2~3L/min。

2.大、小便护理

(1)对有尿潴留者,禁止膀胱区加压按压,防止血压升高,应给予留置尿管,做好尿道口护理,预防泌尿系感染。

(2)尿失禁者,注意更换尿布、床单,防止尿液对皮肤刺激,发生压疮。

(3)由于疾病影响、卧床时间过久、活动减少、饮食摄入减少、肠蠕动减慢,易发生粪便潴留。3日以上未大便应保留灌肠。

3.瘫痪的护理　注重肢体摆放及功能锻炼。

(1)急性期:应将肢体摆放于正常功能位,避免因关节位置的错误而影响肢体的活动甚至出现并发症(如肩手综合征)。

(2)恢复期或稳定期:积极进行肢体及全身的功能锻炼,促进肢体的功能恢复和预防关节变形计肌肉挛缩。

(三)病情观察

1.观察瞳孔大小,意识障碍有无加重,及脑疝的发生征象。

2.观察生命体征的变化,注意血压的变化。

3.保持呼吸道通畅,有痰应吸出,必要时行气管切开。

(四)急危重症的观察和处理

1.脑疝的观察

(1)注意瞳孔的变化,如有一侧瞳孔突然散大,或两侧瞳孔对光反射迟钝或消失,提示脑疝发生。

(2)观察生命体征的变化,血压急骤上升、呼吸、脉搏变慢、剧烈头痛、昏迷都是颅压升高的表现,每15~30分钟测1次并记录。

2.脑疝的处理

(1)立即建立静脉通路,快速给脱水剂20%甘露醇250~500ml。

(2)抬高床头15°~30°,呼吸不好者给予呼吸兴奋剂或气管插管。

(五)健康指导

1.环境　创造安静、舒适、光线柔和的环境,便于情绪稳定、休息。减少探视、陪侍人员,避免声光刺激,保证休息。病情好转应尽量避免情绪激动。

2.饮食　以清淡、易消化、低盐、低脂的食物为主。血糖增高的,应控制食物的量、种类。多吃蔬菜、水果,戒烟、酒多喝白开水,确保大便通畅。

3.日常活动　急性期绝对卧床休息2~4周,并摆放好肢体功能位,2周后在床上进行被动活动,并在康复医生指导下进行肢体功能锻炼。

4.心理护理　保持平静的心情,避免情绪的激动及过度紧张、焦虑。对疾病要有认识,不要独处,尽量和他人多相处,有事可以向他人倾诉,保证血压的稳定。

5.医疗护理措施的配合　高血压患者要知道降压药物使用原则、使用方法及注意事项。血压不可降的过快、过低,以免引起心、脑、肾灌注不足,应使高血压患者的血压维持在160/95mmHg左右。

第五节 脑室出血

一、概念

脑室出血分原发性和继发性,原发性指脉络丛血管出血及室管膜下 1.5cm 内出血破入脑室者。继发性指脑实质出血破入脑室者。

二、病因及发病机制

脑室出血就是指这些腔隙出血,分为原发性和继发性两种。脑室壁上脉络动脉破裂出血叫原发性脑室出血,比较少见。脑实质内的出血破入脑室者叫做继发性脑室出血。这种出血较多见。脑室出血在临床上,除表现出脑出血的一般表现外,还常有一些特殊的表现,为血液破入脑室的标志。

(一)病因学

创伤性脑室内出血有二:其一是因暴力作用在额或枕部,使脑组织沿前后方向猛烈运动时,脑室壁产生剪力变形,撕破室管膜血管而致,称为原发性脑室内出血;其二是创伤性脑实质内血肿,破入脑室而引起,谓之继发性脑室内出血。

原发性脑室出血是指脉络丛血管和室管膜下 1.5cm 区域内出血引起的脑室出血。以往认为本症临床上非常少见,自 CT 扫描应用于临床以来,对各类脑血管病的认为日益深入,因而对原发性脑室出血的发现率明显上升。国内报道在 5 年间收治的脑出血中,尸检后原发性脑室出血的发现率占 0.3%;蛛网膜下腔出血经 CT 扫描证实的原发性脑室出血占 8.6%。说明原发性脑室出血并非少见,只是多被误诊为蛛网膜下腔出血而已。

(二)病因病机

国内研究报道,在一组经各种检查而确定病因的患者中,以脑底异常血管网症(Moyamoya 病)最为多见,其次为高血压、血管畸形等。这些病因引起原发性脑室出血的发病机制有以下几种。

1.梗死性出血 脑室周围的血循环特点是:①脑室周围的血管是由心脏到脑部各处血管中距心脏最远的部位,这些动脉细而长且为终动脉;②该处分水岭区多,脑室周围 1.5cm 内区域是脉络膜前、后动脉末梢分支组成的离心血管和由脑表面向脑室周围伸入的一组向心血管所供血,两组动脉都是终末动脉,互不发生吻合,形成一分水岭区;此外,脑室前角背外侧的室管膜下区、尾核丘脑沟处是大脑前动脉和大脑中动脉和大脑后动脉分出的深穿支间的分水岭区,在这些水岭区内容易发生缺血。尤以脑底异常血管网症、高血压动脉硬化所致血管腔狭窄或闭塞时,更易发生缺血。CT 扫描也可看到近出血处的室管膜下有高低密度同时存在的小病灶。从尸检和 CT 所见,均说明有梗死性出血。目前,国内研究认为梗死性出血是原发性脑室出血的主要原因。

2.血管畸形或脑底异常血管网症血管破裂出血 在脑室壁上这两种病变均可见管壁

菲薄、管腔增大的异常血管,这些血管容易破裂出血。

3.粟粒性动脉瘤破裂　高血压或脑底异常血管网症时均可出现粟粒性动脉瘤,这种动脉瘤可位于脑室壁,其一旦破裂即可引起原发性脑室出血。

4.隐性血管病　一些原发性脑室出血患者原因不明,其中多为隐性脑血管病,即需用显微镜方能观察到的血管病。

三、临床特点

意识障碍明显加重,常呈深昏迷、脑膜刺激征、体温增高、呼吸脉搏频率与节律改变、眼球浮动、眼球分离、瞳孔针尖样缩小、颅内压增高、常并发脑疝等,死亡率相当高。

四、护理问题

1.体温过高　与感染、体温调定点上移有关。

2.有脑疝的危险　与出血量有关。

3.有感染的危险　与机体抵抗力降低(意识障碍)有关。

五、护理目标

1.认真观察生命体征和瞳孔变化,及早发现脑疝。

2.积极抢救,保存个体。

3.加强护理,预防并发症。

六、护理措施

1.随时注意观察病情变化,如意识、瞳孔的变化,定时监测呼吸、体温、脉搏、血压等,发现异常(瞳孔不等大、呼吸不规则、血压高、脉搏缓慢),及时报告医生立即抢救。

2.绝对卧床休息,取头高位,15°~30°,头置冰袋可控制脑水肿,降低颅压,利于静脉回流。吸氧可改善脑缺氧、减轻脑水肿。翻身时动作要轻,尽量少搬动,加床档以防坠床。

3.神志清楚的患者,谢绝探视,以免情绪激动。

4.脑出血昏迷的患者24~48小时内禁食,以防止呕吐物反流至气管造成窒息或吸入性肺炎以后按医嘱进行鼻饲。

5.若患者有尿潴留或不能自行排尿,应进行导尿,并留置尿管,定时更换尿袋,注意无菌操作,每日冲洗会阴1~2次,便秘时定期给予通便药食用一些粗纤维的食物,嘱患者排便时勿用力过猛,以防再出血。

6.遵医嘱静脉输注脱水药物,降低颅压,适当使用降压药使血压保持在正常水平,防止血压高引起的再出血。

7.预防并发症

(1)加强皮肤护理,每日擦澡1~2次,定时翻身,每2~3小时翻身1次,床铺干净平整,对骨隆突处的皮肤要经常检查和按摩,防止发生压疮。

(2)加强呼吸道管理,保持口腔清洁,口腔护理每日1~2次,患者有咯痰困难时,要勤吸痰,保持呼吸道通畅,若患者呕吐,应让其头偏向一侧,以防发生肺炎。

8.急性期应保持偏瘫肢体的生理功能位置。恢复期应鼓励患者早期进行被动活动和按摩,每日 2~3 次,防止偏瘫肢体的挛缩畸形和关节的强直疼痛,以促进神经功能的恢复,对失语的患者应进行语言方面的锻炼。

9.健康指导

(1)环境安静,光线柔和,减少陪探视人员,避免感染。

(2)饮食以鼻饲流食为主,注意流食的量、温度、种类(根据热卡计算)。观察有无咖啡色胃内容物或黑便。

第六节 蛛网膜下腔出血

一、概念

颅内血管破裂后,血液流入蛛网膜下腔统称为蛛网膜下腔出血。分自发性、损伤性。自发性又分原发性、继发性。原发性蛛网膜下腔出血指由于脑底部或脑表面血管破裂,血液流入蛛网膜下腔。继发性蛛网膜下腔出血因脑实质出血,血液穿破脑组织或软脑膜进入蛛网膜下腔。

二、病因及发病机制

最常见的病因是颅内动脉瘤、脑血管畸形、高血压动脉粥样硬化、血液疾病、结缔组织疾病、各种感染引起的动脉炎、肿瘤破坏血管、颅底异常血管网症,以及经全脑血管造影剂 CT 未找到原因者。

血液进入蛛网膜下腔、脑底部、脑池、脑沟等处可见血凝块及血液积聚。出血可限于很小的范围,也可过到整个脑表面,甚至脊髓,也可逆流入脑室系统。出血量大时血块堵塞,影响脑脊液正常流入脑室系统。出血量大时血块堵塞,影响脑脊液的正常流动而形成急性梗阻性脑积水。随着时间的推移,红细胞破坏,脑脊液黄变,释放含铁血黄素,使邻近的脑皮质、软脑质呈现不同程度的铁锈色,也可有不同程度的粘连形成。红细胞阻塞蛛网膜颗粒,影响脑脊液吸收,导致交通性脑积水。血液有形成分的机械刺激及分解产物等刺激可使脑血管痉挛、脑缺血、水肿,可引起受累部位脑软化。

三、临床特点

见于青壮年,以颅内动脉瘤最多见,其次为脑血管畸形,高血压。起病急骤,大多数患者首发症状为头痛,表现为剧烈头痛,伴呕吐,脑膜刺激征阳性,腰穿呈血性脑脊液,压力高。半数人有意识障碍,无肢体活动障碍。一般预后较好,少数人可发生昏迷而死亡。

四、护理问题

1.头痛　与出血引起颅内压力升高有关。

2.焦虑　与健康状况改变有关。

五、护理目标

稳定患者情绪,制止头痛,观察病情,防止再出血,积极指导,预防复发。

六、护理措施

1.常规护理　同脑出血护理。

2.头痛的护理　剧烈头痛不能忍受者应使用止痛剂,并给予镇静剂使患者安静休息,绝对卧床4~6周,利于病情好转。操作尽量集中进行。

3.血压增高的护理　避免一切能引起血压增高的因素,如有便秘,及早给予缓泻剂。保持情绪平稳,按时服用降压药物。早期使用钙离子拮抗剂(尼莫地平)使用中注意观察药物的滴速,宜缓慢。

4.心理护理　讲解病情,使患者了解疾病的发展与转归。做好患者腰穿前的心理护理和腰穿后的护理。使患者积极配合治疗与护理。

5.急危重症的观察和护理

(1)脑血管痉挛的观察

①密切观察病情变化,是否出现意识障碍、局灶性神经系统体征、精神障碍等。

②观察患者瞳孔、血压、头痛情况,15~30分钟观察1次。

(2)脑血管痉挛的处理

①及早使用钙离子拮抗剂,尼莫地平10~20mg,连用3周以上。

②卧床休息,头高脚低位,减少搬动患者。

③注意血压的变化,如有升高,使用有效降压药。

④给予吸氧,保护脑细胞。

⑤保护性护理,精神烦躁者加床档。

6.健康指导

(1)环境:创造安静、避光、通风好的病室环境,利于患者休息,限制陪、探视人员,说话声音低。

(2)饮食:食物给予易消化、高纤维素、低盐、低脂的食物。多喝水,适当、及早使用缓泻剂,避免大便不畅。

(3)日常活动:避免剧烈活动,合理安排休息时间。

(4)医疗护理措施的配合:查找原因,给予预防复发的措施。如需要手术治疗者进行手术。

第七节 脑梗死

一、概念

脑梗死（cercbral infarction）是指脑动脉的主干局限于皮层支动脉硬化及各类动脉炎等血管病变，导致血管的管腔狭窄或闭塞，发生血栓，造成脑局部供血中断，发生脑组织缺血缺氧、软化坏死，出现相应的神经系统症状的体征。

二、病因及发病机制

1.血管壁病变　脑动脉血管壁病变是脑梗死的基础。在动脉内膜粥样硬化的基础上，如有血流动力学因素（切应力、湍流、涡流分离）可造成内膜细胞反复损伤、脱落或通透性增高，致使动脉粥样硬化加重。动脉内膜粥样硬化的同时易出现内膜溃疡面，在溃疡处内膜下层分泌一些物质如胶原及凝血因子促使凝血酶形成而导致血栓，血栓使动脉管腔更趋狭窄，当管腔狭窄达到一定程度便能影响脑血流量。高血压能促进动脉粥样硬化的进程。高血压对脑血管的影响可通过直接作用于小动脉如脑底部的穿通动脉和基底动脉的旁中央支，使这些小动脉发生血管透明脂肪样变、微栓塞或微动脉瘤形成，亦可通过机械性刺激和损伤直径大于 2mm 的较大血管或大血管的内皮细胞，而发生动脉粥样硬化。

2.血液成分的改变　脑动脉管壁粥样硬化变性使动脉内膜粗糙，血液中有形成分如红细胞、血小板及纤维素等，尤其是血小板极易黏附在病变内膜处，黏附聚集的血小板，可释放出花生四烯酸、5-羟色胺、ADP 等多种化学物质，加速血小板的再聚集，并形成动脉附壁血栓。血液成分中脂蛋白、胆固醇、纤维素等含量的增加，可使血液黏度增高和红细胞表面负电荷降低，致血流速度减慢，以及血液病如红细胞增多症、血小板增多症、白血病、严重贫血等和各种使血凝固性增高的因素如肿瘤、脱水等均易促使血栓形成。

3.血流动力学异常　脑血流量的调节受到多种因素的影响。血压的改变是影响血流量的重要因素，当平均动脉压低于 9.3kPa（70mmHg）和高于 24kPa（180mmHg）时，或心动过速、心功能不全时可引起脑灌注压下降，随灌注压下降，脑小动脉扩张，血流速度更缓慢。若有动脉粥样硬化存在，更易导致血栓形成。

三、临床特点

急性起病，不同部位脑梗死的临床表现，常见的与如下几种：

1.颈内动脉闭塞　临床主要表现为病灶侧单眼失明，对侧肢体运动或感觉障碍及对侧同向偏盲，主侧半球受累可有运动性失语。

2.大脑中动脉闭塞　①主干闭塞：对侧偏瘫、偏身感觉障碍和偏盲，主侧半球主干闭塞可有失语、失写、失读；②大脑中动脉深支或豆纹动脉闭塞：可引起对侧偏瘫，一般无感觉障碍或同向偏盲；③大脑中动脉各皮质支闭塞：可分别引起运动性失语、感觉性失语、失读、失写、失明,偏瘫以面部及上肢为重。

3.大脑前动脉闭塞 ①皮质支闭塞:对侧下肢的感觉既运动障碍,伴有尿潴留;②深支闭塞:可致对侧中枢性面瘫、舌肌瘫及上肢瘫痪,亦可发生情感淡漠、欣快等精神障碍及强握反射。

4.大脑后动脉闭塞 ①皮层支闭塞:主要为视觉通路缺血引起的视觉障碍,对侧同向偏听、偏盲或上象限盲;②深穿支闭塞:出现典型的丘脑综合征,对侧半身感觉减退伴丘脑性疼痛、对侧肢体舞蹈样徐动症等。

5.基底动脉闭塞 常见症状为眩晕、眼球震颤、复视、交叉性瘫痪或交叉性感觉障碍,肢体共济失调,若主干闭塞则出现四肢瘫痪、眼肌麻痹、瞳孔缩小,常伴有面神经、外展神经、三叉神经、迷走神经及舌下神经的麻痹及小脑症状等,严重者可迅速昏迷,发热达41~42℃,以致死亡。

6.椎-基底动脉系统血栓形成 小脑后下动脉血栓形成是最常见的,表现为眩晕、恶心、呕吐、眼震、同侧面部感觉缺失、同侧霍纳(Horner)综合征、吞咽困难、声音嘶哑、同侧肢体共济失调、对侧面部以下痛、温觉缺失。

7.小脑后下动脉的变异 小脑后动脉闭塞所引起的临床症状较为复杂和多变,但必须具备两条基本症状即一侧后组颅神经麻痹,对侧痛、温觉消失或减退,才可诊断。

四、护理问题

1.躯体移动障碍 与神经肌肉受损有关。

2.评议沟通障碍 与脑血管意外引起的失语、面瘫等有关。

五、护理目标

1.防止各种并发症的发生。

2.患者和家属掌握语言、瘫痪肢体的康复锻炼。

六、护理措施

(一)常规护理

1.心理护理 多与患者进行有效沟通,使其了解该病的发生、发展和预后的客观规律,主要配合治疗,树立战胜疾病的信心。

2.卧位 平卧位,以增加脑部的血液供应。

3.定时翻身,防止压疮的发生。

4.饮食 低脂、低盐、高蛋白、高维生素饮食。

(二)瘫痪肢体的护理

1.避免受压,勿对患肢进行冷敷和热敷,以防冻伤和烫伤。

2.按摩患肢,促进血液循环,以防静脉血栓的发生。

3.根据病情发展的不同阶段施以相应的康复锻炼,减少后遗症。

（三）病情观察

1.观察血压的变化　血压过高或过低都要通知医生,给予相应的处理。

2.观察病情的变化　语言、大脑高级神经中枢活动、肢体功能等有无变化。

（四）危重期的观察及处理

1.观察

(1)注意生命体征及瞳孔、意识的变化。

(2)观察有无中枢性的高热。

(3)观察有无消化道出血的呃逆。

(4)注意高颅压,防止脑疝。

2.处理

(1)绝对卧床休息,平卧位。

(2)头置冰袋,降低脑代谢,保护脑细胞。

(3)持续低流量吸氧。

(4)保持呼吸道通畅,防止窒息,将头偏向一侧。

(5)有上消化道出血者应给予止血药和胃黏膜保护药,并注意血压的变化。

(6)留置尿管,注意尿量、尿色及性质的变化。

(7)中枢性高热的患者可身下置冰毯、乙醇擦浴物理降温。

(8)按时快速输入脱水剂(20%的甘露醇),降低颅内压,防止脑疝。

（五）健康指导

1.环境　创造一个安静整洁、空气清新的环境,保证患者的身心能得到充分的修养。

2.饮食指导

(1)宜低脂、高蛋白、高维生素饮食。

(2)戒烟酒。

3.日常活动

(1)劳逸结合,避免过度劳累。

(2)做力所能及的事,增强其自我照顾能力。

4.心理指导　保持平静的心态,避免情绪激动,多与大家交流,减轻精神压力。

5.医疗护理措施的配合

(1)教会家属协助患者进行瘫痪肢体的康复,出院后坚持功能锻炼。

(2)提醒患者避免诱发因素,控制血糖、血脂、血压,定期进行复查。

第八节　急性脊髓炎

一、概念

急性脊髓炎是指急性非特异性的局限于数个阶段的横贯性脊髓炎症。多为感染后或免疫接种后发病。临床特征为病变水平以下肢体瘫痪、各种感觉缺失和自主神经功能障碍。若病变迅速上升波及高颈段脊髓或延髓，称为上升性脊髓炎；若脊髓内有两个以上散在的病灶，称为播散性脊髓炎。

二、病因及发病机制

病因尚未明确。一般认为本病系病毒感染或疫苗接种后引起的自身免疫性疾病。创伤、过劳及受凉等可能为发病的诱因。

病变可累及脊髓的任何阶段，胸段最常受累。主要病理改变为软脊膜和脊髓血管扩张充血，血管周围水肿及以淋巴细胞、浆细胞为主的炎性细胞浸润，神经细胞肿胀、破碎、溶解甚至消失，髓鞘脱失和轴索变性，常伴有胶质细胞和吞噬细胞增生。

三、临床特点

以青壮年多见，无性别差异。病前 1~2 周多有上呼吸道感染、腹泻等症状，或有疫苗接种史。受凉、疲劳、创伤等多为发病诱因。起病较急，多以双下肢麻木、无力为首发症状，病变相应部位有背痛、病变节段束带感，多在 2~3 日达到高峰。病变水平以下肢体瘫痪，感觉缺失和括约肌障碍。严重者常出现脊髓休克，即瘫痪肢体肌张力低，腱反射消失，病理征引不出，尿潴留等。一般休克期为 2~4 周。损伤平面以下也可有其他自主神经功能障碍，如多汗或少汗，皮肤营养障碍等。若无并发症 3~4 周进入恢复期，表现为瘫痪肢体肌张力增高，腱反射亢进，病理反射出现，肌力常自远端开始恢复，感觉障碍平面逐渐下降。上升性脊髓炎起病急，病情发展迅速。可出现吞咽困难、构音不清、呼吸肌瘫痪，甚至死亡。

四、护理问题

1. 自理能力缺陷　与神经肌肉损伤有关。
2. 躯体移动障碍　与肢体感觉障碍有关。
3. 尿潴留　与膀胱自主神经功能障碍有关。
4. 焦虑　与健康状况突然改变有关。
5. 有感染的危险。

五、护理目标

1.患者的感觉障碍部分不发生损伤。

2.不发生其他并发症。

3.能独立地完成自理活动,使生理和心理恢复到最佳状态。

六、护理措施

(一)常规护理

1.心理护理　主动向患者介绍环境,耐心解释病情,清除患者陌生感和紧张感,与患者建立良好的护患关系,经常巡视病房,了解患者需要,帮助患者解决问题,树立战胜疾病的信心。

2.饮食　给予高热量、高蛋白、高纤维素、易消化的饮食。

(二)专科护理

1.保持室内空气新鲜,每日通风 2 次,每次 15~30 分钟,定时翻身、拍背,可随时听诊肺部呼吸音,保持呼吸道通畅,预防肺部感染。

2.床铺平整,无渣屑,防止各种机械性刺激,翻身时注意观察皮肤颜色,预防压疮。

3.如患者有感觉障碍,禁用热、冷水袋,防止烫伤或冻伤。

4.保持关节功能位置,给患者讲解活动的重要性,帮助患者进行肢体活动,防止肌肉萎缩,关节强直者要鼓励患者最大程度发挥活动潜能,增强自理能力。

5.制定饮水计划,饮水后鼓励患者自行排尿,排尿时可将床头抬高,以利排尿,必要时遵医嘱留置尿管,定时开放尿管,训练膀胱功能。

6.留置尿管的患者注意观察尿的颜色,尿的性质,每日 2 次尿道口护理,可常规滴氯霉素眼药水,倾倒尿液时勿将尿袋高于耻骨联合,预防泌尿系感染。

(三)病情观察

1.观察患者进食情况及吞咽功能,观察病变水平是否上升。

2.观察患者的皮肤颜色,注意是否有皮肤的损伤。

3.观察排尿次数、时间及尿液性质,观察膀胱功能恢复的程度。

4.观察瘫痪肢体的活动进展程度,肌肉有无萎缩和变形。

(四)急危重症的观察及处理

1.呼吸肌麻痹的观察

(1)严密观察呼吸情况,包括频率、深度、节律,听诊患者前胸和后背的呼吸音,了解呼吸型态。

(2)严密观察患者有无缺氧症状,如烦躁、出汗、发绀等。

2.呼吸肌麻痹的处理

(1)可给予低流量吸氧,并给予吸痰,保持呼吸道通畅,做好气管切开的准备。

(2)如突然出现呼吸困难,发绀明显,立即行气管切开术改善通气,呼吸循环衰竭可行人工呼吸囊或呼吸机辅助呼吸。

(五)康复指导

1.饮食指导 给予高热量、高蛋白、高纤维素的饮食。

2.日常活动

(1)注意清洁卫生,防止细菌感染。

(2)避免紧张和劳累,保证良好的休息。

(3)最大程度的配合康复训练,活动时要有人守护,防止受伤。

3.心理指导 嘱患者保持良好的心理状态,避免情绪激动,多关心患者并与患者多沟通,告知患者及家属疾病的注意事项,积极配合治疗。

4.医疗护理措施 遵守医嘱的服药时间,掌握用药原则,尤其是激素不得擅自增减和改变用药时间以免影响治疗效果,定期复查。

第九节 急性炎性脱髓鞘性多发性神经病

一、概念

急性炎性脱髓鞘性多发性神经病又称格林-巴利综合征,是病毒感染所致的迟发性过敏性自身变态反应的周围神经疾病。主要病变是周围神经广泛的炎症性节段性脱髓鞘,部分病例伴有远端轴索性病变,病前可有非特异性病毒感染或疫苗接种史,患者中60%在病前有空肠弯曲菌感染。

二、病因及发病机制

病因尚未明确,不像由单一原因所致。可能与巨噬细胞病毒(MCV)、呼吸道合胞病毒、肝炎病毒以及空肠弯曲杆菌等有关。一般认为是多种原因所致的迟发性过敏性自身免疫性疾病。

病变主要在脊神经前根、肢带神经丛和近端神经干,也可以累及后根、自主神经节及远端神经。病理改变主要是血管周围出现炎性细胞浸润,大多为淋巴细胞和巨噬细胞,吞噬髓鞘而引起节段性脱髓鞘。在我国华北地区多伴有轴索变性。

三、临床特点

可见于任何年龄,一年四季均有发病。多数患者病前1~4周有上呼吸道感染或消化道感染症状,少数有疫苗接种史。首发症状常为四肢对称性无力,可自远段向近端发展或相反,或远近端同时受累,并可累及躯干,严重病例可因累及肋间肌及膈而致呼吸肌麻痹。瘫痪为弛缓性,腱反射减少或消失,病理反射阴性。早期肌肉萎缩可不明显,但病变严重者因继发轴突变性而可出现肌肉萎缩,一般以肢体远端明显,感觉障碍比运动障碍轻,表现肢体远端感觉异常和(或)手套袜子型感觉减退。脑神经损害以双侧面瘫多见,尤其在成人;延髓麻痹以儿童多见。偶可见视神经乳头水肿。自主神经症状可有多汗、皮肤潮红、手足肿胀及营养障碍;严重病例可有心动过速、直立性低血压,括约肌功能一般不受影响。

四、护理问题

1.自理能力缺陷与神经肌肉损伤有关。
2.低效性呼吸型态与呼吸肌麻痹有关。
3.躯体移动障碍与肢体瘫痪有关。
4.有误吸的危险与呼吸肌无力,脑神经受累有关。
5.焦虑、恐惧与健康状况突然改变有关。

五、护理目标

1.患者呼吸道通畅,无肺部感染。
2.皮肤完整,不发生并发症。
3.能维持运动功能,独立地完成自理活动。

六、护理措施

(一)常规护理

1.心理护理。和患者多交流,主动向患者介绍环境,耐心解释病情,消除患者陌生感和紧张感,建立良好的护患关系,使患者积极配合治疗。

2.活动指导。适当活动,为患者提供进餐及大小便的环境,卫生清洁,帮助其进食、如厕、活动,恢复期鼓励其最大程度的完成自理。

3.饮食。给予高热量、高蛋白、高碳水化合物、高维生素的饮食并补充足够的水分。

(二)专科护理

1.呼吸道护理。注意保持呼吸道通畅,及时排出呼吸道分泌物,鼓励患者深呼吸咳嗽,帮助患者翻身拍背或体位引流。必要时吸痰。密切观察患者的呼吸,如出现呼吸无力、吞咽困难立即通知医生。抬高床头给予吸氧。

2.呼吸缺氧的护理。缺氧症状如呼吸困难、烦躁、出汗、指、趾甲及口唇发绀,肺活量降至 20~25ml/kg 体重以下,血氧饱和度降低,动脉氧分压低于 9.3kPa,应及早使用呼吸机。一般先用气管内插管,如 1 日以上无好转,行气管切开,外接呼吸机。护士应熟悉血气分析的正常值,随时调整呼吸机参数。

3.肢体护理。向患者及家属讲解翻身拍背的重要性,2~3 小时翻身 1 次。保持床单平整、干燥,使患者处于舒适体位。保证肢体轻度伸展,帮助患者被动运动,防止肌萎缩,维持运动功能及正常功能位置。

4.用药护理。护士应熟悉患者所用药物的使用时间、方法、不良反应,并向患者解释清楚。根据患者血、痰培养合理使用抗生素。在使用激素时应防止应激性溃疡导致消化道出血。不轻易使用安眠、镇静药。

5.鼓励患者咳嗽、深呼吸,协助患者进食,及早发现有无吞咽困难、饮水反呛,避免误吸。

6.听诊呼吸音,定时翻身、拍背,及时清理呼吸道分泌物,预防肺部感染,保持呼吸道通畅,并备好抢救器材和药品。

7.定时翻身,使皮肤避免受各种机械性刺激,预防压疮。

8.保持肢体处于功能位置,帮助患者进行恢复训练,防止肌肉萎缩,维持运动功能。

(三)病情观察

1.观察患者吞咽和进食情况。

2.观察有无呼吸困难。

3.观察患者躯体功能及肌肉力量,观察偏瘫及部分感觉丧失的发展程度,有无肌肉萎缩及畸形。

(四)健康指导

1.环境。环境安静舒适,保持室内空气新鲜,减少人员流动,避免交叉感染。

2.饮食指导。营养要合理,避免偏食。

3.日常活动

(1)适当活动,避免过度劳累,并注意自我保护,预防感冒。

(2)保持清洁卫生,特别是皮肤的护理,预防压疮的发生。

(3)注意进行肢体的功能锻炼,并按康复计划执行。

4.心理指导。使患者保持良好的心理状态,避免情绪激动,多关心患者,和患者多沟通,可告知疾病的注意事项及转归,树立战胜疾病的信心。

5.医疗护理措施。遵守医嘱的服药时间,尤其是激素,不得擅自增减,定期复查。

第十节　脱髓鞘疾病

一、概念

脱髓鞘疾病是一大类病因并不相同,临床表现各异,然而具有共同的髓鞘脱失的病理特征的获得性疾病的统称。而发生于中枢神经系统的则为脱髓脑病。临床最常见的为:多发性硬化。

多发性硬化(MS)是以中枢神经系统白质脱髓鞘病变为特点的自身免疫病,可能是遗传易感性与环境因素作用而发生的自身免疫过程。由于其发病率较高、呈慢性病程和倾向于年轻人易患,而成为最重要的神经系统疾病之一。

二、病因及发病机制

病因与发病机制不明。可能的致病因素有:①内因:多发性硬化虽通常是散发的,但有明显的遗传倾向性,患者近亲罹患本病者比一般人群高 15~20 倍。约 5%患者有一个兄弟或姐妹患多发性硬化,约 15%的近亲患病。但卵孪生子之一患多发性硬化,另一人也发病者约占 70%;②外因:一般认为是病毒感染。患者及其兄弟姐妹血清及脑脊液中的麻疹病毒及其他病毒包括腮腺炎、犬变温病毒、水痘、带状疱疹、风疹、EP 等病毒抗体效价增高,30%患者的临床恶化是在普通病毒感染之后,提示患者对普通病毒的异常免疫反应,可能是恶化的重要机制。多发性硬化高发地区出生者,在 15 岁以前移居至低发病地区,其发病率降低,15 岁以后才移居至低发地区者,则保留其高发病率。结合多发性硬化流行情况的地理分布特点,说明环境因素对发病也起相当重要作用。

三、临床特点

1.患者出现神经症状前的数月或数周,多有疲劳、体重减轻、肌肉和关节隐痛等;感冒、发热、感染、外伤、手术、拔牙、妊娠、分娩、过劳、精神紧张、药物过敏和寒冷等均可为诱因。

2.我国多为急性或亚急性起病,病程中复发-缓慢是本病的重要特点。复发也多为急性或亚急性,缓解期最长可达 20 年,复发次数可达 10 余次或数十次,通常每发作一次均会残留部分症状和体征,逐渐积累而使病情加重。

3.首发症状多为一个或多个肢体无力或麻木,或两者兼有;单眼或双眼视力减退或失明、复视、痉挛性或共济失调性下肢瘫痪。

4.体征多于症状。常见的症状体征有:肢体瘫痪、视力障碍、眼球震颤和眼肌麻痹、其他脑神经受累、共济失调、感觉障碍、发作性症状及其他症状。

四、护理问题

1.躯体移动障碍　与运动障碍性震颤、痉挛有关。

2.感知改变　与视神经炎有关。

3.皮肤完整性受损　与感觉、运动障碍有关。

4.疼痛　与感觉障碍有关。

5.尿潴留　与膀胱括约肌功能障碍有关。

6.便秘　与肛门括约肌功能障碍有关。

7.焦虑　与疾病反复发作有关。

五、护理目标

1.防止并发症。

2.能够自我调整情绪,避免疾病复发。

3.掌握肢体功能锻炼,保持肢体功能位。

六、护理措施

(一)常规护理

1.心理护理　树立战胜疾病的信心,消除恐惧心理。

2.活动指导　急性期应卧床休息,保持肢体功能位,每 2 小时翻身 1 次,保持床单平整。避免机械性刺激,恢复期应给予肢体康复训练。

3.饮食指导　给予高热量、高蛋白、高维生素饮食。

(二)视觉症状

1.嘱患者注意保护眼睛,防止疲劳。

2.每日做 2 次眼保健操。

(三)尿潴留的护理

1.尿潴留患者必要时留置导尿管,保持尿路通畅。

2.防止尿路感染,嘱患者多饮水,尿袋不可高于耻骨联合。

3.注意膀胱功能训练,每 4 小时开放尿管 1 次。

(四)便秘的护理

1.嘱患者多吃蔬菜、水果,保持大便通畅。

2.每日顺肠蠕动方向按摩腹部,促进肠蠕动,防止便秘。

3.养成定时排便的习惯。

(五)健康指导

1.环境　选择光线柔和、安静、舒适的病室。

2.药物指导

(1)指导患者坚持服药治疗,定时复查,规律减药。

(2)避免激素药物刺激,注意服药保护胃黏膜的药物。

3.饮食指导　给予高热量、高蛋白、高维生素的饮食,及时补充含钾和钙的食物,防止骨质疏松。

4.日常活动　增强体质,劳逸结合,坚持肢体功能锻炼。

5.心理护理　与患者说明此病程的特征,树立战胜疾病的信心,避免情绪变化等各种诱因,避免复发。

第十一节　脊髓血管疾病

一、概念

脊髓血管疾病是脊髓白质脱髓鞘或坏死所致的急性横贯性损害。此病病因不明,多数患者在出现症状前 1~4 日有上呼吸道感染、发热、腹泻等症状,临床表现为急性起病,常在数小时至 2~3 日内发展到完全性截瘫。

二、病因及发病机制

脊髓缺血性血管病多由节段性动脉闭塞引起,如远端主动脉粥样硬化,斑块脱落,血栓形成。夹层动脉瘤引起的肋间动脉或腰动脉闭塞,胸腔或脊柱手术,颈椎病,椎管内注射药物,选择性脊髓动脉造影并发症。此外心肌梗死、心脏停搏引起的灌注压降低也是造成脊髓缺血的原因之一。脊髓出血性血管病按其部位分硬膜外、硬膜下、蛛网膜下合脊髓内出血,病因有创伤、脊髓血管畸形、血液病、肿瘤继发出血等。脊髓血管畸形最多见为蔓状静脉畸形和动、静脉畸形,多位于胸腰段脊髓的后方,它可压迫脊髓或出血而引起的症状。

三、临床特点

首发症状为双下肢麻木无力,病变部位神经根痛或病变节段束带感,进而发展到脊髓完全性横贯性损害,胸髓最常受累。典型表现有运动障碍、感觉障碍、自主神经功能障碍、早期尿潴留,继而尿失禁。

四、护理问题

1.躯体移动障碍　与脊髓受损有关。

2.有感染的危险　与长期卧床、留置尿管有关。

3.有皮肤完整性受损的危险　与长期卧床、肢体感觉障碍有关。

4.便秘　与自主神经功能紊乱及长期卧床有关。

5.生活自理能力缺陷　与双下肢瘫痪有关。

6.低效性呼吸型态　与胸椎病变有关。

五、护理目标

1.能够自我调整情绪,积极配合治疗

2.掌握肢体功能锻炼,保持肢体功能位。

3.无感染并发症的出现。

六、护理措施

1.密切观察病情变化,急性期病情不稳定,如出现呼吸困难,心率加快、高热、发绀及吞咽困难等,是进展性脊髓炎的表现,应立即吸引积极抢救。

2.加强皮肤护理,预防压疮的发生。

(1)每日进行小擦洗,注意皮肤清洁、干燥,床铺平整,及时更换湿衣裤、尿垫。

(2)定时擦身,每2~3小时1次,翻身时动作要轻,不可牵拉皮肤,以防损伤皮肤,易患压疮的部位加强保护措施。

3.注意排尿通畅,预防泌尿系感染。

(1)尿失禁的患者要及时更换尿垫和冲洗会阴,每日2次尿潴留时给予导尿,留置尿管,嘱患者多饮水,保持会阴部皮肤及尿管清洁,定时无菌更换引流袋。

(2)由于副交感神经受损及长期卧床,患者肠蠕动差,出现腹部胀气和便秘,应鼓励进食富含粗纤维的蔬菜,养成定时排便的习惯,如便秘可服用缓泻剂,并按摩腹部,促进肠蠕动。

4.保持肢体功能位,预防挛缩畸形,急性期后,要迟早进行肢体功能锻炼,以促进瘫痪肢体的功能恢复。

5.使用热水袋、热敷、烤灯时要注意观察温度,预防烫伤。

6.做好心理护理,因患者长期卧床,生活不能自理,易出现焦虑的情绪,要关心、同情患者,向患者介绍有关疾病的知识,让患者树立战胜疾病的信心。

第十二节　重症肌无力

一、概念

重症肌无力是由乙酰胆碱受体抗体介导、细胞免疫依赖性、补本参与的自身免疫性疾病,病变主要累及神经、肌肉接头处突触后膜上的乙酰胆碱受体。

二、病因及发病机制

可能是由于感染或环境等因素作用于易感人体,以及胸腺增生和(或)胸腺肿瘤导致的产生乙酰胆碱受体(AchR)抗体,抗体和骨骼肌上的 AchR 发生交叉反应引起自身免疫反应性疾病。

正常情况下,当神经冲动到达神经末梢时可释放大量的乙酰胆碱(Ach),小部分和终板膜上的 AchR 结合而产生有效的终板电位, 大部分乙酰胆碱酯酶水解或被神经末梢再摄取。所以当神经冲动连续发放时,虽然突触前膜附近的囊泡补充不足,Ach 的释放量逐渐减少,但仍然能够维持有效的肌肉收缩。本病由于终板的受体损害而减少,从而减少了 Ach 与受体结合的概率,使大量的 Ach 被胆碱酯酶水解或突触间隙中流失。在神经冲动的开始,虽然终板的受体数目减少,但由于神经末梢释放大量的 Ach 与受体结合的概率降低不明显,仍能产生有效的肌肉收缩。当神经冲动连续发放时,由于 Ach 的释放量下降,使越来越多的肌纤维不能产生有效的终板电位,以致骨骼肌呈病态疲劳现象。

三、临床特点

20~40 岁,女性多见;如为 40~60 岁,以男性多见,常并发胸腺肿瘤。本病起病隐袭,绝大多数患者首发症状为眼外肌麻痹,包括上睑下垂、眼球活动受阻、出现复视,但瞳孔括约肌不受累。其次为构音不清,吞咽困难四肢无力。通常从一组肌群首先出现无力,逐渐累积其他肌群。不管何组肌群受累,其受累肌群均有"晨轻暮重"的趋势,疲劳后加重和休息后减轻等现象,此为本病的主要特征。若累及呼吸肌则出现呼吸困难称为 MG 危象,是本病致死的主要原因。心肌亦可受累可引起突然死亡。本病诱因多为感染,精神创伤、过度疲劳、妊娠、分娩等。

四、护理问题

1.气体交换受损　与继发于肌无力或胆碱能危象引起的呼吸衰竭有关。

2.营养失调、低于机体需要量　与肌无力引起的吞咽困难、进食减少有关。

3.语言交流障碍　与喉部肌肉无力有关。

4.有误吸的危险　与面部、咽部、喉部肌肉及呼吸肌无力有关。

五、护理目标

1.鼓励患者树立长期与疾病斗争的必胜信心是护理本病的首要目标。

2.患者能够积极主动地配合长期服药。

六、护理措施

(一)常规护理

1.心理护理　患者由于长期不能坚持正常工作、学习、生活,应耐心、细微地关心患者,鼓励患者树立长期与疾病斗争的信心,鼓励能讲话的患者慢慢表达自己的感受。

2.活动指导　根据病情决定患者的活动量,病情轻者可适当增加活动量,但应避免可加重疲劳的不必要的活动。

3.饮食　给予营养丰富、易咀嚼的食物,少量多餐、定时定量,保证患者营养摄入量,气管切开者可经鼻饲给食。

(二)呼吸肌麻痹的护理

1.抬高患者床头,准备好气管插管用药。

2.呼吸肌麻痹严重者,可行气管切开,并做好气管切开的护理。

3.吸氧。

4.鼓励患者采取一些合适的交流方式,例如:写字、眨眼、点头等。

5.呼吸护理　对重症肌无力的患者,应避免感染、创伤、过度紧张等,以免诱发肌无力危象。做深呼吸和咳嗽训练,适当做呼吸操,以不疲劳为度。遵医嘱吸氧,备好气管插管及气管切开包和呼吸机。抬高患者床头,及时吸痰,清理呼吸道分泌物,必要时配合气管切开或人工呼吸机辅助呼吸。

6.密切观察病情　肌张力、呼吸频率、节律改变等。若突然出现肌无力加重特别是肋间肌、膈肌和咽喉肌无力,可致肺通气明显减少、呼吸困难、发绀、咽分泌物增多,患者无力咳嗽易造成缺氧,甚至窒息。一旦发现此情况,立即通知医生,配合抢救。

(三)病情观察

1.观察呼吸和缺氧表现。

2.观察用药后情况。

3.观察进食情况。

(四)急危重症的观察及处理

肌无力和胆碱能危象的处理。

1.保持呼吸道通畅,自主呼吸不能维持正常通气量时应尽早气管切开,严格气管切开护理和鼻饲护理。

2.控制感染,足量、有效应用抗生素。

3.激素治疗,即使合并感染也应使用。

(五)健康指导

1.告知患者药物的不良反应,如抗胆碱能药物的不良反应,有腹泻、尿频、失眠、出汗、唾液增多、恶心等;泼尼松的不良反应有使体重增加、食欲增加、胃肠道不适等。

2.使患者了解肺部综合征的症状与体征及避免方法,如避免上呼吸道感染,应戒烟。

第十三节 震颤麻痹(帕金森病)

一、概念

帕金森病又称震颤麻痹,是一种较常见的锥体外系统疾病,以震颤、肌张力强直、运动减少和体位不稳为主要临床特征,为黑质和黑质纹体系统变性的一种慢性疾病。

二、病因及发病机制

病因不十分清楚。脑内多巴胺(DA)的缺乏可能是引起本病的主要原因。患者有一个共同的特征,即黑质-纹状体系统内 DA 的含量减少,而且减少的程度往往与黑质内 DA 的神经元数目的减少程度一致。在正常人的纹状体内,DA 和乙酰胆碱(Ach)是一对拮抗性递质,两者处于动态平衡状态。震颤麻痹患者因黑质 DA 神经元破坏,导致神经末梢处DA 减少,而 Ach 含量无改变或也有轻度减少,这一对神经递质的平衡即被破坏,所以Ach 性神经处于相对指导地位而产生震颤麻痹的症状。

有动物实验证实 N-甲基-4-苯基-1,2,3,6 四氢吡啶(MPTP)进入中枢神经系统后,经单胺氧化酶-B(MAO-B)催化,转变为有神经毒性的 MPP(1-甲基-4-苯基吡啶离子),MPP 可选择性进入黑质干扰 DA 神经元的 ATP 合成,导致神经元的慢性死亡。同时,在MPTP 氧化成 MPP 的过程中产生大量的自由基,破坏黑质神经元。如基因阻止 MPP 的生成和自由基的产生的药物丙炔苯丙胺后,则可阻止神经元的配合而治疗震颤麻痹。

震颤麻痹综合征可由多种原因引起。动脉粥样硬化引起的多发性腔隙性梗死,如侵犯黑质或基底神经节时就可产生震颤麻痹综合征。脑炎后遗症、颅脑损伤和基底神经节钙化可出现本病综合征。一氧化碳、二硫化碳、锰、汞和氰化物等有害物质以及利血平、酚噻嗪类、丁酰苯类和抗抑郁剂等药物的中毒均可产生与震颤麻痹类似的临床表现。

三、临床特点

本病属中、老年疾患,临床症状出现年龄平均约 55 岁,男性稍多于女性,起病缓慢,症状常自一侧上肢开始,逐渐波及同侧下肢和对侧上下肢,双侧肢体肿胀不对称是震颤麻痹的临床特点。以运动减少、肌张力强直、震颤和体位不稳定为主要症状。

四、护理问题

1.自理能力缺陷与神经肌肉损伤有关。

2.躯体移动障碍与肌肉受损、运动减少有关。

3.有受伤的危险与锥体外系病变震颤、体位不稳有关。

五、护理目标

1.患者不发生损伤,并无其他并发症。

2.日常生活能达到自理。

六、护理措施

(一)常规护理

1.心理护理 多关心患者,使其不要烦躁,鼓励患者表达自己的感受,使其减轻恐惧配合治疗。

2.活动指导

(1)鼓励患者独立完成自理,当患者不能完成时给以帮助,根据症状的轻重,不同程度地帮助患者进食,卫生清洁,将物品放在患者易取的地方,以减少患者寻找东西时的体力消耗。

(2)对下床活动的患者要有人搀扶,保持周围环境没有障碍物,防止跌倒和创伤带来的危险。

3.饮食。给予低盐、低脂、高蛋白制做精细的食物。

(二)专科护理

1.定时翻身,床铺保持平整,避免机械性刺激,预防压疮的发生。

对强直的关节进行康复训练,防止肌肉萎缩、关节变形。

3.患者进食时,要严密观察患者有无吞咽困难、饮水反呛,嘱患者缓慢进食,避免引起吸入性肺炎,必要时给予留置胃管。

(三)病情观察

1.观察患者的活动情况。

2.根据医嘱给予患者有关药物进行治疗,指导患者正确服药。护士要了解药物的剂量及不良反应。

3.观察患者有无吞咽困难。

(四)急危重症的观察及处理

1.吸入性肺炎的观察 密切观察患者的吞咽功能、咀嚼功能及进食情况。

2.吸入性肺炎的处理

(1)卧床患者进食时头偏向一侧。

(2)对流涎的患者可使用吸管或让患者细嚼慢咽,如有吞咽困难可给予留置胃管。

(3)定时翻身、拍背、吸痰,保持呼吸道通畅。

(五)健康指导

1.饮食指导　给予软、易消化的饮食,少量多餐,进食时嘱患者细嚼慢咽,防止误吸,多饮水,预防泌尿系感染。

2.日常活动

(1)不要独自外出,防跌倒、摔伤。在医生指导下服药。在使用左旋多巴时定时测量血压,定时作肾功能检查。经常活动躯体各关节,防止强直和僵硬。

(2)鼓励患者按康复计划进行活动,防止患侧肢体功能继续退化。

(3)活动时要有人守护,防止创伤。

(4)此病为老年人多见,应积极预防并发症,防止感冒。

3.心理护理　保持良好的心理状态,避免情绪激动和焦虑,鼓励患者积极配合治疗。

4.医护合作的措施

(1)正确引导服用药物,掌握用药的不良反应,努力发现早期症状,服用苯海索的患者会出现口干、唾液和汗液分泌减少、排尿困难等,青光眼和前列腺肥大者禁用,服用左旋多巴从小剂量开始逐渐加量,避免引起恶心、呕吐、兴奋。

(2)遵守医嘱的服药时间,不得擅自增减和改变用药时间而影响治疗。

第十四节　癫痫

一、概念

癫痫是一种临床综合征,是由多种病因引起的一种慢性脑功能障碍性疾病,均以在病程中有反复发生的大脑神经元过度放电所致的中枢神经系统功能失常为特征,以肌肉抽搐和(或)意识丧失为其重要表现,另外还可表现为感觉、运动、行为、自主神经(植物神经)等方面的障碍,具有发作性、复发性及通常能自限等特点。每次或每种发作称为癫痫。

二、病因及发病机制

(一)病因

1.特发性癫痫　又称原发性癫痫,是指依靠目前的科学技术和检测手段不能发现脑部导致地下发作的结构变化或代谢改变的基础,可能与遗传因素有关。

2.症状性癫痫　①感染:各种脑膜炎、脑脓肿、肉芽肿、病毒性脑炎,以及脑寄生虫病,如脑囊虫病等;②颅脑损伤:如凹陷性骨折、硬脑膜撕裂、脑外伤、脑内出血、颅脑手术等,损伤后几周内即可能产生癫痫发作;③颅内肿瘤:在成年期开始发作的症状性癫痫中,除损失外,幕上肿瘤也是常见原因;尤其是生长于额叶以及中央回皮质附近的少突胶质细胞瘤、脑膜瘤、星形细胞瘤、转移癌肿等；④脑血管病：多见于中、老年人，如脑栓塞、脑血栓形成和多发性腔隙梗死、脑出血等；脑血管畸形和蛛网膜下腔出血发病年龄较轻，高血压脑病也可能伴有癫痫发作；⑤先天性畸形：如染色体畸变、先天性脑积水、小头畸形、胼胝体发育不全、脑皮质发育不全等；⑥产前期和围产期疾病：产伤是婴儿期症状性癫痫的常见病因，在分娩时造成的脑挫伤、水肿、出血和梗死等卡导致局部脑病变，将来可能析出痫性放电灶；⑦其他：如高热惊厥后遗表现，尤其是严重和持久的高热惊厥；铅、汞、一氧化碳、乙醇、番木鳖、异烟肼等中毒；全身性疾病如妊娠高血压综合征，尿毒症等，均能引致癫痫；营养、代谢性疾病，儿童的佝偻病也可伴有癫痫；胰岛细胞瘤所致低血糖、糖尿病、甲亢、甲状旁腺功能减退，维生素 B6 缺乏症等均可产生发作；以及变性疾病如结节硬化病，Alzheimer 病等。

（二）发病机制

1.癫痫活动的发生　神经元放电是神经系统的生理功能，癫痫活动是神经元复杂的内在兴奋、抑制过程的平衡失调，使神经冲动的同步化。由于机制复杂，虽然已有许多学说，但迄今为止仍无全面的，一致的了解。①结构改变：一般在病变中央部位的神经元坏死、缺失，而邻近部位呈现神经元群结构紊乱、胶质增生，并可有血供障碍。受损神经元的树突缩短，其分支和棘突减少。电镜下见细胞体和树突上的对称型突触也减少。这种突触来自 GABA 能（即抑制性）神经细胞，而棘突为正常时接受抑制性突触的部位；②生化改变：在病灶中，有关的变化为谷氨酸脱羧酶的减少，从而影响 GABA 的合成。此外，发作时先有细胞外钙离子的减少，继以细胞外钾离子的增加。前者破坏细胞膜的稳定性，而钙离子进入神经元后，触发兴奋性递质的释放，后者阻挠细胞内钾离子的外流，延长去极化的过程；③电位改变：在发作间隙，病灶中央有一部分神经元，其膜电位活动显示异常。在每次动作电位发生以后，不是恢复平静是持续去极化状态，称为阵发性去极化飘移，历时数十以至数百毫秒后方转入超极化状态，这种缓慢的转化活动符合钙离子进入细胞后的作用过程。在较外围的细胞群，则处于异常和正常状态之间。将近发作时，超极化不再发生，代之以高频率的动作电位，并通过突触联系和强直后易化作用造成外围和远处的神经元同步性密集放电；④点燃作用：即重复刺激所致的抑制性突触后电位的逐渐低落和后放电的产生。在人类，尚不能证实重复发作引起更多的发作。

2.痫性发作的传播　发作的范围取决于其他部位的抑制能力。痫性活动可能仅牵涉一个区域的大脑皮质而不再扩散，引起临床上的单纯部分性发作。它偶然的皮质突触环内长期运转，造成持续性部分性癫痫。在前中央回域后中央回，皮质神经元群可能通过电野感应，将兴奋过程传至邻近神经元群。如此缓慢地局部扩散，造成杰克逊癫痫。起源于颞叶内侧面或额叶眶部的痫性活动在边缘系统中播散时，则表现为复杂部分性发作。动物实验提示继发性全面性发作的传播牵涉丘脑的底节。底节以下的通路通过同侧的黑质网部，然后在延髓中广泛交叉。黑质的病损，或将 GABA 注射入黑质，可以中断发作。特发性癫痫开始即发生脑干网状结构间的联系紊乱，意识首先丧失。强直-阵挛发作通过丘脑弥散系统向各处扩散。失神发作传至丘脑网状结构即被抑制。

3.癫痫发作的停止　目前认为发作终止与神经元的能源消耗无关，而主要由于各梯层的抑制作用,包括病灶周围抑制性神经细胞的活动,胶质细胞对兴奋性物质的回收,以及皮质外抑制机构的参与。后者包括尾状核和小脑,刺激这些部位可以制止痫灶的放电。此外,在发作时脑部释放一些物质,包括 β-内啡肽、腺苷、肌苷、次黄嘌呤、缩胆囊素等。这些内生物质已被发现有抑制发作的作用。

三、临床特点

1.痫性发作　临床上大多数痫性发作者是起源于大脑皮质的局限部位,所表现的系列症状是由局灶性放电扩散至邻近区域以至远隔部位而引起的,它的分类版块两个方面:

(1)部分性发作:是痫性发作最常见的类型,起始于一侧脑结构。发作不伴有意识障碍则为单纯部分性发作;如伴有意识障碍,发作后不能回忆,称为复杂部分性发作。

①单纯部分性发作:可分为四种亚型,部分性运动性发作,体觉性发作或特殊感觉性发作、自主神经系发作和精神性发作等。大多表现为局部肢体的抽搐、肢体的麻木感和针刺感、多汗、呕吐、遗忘等症状。

②复杂部分性发作:主要特征有意识障碍、错觉、幻觉等精神症状,自动症的呢个运动障碍。

(2)全面性发作

①强直-阵挛发作:在原发性癫痫中也称大发作,以全身抽搐和意识障碍为特征。

②失神发作:意识短暂丧失,持续 3~15 秒,无先兆和局部症状,发作和停止均突然。

③肌阵挛发作:为突然快速短暂的肌肉收缩,累及全身,也可限于面部、躯干或肢体。

④阵挛性发作:全身重复性阵挛发作。

⑤强直性发作:全身强直性肌痉挛,肢体伸直,头、眼偏向一侧,伴有苍白、潮红等。

2.癫痫症的表现　可分部分性癫痫症和全面性癫痫症。

四、护理问题

1.有受伤的危险　与抽搐、突然意识丧失有关。

2.有误吸的危险　与癫痫发作、唾液、气管分泌物增多有关。

3.焦虑　与病程长、反复发作有关。

4.知识缺乏　与缺乏癫痫的预防知识有关。

五、护理目标

1.消除焦虑,鼓励患者树立长期与疾病斗争的必胜信心。

2.患者能够积极主动地配合治疗。

3.不发生误吸与身体不受到损伤。

六、护理措施

(一)一般护理

1.癫痫发作时,抽搐肢体产生不可抗拒力,强行按压易致骨折,仅关节处稍加保护。

2.许多生理因素可促使癫痫发作,内分泌特别是性腺功能对癫痫发作有一定影响,如月经期或妊娠期发作频繁,需加以注意。

3.癫痫可突然发作,故平时亦绝不能口腔测温。床旁需放防护架,以免突然发病坠床。

4.持续大发作后由于脑缺氧可产生弥漫性脑细胞变性、水肿,应予吸氧。

(二)心理护理

建立自信心,排除自卑感,癫痫患者自身极为痛苦,除非脑部有严重病变,癫痫患者在生活、工作、学习等方面与正常人没有区别。但原发性癫痫患者自幼发病,长期以药控制,智力常受影响,学习、工作亦困难。至少年期,自卑情绪更甚。成年期考虑问题复杂,情绪悲观,常形成一种癫痫性格,孤独、怪癖。已婚患者,又常忧虑疾病是否会遗传给后代。护士应从多方面多层次关心患者,使其充满治愈信心。

(三)对症护理

1.根据情况,遵医嘱给药物控制。

2.连续抽搐易导致呼吸、循环功能障碍,应及时吸出痰液和口腔分泌物,以保持呼吸道通畅,并做好口腔护理。

3.如高热应予药物及物理降温。

4.发现精神运动性发作,需严加监护,防止自伤及伤人。

5.由于抽搐体力消耗很大,应尽早给以高热量、高蛋白、高维生素和易消化饮食。

6.发作时不能强行喂食,应鼻饲。可适当补液以维持水电解质和酸碱平衡。

(四)密切观察病情

1.观察患者发作情况(如意识是否丧失,突然跌倒,张口尖叫,呼吸暂停,面唇青紫,瞳孔大小,尿、便失禁等),发作次数(几小时内发作几次),间歇时间(每隔多少时间发作1次),发作过程(从发作开始观察全过程状况)。2.了解药物治疗后发作间歇有何变化。

3.注意癫痫持续状态常可致呼吸、循环功能变化,并可有高热,发病清醒后也可有精神异常。

4.应同时观察心率、血压、反射、瞳孔等变化。详细记录在观察单上,以供意识了解情况。

(五)合并癫痫持续状态的护理

1.防护措施

(1)防止口舌咬伤和舌后坠:牙关紧闭者使用开口器,口中放置牙垫,有舌后坠者使用舌钳将舌头拉出。

(2)保持呼吸道通畅:将患者头偏向一侧,及时吸出口腔和鼻腔内的分泌物。解开患者的衣领、腰带,取出义齿。

(3)防止坠床和创伤:放置床档,防止患者在发作时坠床;切勿用力按压肢体,以防止骨折和软组织损伤,用约束带约束患者,防止自伤。

(4)强直期防护:注意防止颈椎压缩性骨折或下颌脱臼,可一手托着患者枕部稍用力,防止其颈部过伸,一手托下颌,以对抗其下颌过张。

(5)其他:强直阵挛停止后,让患者舒适、安静地入睡,如果精神行为异常,有条件时(医院内)可给予肌注或静点鲁米那钠或地西泮等镇静剂。

2.急救措施

(1)口唇发绀者给予鼻导管吸氧。

(2)出现颅内压增高者给予20%甘露醇250ml静脉点滴。

(3)并发高热者给予物理降温,有条件的给予冰帽或冰毯降温。

(4)并发肺部感染者给予翻身叩背和定时吸痰,静脉应用广谱抗生素。

(5)并发呼吸功能衰竭者,可给予经鼻气管插管术,进行吸痰和人工辅助呼吸,床旁准备气管切开包,必要时行气管切开术。

(6)癫痫发作已控制,患者意识恢复时,可给予口服抗癫痫药物,意识障碍者给予鼻饲抗癫痫药物。

(六)康复指导

1.嘱患者勿单独行动。

2.按医嘱定时服用抗癫痫药,切勿骤停、骤减和随意调换药物,以防发作加重或癫痫持续状态发生。

3.禁烟、酒、辛辣刺激物和神经兴奋药,勿暴饮、暴食。

4.生活要有规律,注意劳逸结合。勿登高、潜水、驾车及在危险的机器旁工作。

5.随身带"癫痫诊疗卡,"以便突然发作时的急救和与家人的联系。卡片应包括患者的姓名、年龄、住址、电话、联系人姓名等,在卡片上详细地注明首次发病时间、癫痫发作类型、癫痫病因、治疗过程等。

(七)用药护理

注意观察用药疗效和不良反应。药物用到一定量时可作血药浓度测定,以防药物的毒副反应。各种抗癫痫药物都有多项不良反应。因此,服药前应作血、尿常规和肝、肾功能检查,以备对照。服药后除定期体检外,每月复查血象,每季度作生化检查。

第十五节 痴呆症

一、概念

痴呆是指出生后发育过程中获得的认知、记忆、判断、言语、感情性格等各种各样的精神概念减退和消失,这种减退或消失不是一过性,而是慢性持续性的,并影响日常生活和社会生活状态。智能障碍是痴呆的本质,智能的衰退主要表现为记忆力减退,脑力劳动的能力和效率下降,思维和情感过程障碍,性格改变。

阿尔茨海默病(AD)是老年人最常见的神经变性疾病,发病率随年龄增高;65岁以上患病率约为5%,85岁以上为20%,妇女患病率3倍于男性患者。家族性阿尔茨海默病(FAD)约占AD患者的10%以下,为常染色体显性遗传,一级亲属,尤其女性危险性高,常于70岁前发病。

二、病因病理

1.病因。病因不明,近年研究证明本病可能具有遗传学的异质性,是由不同染色体上两个或多个病理基因引起。

2.病理。病理改变为弥漫性脑萎缩,脑前部比后部萎缩明显。脑回变窄,脑沟变宽,脑室扩大。组织学见皮质和皮质下灰质弥漫性神经细胞脱失及空泡变性,胶质细胞增生,神经元纤维缠结和广泛分布的老年斑。老年斑的核心为淀粉样蛋白沉积物,此外,蓝斑核神经元大量消失。

三、临床特点

1.记忆障碍。不能记起最近发生的事情,经常遗失东西,忘了物品放在何处,忘记赴约,无法回忆片刻前与别人谈话的内容,这些均提示近事记忆力损害。有时患者用加强笔记方法以弥补缺陷,但也不能持久,到后期,远期记忆也逐渐减退。严重的记忆减退可造成定向障碍,常发生外出迷路走失。

2.思维和判断力障碍。早期患者学习事物能力下降,不能掌握技术上和学术上新的进展内容,逐渐对原有的认识也模糊不清。如尚未发生言语障碍,也可在谈话中发现患者对抽象名词的概念已经含糊,以后对一般常识也呈现减退。说话时常重复一个音节,模仿言语,赘述,最后丧失所有的语言能力。

3.性格改变。多数患者呈现原有性格特点的变化,如性格开朗者趋向浮夸,谨慎者变成退缩,勤俭者变得吝啬,少数患者性格有相反改变。还有卫生习惯改变等。个人兴趣与社会活动范围渐缩小,与外界接触逐渐减少。

4.情感障碍。轻度抑郁比较常见,表现为呆滞、退缩、不胜任感,并有模糊的躯体不适感觉。有时表现为情绪高涨和盲目的欣快感。有时患者易激惹,可有发作性暴怒和冲动行为。

四、护理问题

1.焦虑。与健康状况突然改变有关。

2.恐惧、烦躁。与病情变化有关。

3.自理能力缺陷。与精神概念减退和消失有关。

五、护理目标

做好患者心理辅助,耐心细致地关心患者,消除患者消极情绪,给予患者正确及时的护理。

六、护理措施

1.常规护理

(1)有些痴呆患者对环境适应性较差,生活不能自理,不易合作。在病态支配下,可有不适当的言语和异常行为的表现。护理人员应同情与理解,不与患者争辩。

(2)尊重孩子,给予亲切、温暖的关怀,待患者如亲人。无论患者的反应能力如何,应尽量使患者感到住院如在家。并要有敏锐的观察能力,预见患者的需求,在护理工作中使患者满意,以建立良好的护患关系。

(3)根据不同的病情要主动与患者交往,了解情况。即使患者缺乏交往与反应能力,也有主动与患者交往,因为在言语交往过程中,可以促进患者的思维能力,强化记忆和认知能力。

2.生活护理。有的患者生活不能自理,护理人员应协助照顾生活。对卧床患者,大小便失禁者,要保持床铺整洁干燥,做好晨晚间护理,保护皮肤和个人卫生。尤应注意患者的穿着、仪表的整洁,以增强患者的自尊与自重。

3.饮食护理。合理的膳食,保证营养入量,对老年患者的康复极为重要。对不知饥饱,进食不主动,喂食不合作的患者,更要耐心设法劝喂,保证每餐入量。并要留心患者的饮食习惯与爱好,尽量满足其要求,以增进食欲。

4.排泄的护理。老年患者发生便秘和尿潴留,常因排泄困难,引起躯体不适,可加剧焦虑感和躁动不安。应注意观察护理,及时给予处理,解除患者痛苦,对大小便失禁者,应定时给盆,训练排便的习惯。

5.躯体并发症的护理。可按病情对症护理。如患者处于谵妄状态、意识障碍、躁动不安者,应设专人护理。要保证患者安全,严防坠床、自伤、伤人、外跑等意外行为。

6.训练生活自理能力。对一般痴呆的患者,在病情和躯体状况可能耐受的情况下,参与自理生活能力的训练。护理人员安排周密计划,积极协助患者遵守医院的生活能力的训练。锻炼自理生活的能力,从事简单的个人生活劳动,管好自己的物品,参加户外活动等。

7.防止患者意外。对有空间定向障碍的患者,为防止患者独自外出时迷路,应让患者随身携带必要的身份证明及联系方式,并注意门窗安全,防止患者外出走失或发生意外。

8.用药观察。有精神症状的痴呆患者在应用抗精神病药,如氯丙嗪、奋乃静、三氟拉唑等时要注意观察有无锥体外系反应发生,定期复查心电图和肝功能。对应用氯氮平者服药期间要注意观察血象变化。

9.指导帮助家属填写好患者行为日志。日志内容包括特殊行为症状发生的时间,持续长短及发生当时的情景。这种日志有助于帮助照顾人员掌握情况和及时处理,也有助于家属认识到他们的行为态度的重要性。

第十六节　相关性痴呆

一、概念

血管性痴呆(vascular dementia,VD)的因脑血管疾病所致的智能机认知功能障碍的临床综合征。西方国家 VD 占所有痴呆的 15%~20%，我国及日本所占比例较高仅次于 Alzheimer 病。VD 与 AD 相比,多有卒中史,常表现为波动性病程或阶梯式恶化,疗效及预后较好,尤其在 VD 早期病情不严重时,故 VD 的早期诊断和早期治疗具有重要意义。

二、病因及发病机制

1.病因　血管性痴呆的流行病学因所选用的研究方法学不同而结果不同,但有一点是相同的,即在西方,血管性痴呆的发病率居于第二位,在 AD 之后。血管性老年痴呆和阿尔茨海默病都存在有某些危险因素的可能。这些因素包括高血压、冠心病、脑卒中和糖尿病。由于脑卒中是血管性痴呆的主要因素,因此认为脑卒中的危险因素也会增加血管性痴呆的危险。有些脑血管病与基因有关,会导致血管性痴呆。

2.发病机制　血管性痴呆的病理变化有多种,动脉硬化症、老年性小动脉硬化、淀粉样血管壁等均有描述。在有些患者中,躯体性病变引起的血栓也很重要,如系统性红斑狼疮、多发性结节性动脉炎、先天性心脏病、脓栓、气栓、脂肪栓等。

脑的血源性损害可以通过缺血、出血或水肿引起,所造成的损害包括多发性脑梗死、单个重要部位的梗死、腔隙状态和脑白质变性。

在正常老年人中看到轻微的脑血管的病理变化很常见,这种变化也可以在其他类型的痴呆患者中看到。多发性脑梗死仅仅是引起痴呆的一种血管因素。同其他痴呆一样,血管性痴呆需要组织病理学的证实,是一种死后诊断。

三、临床特点

多梗死性痴呆(multi-infarctdementia,MID)是 VD 中最常见的类型,占 VD 的 39.4%;反复发生卒中后病变累及双侧半球。

MID 的临床表现无特异性,患者有多次缺血性脑血管病事件病史;具有脑梗死局灶定位体征,如中枢性舌瘫、偏瘫、偏身感觉障碍、肌张力增高、锥体束征、延髓性麻痹等;认知功能障碍表现为近记忆力、计算力减退,表情淡漠,焦虑,少语,抑郁或欣快,不能胜任以往熟悉的工作和进行正常交往,以至外出迷路,不认家门,穿错衣裤,最终生活不能自理。

四、护理问题

1.焦虑　与健康状况改变有关。
2.恐惧　与关心病情治愈有关。
3.自理能力缺陷　与脑血管疾病引起有关。
4.潜在并发症　脑卒中。

五、护理目标

做好患者心理辅助,细致耐心护理患者,帮助患者树立战胜疾病的信心,密切观察,无或减少并发症发生。

六、护理措施

1.环境条件　病室内空气流通,光线充足,地面防滑,床边最后又护栏,设备尽量简单,刀剪、药品等要收藏好。各种物品放置牢靠,方便拿取。

2.心理护理　用简练、明确的词句反复介绍环境,以使患者思想、行为能尽快适应环境。鼓励患者与家人和朋友交往。不要大声喊叫,这样可能刺激患者情绪。从思想上、情感上尽可能沟通,以减少患者的孤独感。

3.安全护理　老年患者感觉迟钝、行动不便,要防止烫伤、跌伤、砸伤及自伤等意外伤害。要避免过多的刺激,如噪音、光线、活动等,治疗护理时动作尽量轻。提供娱乐活动,防止对自己或他人有损伤的危险,必要时使用软的束缚带束缚患者的腕、手、腿、腰等部位。

4.饮食护理　应给予高蛋白、低脂肪、低糖、低盐、高维生素、粗纤维的食品,要考虑患者嗜好,同时限制食物盘中的量,防止暴饮、暴食。对进餐困难者,辅助患者进餐,进食速度慢。

5.皮肤护理　避免压疮的发生是皮肤护理的重点,常翻身、更换体位以减轻局部受压,配合皮肤按摩,减少局部组织缺血、缺氧。

6.口腔护理　轻度痴呆患者要提醒、督促早、晚刷牙,每餐之后用清水漱口。

7.注意事项　对患有高血压、动脉粥样硬化、糖尿病等疾病的患者及时控制血压,保持适当的血脂、血糖,防止短暂性脑缺血发作。

8.康复指导　提高患者自理能力,努力完成自身生活需要如让患者自己洗脸、刷牙、穿衣、吃饭,安排观赏盆景、花鸟,根据爱好安排听音乐、看电视、下象棋等。

第十七节　闭锁综合征

一、概念

闭锁综合征是由于桥脑基底部病变所引起的临床综合征。

二、病因及发病机制

闭锁综合征是指患者虽然意识清楚,但却不能说话,不能活动的一种特殊表现。因患者不说不动,貌似昏迷,所以又叫假性昏迷。这种综合征多因桥脑基底部血栓所致。

由于桥脑基底部受损,双侧皮质延髓束与皮质脊髓束均被阻断,外展神经核以下的运动性传出功能丧失,但动眼神经与滑车神经功能保留,桥脑被盖网状结构一般不侵及,所以,临床上患者常有以下表现:①意识清楚,能听懂别人讲话,明白问话,可用睁、闭眼或眼球活动示意回答;②四肢全瘫,双侧病理反射阳性;③对疼痛刺激剂声音能感知,听力正常,偶有偏身感觉障碍,刺激肢体可出现去脑强直;④预后差,多在数小时或数日内死亡,能存活数日者少见。

三、临床特点

无自发性言语,通过闭眼睑和眼球运动来表达思维,四肢完全性瘫痪,对言语理解无障碍,皮肤感觉存在。

四、护理问题

1.生活自理缺陷　与四肢完全性瘫痪有关。

2.语言沟通障碍　与失语有关。

3.清理呼吸道无效　与肌肉瘫痪、无力咳嗽有关。

4.潜在并发症　肺部感染。

五、护理目标

预防并发症,协助患者及其家属树立长期与疾病斗争的信心。

六、护理措施

(一)常规护理

1.心理护理　注意保护患者的自尊心,因为无法表达自己的需要几感情,常使患者非常自卑,同患者交谈态度和蔼,有耐心,创造和谐的气氛,以免患者紧张和急躁。

2.活动指导　被动活动患者的肢体,防止肢体挛缩。

3.饮食　给予足够的水分、高纤维素、低脂肪均衡的饮食。

(二)生活护理(不能自理者)

1.主动耐心的给予患者生活护理,如大小便护理、口腔护理、鼻饲、翻身等,向患者解释清楚。

2.进行大小便护理前提供方便条件和隐蔽的环境。

(三)气管切开的护理

鼓励患者自行排痰,定时叩背,由下向上,由外向内,痰液不易咳出者,可用电动吸引器吸痰,严格无菌操作。

(四)病情观察

1.观察患者有无肢体挛缩情况发生。

2.观察呼吸道痰的色、量、性质,并定期进行痰培养。

(五)健康指导

1.环境　清洁、湿润,定时通风,病室每日紫外线照射消毒。

2.饮食指导　患者进食营养丰富、高蛋白、高纤维素、低脂、易消化的饮食,多饮水。

3.日常活动

(1)平时多给患者进行肢体按摩,被动肢体康复训练,保持肢体功能位。

(2)合理安排作息时间,生活有规律。

　　4.心理指导　注意保护患者的自尊心,尽量提一些简单的问题,鼓励患者用合适的方法回答,例如患者闭一下眼表示"是",连续闭两下眼表示"不是"来回答。

　　5.医疗护理措施的配合

　　(1)严格无菌操作,防止感染。

　　(2)注意观察有无消化道出血。